针灸传薪

海派中医杨氏针灸曙光医院卷

主　编　沈卫东　马　文

副主编　刘　舟　张　堃

上海科学技术出版社

图书在版编目（ＣＩＰ）数据

针灸传薪. 海派中医杨氏针灸. 曙光医院卷 / 沈卫
东，马文主编. -- 上海：上海科学技术出版社，2022.1
（海派中医杨氏针灸研究集成）
ISBN 978-7-5478-5619-2

Ⅰ. ①针… Ⅱ. ①沈… ②马… Ⅲ. ①针灸疗法
Ⅳ. ①R245

中国版本图书馆CIP数据核字(2022)第001792号

本书出版受上海市进一步加快中医药事业发展三年行动计划(2018 年—
2020 年)海派中医传承工程"海派中医杨氏针灸流派诊疗中心建设"[项目编号
ZY(2018—2020)- CCCX - 1005]、海派中医流派传承创新团队"杨氏针灸流派特
色技术传承创新团队"(项目编号 2021LPTD - 004)、浦东新区卫生健康委员会
浦东名中医培养计划(被推荐人：沈卫东，项目编号 PWRzm2020 - 05)以及上海
中医药大学教务处第二十期课程建设项目"基于标准化模块的针灸临床技能实
训教学与考核方案建设"(项目编号 3863)资助出版。

针灸传薪——海派中医杨氏针灸曙光医院卷

主　编　沈卫东　马　文

副主编　刘　冉　张　堃

上海世纪出版(集团)有限公司
上海科学技术出版社　出版、发行
(上海市闵行区号景路 159 弄 A 座 9F - 10F)
邮政编码 201101　www.sstp.cn
上海商务联西印刷有限公司印刷
开本 787×1092　1/16　印张 17
字数 260 千字
2022 年 1 月第 1 版　2022 年 1 月第 1 次印刷
ISBN 978 - 7 - 5478 - 5619 - 2/R · 2447
定价：68.00 元

本书如有缺页、错装或坏损等严重质量问题，请向印刷厂联系调换

编委会名单

内 容 提 要

　　杨氏针灸是海派中医重要的针灸流派之一，创始至今已传承和发展近百年，最初是从浦东唐家花园王秀园、王诵愚一脉传承而来，以杨永璇为开山鼻祖。本书主要辑录了上海中医药大学附属曙光医院(以下简称"曙光医院")杨氏针灸开创者及历代传人各个时期的代表性学术文献，分为上、下两篇。上篇总论对杨氏针灸流派进行概述，介绍了曙光医院杨氏针灸代表人物及学术思想，并对曙光医院杨氏针灸的针刺麻醉技术进行了重点介绍。下篇各论则将曙光医院杨氏针灸的代表性学术文献分为临床研究，实验、机制研究，文献综述，理论探讨，验案报道，针刺麻醉六个部分。本书是曙光医院杨氏针灸学科历史沿革与传承的一个缩影集。

　　本书属于"海派中医杨氏针灸研究集成"丛书之一，是原上海市中医药发展办公室(今上海市中医药管理局)积极开展海派中医流派建设(三轮)的重要成果，不仅承载了杨氏针灸的学术思想和内涵，还包含了传人对这些思想进一步的阐述与发扬。

　　本书可供中医临床工作者、中医科研人员、中医院校师生及中医爱好者参考阅读。

序　言

〰〰〰〰〰〰〰〰〰〰〰〰〰〰〰〰〰〰〰〰〰〰〰〰〰〰〰〰〰〰

　　《针灸传薪》在诸位杨氏弟子的努力下，终于完成了。本书主要辑成了上海中医药大学附属曙光医院（以下简称"曙光医院"）杨氏针灸开创者及代表性人物在各个时期的代表性学术贡献，是曙光医院杨氏针灸历史传承的一个缩影，也是海派中医杨氏针灸系列丛书之一。本书不仅传承了杨氏针灸的学术思想及内涵，也包含了每一代杨氏针灸传人对这些学术思想及理念的阐述与发扬。

　　杨氏针灸是海派中医重要的流派之一，也是上海著名的针灸流派，其创建至今已逾百年。杨氏针灸的开山鼻祖杨永璇先生，早年求学于浦东唐家花园（现浦东新区川沙镇）王秀园、王诵愚一脉，经其发扬光大，传承创新，终成一派。其子杨依方及曙光医院弟子项立敏、叶强、张振华、张洪度、徐明光、葛林宝等为第二代传人。其第三代传人包括其家传代表性传承人杨容、曙光医院杨氏针灸代表性传承人沈卫东及其他学生弟子。杨氏针灸目前已经发展到第五代传人。

　　杨永璇先生生于 1901 年，卒于 1981 年。17 岁求学王门，21 岁在上海浦东周浦悬壶应诊。1937 年来到上海八仙桥地区设诊，一直工作到 1954 年，成为上海市海派针灸著名的代表性人物。1954 年，先生关闭自己的诊所，进入曙光医院（前身为上海市第十一人民医院），成为最早进入公立医院的针灸医生，直到生命最后一刻一直在曙光医院工作。先生早年任曙光医院针灸科主任、上海中医学院（今上海中医药大学）针灸系副主任、上海市针灸科学会主任委员，也曾任上海市针灸经络研究所副所长。

　　在曙光医院工作期间，先生以"针药并用，内外同治；刺罐结合，活血化瘀；切脉望舌，四诊合参；重视经络，辨证论治；注重手法，善于补泻；调理脾胃，治病求本；详审病因，善调情志；娴熟典籍，深知穴性；擅治风瘫，通常达变"著称，将其一生所学倾心传授给他的学生，使他们大部分成为曙光医院的针灸科业务骨干，能够秉承他的学术思想及理念，并将之发扬光大，使杨氏针灸成为沪上颇具影响力的流派之一。

曙光医院是先生学术思想最重要的诞生地与发扬地，目前也是海派中医杨氏针灸的传承总基地。曙光医院历代的针灸医家，在临证工作中都以先生为榜样，认真传承、发扬先生的学术经验。尤其是先生的特色诊疗技术，是曙光医院和上海针灸界的拳头产品，其絮刺拔罐疗法及针药并用是上海市针灸界的特色疗法。

经上海市中医药发展办公室（今上海市中医药管理局）、上海市卫生和计划生育委员会（今上海市卫生健康委员会）多年的培育，杨氏针灸这颗被埋藏的珍宝终于露出了它的光彩。杨氏针灸各代弟子都在自己的岗位上努力地发扬其成果。我们出版了海派中医杨氏针灸系列丛书，其中，先生在曙光医院近 30 年工作经历及其影响成为最主要的传承、发扬内容。

在本书中，我们第二代、第三代、第四代同仁、晚辈将各自的研究成果汇集编撰成《针灸传薪》一书。本书不仅体现了新世纪以来曙光医院杨氏针灸发展的历程与传承轨迹，也是上海针灸的一个缩影，从中可以看到曙光医院杨氏针灸临床、科研、教学等各方面的内容，是杨氏针灸新时代的内涵体现。

纵观杨氏针灸的传承，我们得到些许启发：传承是为了创新，创新不能离开传承。我们以传承提高我们的临床疗效，以创新对我们先辈的思想进行提升。作为中医人，弘扬中医是我们民族自信的最真实的表现。中医的发展要融会贯通，兼收并蓄，而海派中医最大的特色就在于海纳百川，有容乃大。我们要运用现代先进技术，将杨氏针灸的内涵和思想加以创新、创造，并且用现代的技术和手段方法来弘扬杨氏针灸的学术水平、诊疗水平，为患者解除痛苦。

回想《针灸传薪》一书的编撰，既可以看到前辈的艰辛发展，也更希望年轻的一代传人，我们针灸界的后学不断努力，顺应时代潮流，贴合时代精神，让杨氏针灸得以发扬光大。我们将充分地挖掘杨氏针灸的科学内涵、技术精髓，兼收并蓄，为杨氏针灸走出上海、走出国门，为杨氏针灸的未来插上现代化的翅膀，让我们中国传统文化、传统技术在世界的舞台上更加璀璨夺目。

沈卫东

2021 年 12 月

目　录

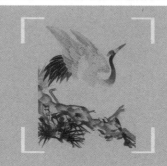

总论

第一章

杨氏针灸流派概论

　　杨氏针灸是海派中医的重要流派之一。近代上海名医荟萃，流派纷纭，学术争鸣，中西汇通，曾经涌现出大批享誉国内外的著名流派，如中西汇通派、伤科八大家、妇科三大家等，形成了海派中医最主要的特色和内涵，出现了如丁甘仁、石筱山、朱南山、蔡小香、陆瘦燕、杨永璇等大批中医大家，影响深远。针灸名家中以陆瘦燕、杨永璇两家尤为出众，堪称一时瑜亮。

　　杨永璇出生于清末，17岁受业于浦东唐家花园名医王诵愚，3年学成回乡，在周浦、三林塘等地行医10多年，积累了丰富的经验，1937年迁居上海八仙桥开业应诊。当时八仙桥集中了最有名的三家中医诊所，除杨永璇外，还有陆瘦燕和祝桥张氏诊所，形成三足鼎立之势。谁能立足八仙桥，就能名扬滨江。在激烈的行业竞争中，杨永璇没被击垮，而是凭着高超的医术、良好的医德，独树一帜，自成流派。他还将医术授教于后辈，使杨氏针灸传承有继，祖国传统的医学遗产得以弘扬。杨氏针灸已传承五代，具有100多年历史，因其鲜明的医疗特色，成为当代上海地区一支重要的学术流派。杨氏针灸以杨永璇为开派宗师；其子杨依方和弟子徐明光、张洪度、李大可、陈慰苍、葛林宝及门人张怀霖、张振华、钱宝书等为第二代传人；第三代传人更是遍布沪上，其代表人物有李国安、杨容、沈卫东等。主要行医场所为上海中医药大学附属曙光医院（以下简称"曙光医院"）、上海市南汇区中心医院、上海市针灸经络研究所、上海市气功研究所、上海市南汇区光明中医医院等。杨氏针灸代表性诊疗技术为"絮刺火罐"疗法等。

　　2012年上海市卫生局（今上海市卫生健康委员会）、上海市中医药发展办公室（今上海市中医药管理局）最终确定丁氏内科等15个中医流派列入海派中医流派传承研究基地建设项目，杨氏针灸入选为15家流派传承基地建设项目之一。目前，杨氏针灸海派中医流派传承项目基地由曙光医院（总基地）、上海市浦东医院、上海市气功研究所、上海市针灸经络研究所联合组成。代表性传承人有沈卫东、李国安、葛林宝、杨容等。基地在杨永璇学术思想的引导下,继承先人遗志,发扬杨氏针灸以针药同源为准则,继承研究絮刺拔罐之法,扩大流派特色优势病种,开拓针药结合、针刺麻醉技术。基地积极从近现代文献中挖掘整理、总结提炼杨氏针灸流派传承脉络、历代传人与著作、医事医话;整理研究流派学术思想、临床经验;重点挖掘提炼流派特色技术,并用现代科学手段进行临床验证;同时根据流派学术研究成果,扩展加强临床应用,积累有效病例,探讨特色技术诊疗规律,规范完善特色技术诊疗方案,达到推广杨氏针灸流派特色技术、将杨氏针灸发扬光大的目的。

第二章

曙光医院杨氏针灸代表人物及学术思想

第一节　杨氏针灸创始人杨永璇

一、人物简介

杨永璇(1901—1981),男,上海南汇(今属上海市浦东新区)人。幼读时书,长而习医。17岁受业于浦东唐家花园王诵愚门下,白天随师临诊,听讲视课,晚上挑灯夜读,选篇背诵,悉心钻研,好学不倦,勤求古训,博览群书,学医数年,尽得王氏真传。1921年返回周浦以"针灸疯科方脉"悬壶应诊。1937年迁居上海八仙桥行医。专长针灸,兼理疯科,通晓内、外、妇、儿、皮肤诸科。擅治中风偏瘫、历节痹痛、脊髓灰质炎、急性腰扭伤、脚气病、软脚风、丹毒、痛风、鹅掌风、大麻风以及脊椎肥大等顽痹痼疾。临诊时按脉察舌,辨证论治,根据病情需要,以针、灸、拔火罐为主要治疗手段,兼用汤药丸散、膏滋药酒、药熨熏洗、外敷搽擦等多种治疗方法,针药并用,刺罐结合,内外同治,疗效卓著。对贫苦患者,义诊给药,故以医技多样、医术精湛、医德高尚、医风廉洁著称于世,慕名求医者踵接,日达数百人次,奠定了杨氏针灸疯科流派的基础。新中国成立后杨永璇作为首批医生参加公立医院工作。1952年杨永璇任上海市中医门诊部(今上海中医药大学附属市中医医院)特约医师,此后历任上海市第十一人民医院(今曙光医院前身之一)针灸科主任,上海市针灸研究所(今上海市针灸经络研究所)副所长,上海中医学院(今上海中医药大学)针灸系副主任,上海中医学院附属曙光医院(今上海中医药大学附属曙光医院)针灸科主任、主任医师等职;兼任上海市中医药学会常务理事,上海市针灸科学会主任委员,中华全国针灸学会委员,《上海中医药杂志》编委、顾问,上海市中医药人员学术鉴定委员会委员。曾当选上海市卢湾区第四、第五、第六届人大代表,政协上海市第三、第四、第五届委员。1955 年杨永璇荣获"上海市先进卫生工作者"称号,获得陈毅市长的嘉奖章与周恩来总理亲切接见。他毕生致力于中医针灸事业 60 余年,为继承发扬中医学遗产,培养中医针灸人才做出了贡献。他及其传人著有《针灸治验录》《杨永璇针灸经验选》等著作,《针灸治验录》和《杨永璇中医针灸经验选》被评为"1984 年上海市中医、中西医结合科研成果三等奖"。他的传略入选《中医人物词典》《周浦镇志》《上海市南汇县卫生志》《上海市南汇县志》《医林春秋》;他的事迹被收录于《名医针灸精华》《中国医药卫生学术文库》《中国中医药最新研创大全》《医学知识集锦(第一辑)》《海上医林》《近代中医流派经验选集(第二版)》《上海历代名医方技集成》等书中。

他的针灸经络学术思想可以概括为"针药并用,内外同治;刺罐结合,活血化瘀;切脉望舌,四诊合参;重视经络,辨证施治;注重手法,善于补泻;调理脾胃,治病求本;详审病因,善调情志;娴熟典籍,深知穴性;擅治风瘫,通常达变"。

为了方便患者就医,杨永璇先后在上海董家渡、浦东三林塘等地设立定期分诊所,1937 年迁居上海八仙桥行医。杨氏诊病周详,讲究针刺补泻手法,重视中药艾灸火罐,针药并用,内外兼治,方法多样,后成为上海杨氏针灸流派的创始人。

杨氏专长针灸,兼理疯科,通晓内、外、妇、儿、皮肤诸科。他肯钻研,善创造革新。在学医时看到业师运用针刺拔罐相结合的方法,疗效很好,但火罐质料不一,小的用瓷质鸟食罐,中的用玻璃瓶,大的用腐乳瓶,既易破碎,又难携带,不能广泛使用。在业师支持下,他遍访能工巧匠,得到专做水烟筒的铜匠师傅指导,采用"以铜焊铜"的方法,设计制成每套 6 只,大小高低依比例递减的成套铜质火罐,使用时可大小任择,出诊时可套叠成筒,携带方便,大大提高了使用率,同时又研制出可以防烫伤、防漏气的面饼配合使用。这一改革使火罐治疗简便,疗效增大。晚年,杨氏仍埋头研究,刻苦钻研,创造性地运用七星针叩刺出血,再加拔火罐吸出瘀血,称为絮刺火罐疗法,治疗颈、胸、腰椎肥大症,获满意疗效。杨氏对针灸疗法的精益求精和不断通过临床实践总结经验使其医疗技术名扬沪上。

杨永璇自谓"平生无他好,以治病为己任",急患者所急,乐患者所乐。毕生致力于中医针灸事业,凡 60 余年,以他的渊博学识,高尚医德,赢得医学界人士的好评。

二、学术思想

(一)针药并用,内外同治

20世纪初期,中医同道开业挂牌,有称针科的,有称疯科的。前者主要用针灸,后者主要用中药,分界较为清晰。杨永璇在1921年以"针灸疯科方脉"悬壶应诊,开业时即表明其针药并用的临床特点。

他在临诊时,按脉察舌,辨证论治,根据病情需要,以针、灸、拔火罐为主要治疗手段,兼用中药煎服、丸散膏滋、药熨熏洗、外敷搭擦等多种治疗方法。

凡属全身性疾病和急重病症,大多以针灸和中药并用。如感冒发热,治当疏解,药用麻桂术甘汤、荆防败毒散、桑菊饮、银翘散等方参治。选穴:印堂、大椎、风门、曲池、合谷诸穴。其头项强痛者,药加葛根,穴取风池;内心烦热者,药用黄芩、黄连,穴取内关;其咽喉疼痛,碍于饮食者,针取经验奇穴利咽穴(位于手阳明大肠经天鼎穴外侧0.8寸),进针0.5～1寸。并内服煎药玄参9g,挂金灯3g,薄荷头3g,金蝉蜕3g,即可立见轻松。

同样对类中风之症,前期以针药并用为多,后遗半身不遂则以针刺为主。唯遇阴阳俱虚气血皆少、形气不足者,则不予针刺而用中药。即《灵枢·邪气脏腑病形》所说的:"诸小者,阴阳形气俱不足,勿取以针,而调以甘药也。"

对哮喘患者,发作期常用针刺大椎、肺俞、尺泽、列缺、丰隆等穴以平喘降逆、宣肺化痰,是急则治其标也;缓解期则取大椎、肺俞、膏肓、灵台等穴,用艾炷麦粒明灸,甚至大艾炷化脓灸,以祛寒定喘、温阳固本,是缓则治其本之法也。

在临床上遇到病灶范围局限,病因比较单纯的疾病,大多以针刺和拔火罐为主;其病在末梢而又日久不愈者,针灸以外,再加用中药煎汤熏洗。如双手指节顽硬,麻痛交作之症,针刺曲池、外关(或内关)、八邪(或合谷透后溪),加温针,并用生香附12g、桑叶3g、天仙藤10g、蚕沙10g(包)、功劳叶10g、生姜3片,每日2次,煎汤熏洗,提高疗效。亦有以针灸、中药内服、熏洗外三法并用,如跟骨骨刺的治疗。

对皮肤疾患,大多以中药治疗为主,如银屑病内服中药煎剂,外用药液涂布或药饼面获愈,针刺风门、肩髃、尺泽、阳池、大陵、血海、三阴交(或用絮刺火罐疗法),内服消风散加减而治愈。

对于针灸与中药,《内经》已明言:"毒药治其内,针石治其外。"因此对于病因、病位复杂的病症,针药同用可相辅相成,相得益彰,孙思邈《千金方》早就说过:"知针知药,固是良医。"

(二)刺罐结合,活血化瘀

在20世纪20年代初,上海针灸界在临床治疗中,大多或针或灸,或针灸并用,一般不用火罐,那时火罐主要是民间医生在用。杨永璇在学医时,继承了其老师王诵愚的学术经验,采用针刺与拔罐相结合的治疗方法。较早将针灸、火罐相结合于临床的,当推杨永璇。

火罐古称角法,在马王堆《五十二病方》中有记载。以后长期未有记载,唐代孙思邈《千金方》里又见有角法的记载。而清代赵学敏(浙江杭州人)在《本草纲目拾遗》中首次记载了"火罐气"。

杨永璇在学术上勤求古训、博采众方,创造了多针浅刺、活血化瘀的絮刺火罐疗法。该法运用絮针捆绑在筷子上,重叩穴位,微微出血之后拔以火罐吸出瘀血凝块,达到祛瘀生新、舒经活络的目的。絮刺火罐疗法可治疗颈椎、胸椎、腰椎肥大,顽固性周围性面神经麻痹,慢性荨麻疹等。絮刺火罐疗法用絮针捆绑在筷子上作为治疗工具,这工具可以看作是早期的七星针。

杨永璇基于以下两点把这种方法命名为絮刺火罐疗法。首先,杨永璇使用七枚絮针(即缝衣针)绑在竹筷上,由此以针得名"絮刺"。原治疗工具收藏于上海中医药博物馆。《内经》记载的传统"九针"中有两种(员针、锋针)源于絮针。其次,东汉时期经学大师郑玄在对《礼记·曲礼》中"毋絮羹"的注解中载中"絮,犹调也",说明"絮"包含调和、调节之意,由此以功用命名"絮刺"。杨永璇认为絮针叩刺后加拔火罐,具有调理气血的功效,故称之为絮刺火罐。

(三)切脉望舌,四诊合参

正如《丹溪心法》说:"盖有诸内者,必形诸外。"杨永璇在针灸治病中重视四诊,在四诊中,尤重切脉望舌。

首先要识别正常的脉象,一定要理解脉的"胃""神""根"。"胃"指"脉以气为本"。平人脉象以不浮不沉,不疾不徐,从容和缓,节律一致为有胃气。"神",是指脉来柔和有力。杨永璇认为"识得神之有无,可辨病之虚实"。"根"是指肾气未绝,脉必有根,故尺脉应指有力的,便是有根之脉。

杨永璇也非常重视望舌,认为"辨舌质可辨五脏之虚实,视舌苔可察六淫之浅深",还要仔细辨别舌体的位置和动作,也可以了解患者的心理和病况。

杨永璇认为根据舌的震颤程度的不同而有 3 种诊断可能：一是正常舌苔而尖端出现震颤的，可以测知该患者胆小如鼠；二是舌苔薄，质淡或绛而胖的舌尖端出现震颤者，可以拟诊为心脏病态的现象；三是在薄黄或白苔的舌端中间，出现微颤的，可以肯定是神经衰弱。

（四）重视经络，辨证论治

针灸治病必先明辨病在何脏腑、何经络，然后按照脏腑经络和腧穴的相应关系，采取循经取穴、邻近取穴、局部取穴或随症取穴等方法相互结合使用。他常说："脱离了经络，开口动手便错。"

1. 重视压痛检查，有助诊断　杨永璇在临床上重视体表穴位的压痛检查，借以分析内部脏器的病变情况。他认为急性病压痛较显著，慢性病的压痛范围较小，五脏六腑处于胸腹中，脉气发于足太阳膀胱经，故五脏六腑之俞穴在背腰部。如咳喘病在肺俞处有反应，按之舒服；脏躁（癔症）在心俞；溃疡病在胃俞；胆囊病在胆俞都有按痛。又如精神分裂症患者在血海穴有压痛；月经病及失眠患者在三阴交穴有压痛等。

2. 重视针感传导，气至病所　针刺治疗要有一定的感应（即得气），这是一般针灸医生均能做到的。但是，临床上，若能"气至病所"，那么疗效往往更好，杨永璇认为针期感应的放散程度是由经络路线及穴位性能来决定的。扎针时如改变针尖的迎随方向，可使放散路线有所不同。

如：内关、少海清热安神，针感向下，但当宽胸理气时，于内关行催气手法，酸感可放散至肘臂，获效殊佳；尺泽、列缺调肺利气，都向下放散，但列缺在治疗颈项部疾病时，也可向上放散。合谷能升能散，如手法正确，针感可到肩身，甚至到头顶，足三里穴能和胃止痛兼补气，针感向下可到第二趾。在治疗阑尾炎时，足三里针感偶有向上达腹股沟针刺这些穴位，如掌握正确的手法，往往"得气"的感应较强。若运用催气手法使针感"气至病所"，效果就更好了。

3. 重视循经取穴，提高疗效　"经脉所过，主治所及。"杨永璇在临床上重视循经远道取穴的治法，收效较快。如咽干，取双太溪，用阴刺法，效果较好；急性扁桃体炎，针合谷、少商较有效；胁痛取阳陵泉；胸闷欲呕泻取内关、太冲；落枕取交叉对侧的列缺。

4. 经能之病，以痛为输　十二经筋是随着十二经脉分布的，它循行体表而不入内脏，因其发病症状偏于筋肉方面。杨永璇在临床上，对于经筋之病，常用"以痛为输"的方法来治疗。如网球肘,杨永璇在检查患者肘部时,可发现一局限的压痛拒按处,就在该点(即天应穴)施以较强的恢刺或合谷刺手法,以泄其邪,然后配以艾灸温针。

(五)注重手法,善于补泻

针刺手法与疗效的关系甚为密切,古代文献也有较多论述。特别是《灵枢·官针》对古代各种刺法,作了详细分类,如九刺、十二刺、五刺等。直到现代大多数仍有实用价值。对进针手法,杨永璇认为应该轻缓。指爪紧切穴位,令气血宣散,用右手拇、示指持针,缓缓刺入,进针速度要慢,捻旋角度要小,既可减轻破皮的痛感,又可不致损伤血管。这种进针手法和《标幽赋》记载的"左手重而多按,欲令气散;右手轻而徐入,不痛之因"是一致的。

至于出针手法,杨永璇同样认为必须轻缓,切不可一抽而出。与《金针赋》"下针贵迟,太急伤血,出针贵缓,太急伤气"的见解是吻合的。在进针过程中,杨永璇认为当针刺到达分肉筋骨间时,就要加强捻旋,动中当提插,待针下有沉紧感觉,"如鱼吞钩饵之沉浮",这时患者亦感针下胀、重、酸、麻或出现传导感应等现象,此为得气。若进针后好像刺在豆腐中一样,"如灵闲处幽堂之深邃",患者除疼痛外毫无其他感觉,此为不得气,就要运用循、弹等催气方法,使气速至,才能获得疗效。

杨永璇还用不同的针刺方法治疗不同的痹证。如:用"直刺旁之,举之前后,恢筋急"的恢刺法,治疗筋痹;用"左右鸡足,针于分肉之间"的合谷刺法,治疗肌痹;用"直入直出,深内之骨"的输刺法,治疗病久日深的顽痹痼疾;用"直入一,傍入二"的齐刺法,治疗淋巴结炎和腱鞘囊肿;用"正内一,傍内四,而浮之"的扬刺法,治疗漏肩风、腰扭伤和股外侧皮神经麻痹;用"直入直出,数发针而浅之,出血"的赞刺法,治疗丹毒、胫肿;用"左右率刺之"的阴刺法,取双侧太溪穴,治疗咽喉干痛、发音嘶哑。

杨永璇在临床上还经常应用"左病刺右,右病刺左"的巨刺,特别将其运用于陈旧性面瘫和中风后遗症。这在当今临床中运用比较普遍。关于巨刺法的理论一直没有确解。杨永璇将其解释为"借健侧之正气,行患侧之经气"。因为人体十二经脉是对称的,一侧经气对另一侧有推动作用。

(六)调理脾胃,治病求本

杨永璇行医 60 余年,擅长针灸疯科兼内科方脉。在处方立说之中,对李东垣的《脾胃论》推崇备至。在临床上对肠胃消化系统疾患,重视调理脾胃,固不待言；对其他病症患者，不论情志抑郁，饮食劳倦，抑或贼风寒邪，顽痹痼疾，在辨证论治时，皆以"脾胃学说"为指导，除对症治疗外，均以调理脾胃为主。有姚某，女，64 岁，患腰痛不能回顾，痛甚则悲泣不已，杨永璇见之曰："此阳明腰痛也。"为针双侧足三里，用捻旋补法，腰痛顿缓，再取肾俞、气海俞，针后加拔火罐，转侧回顾均便，患者满意而归。他说：此法出于《素问·刺腰痛篇》，原文是"阳明令人腰痛，不可以顾，顾如有见者，善悲，刺阳明于骱前三痏，上下和之出血，秋无见血"。

（七）详审病因，善调情志

中医对于喜、怒、忧、思、悲、恐、惊七情有独到的看法。情志过极，每易致病。如《素问·阴阳应象大论篇》说："悲胜怒，怒胜思，思胜恐，恐胜喜，喜胜忧。"这就是《内经》对于情志病的治疗法则。

但杨永璇认为五志均可使气机郁滞，甚则耗气伤阴。他认为不良精神状态或情绪"可使气机郁滞，甚则耗气伤阴。本为郁滞之证，治以郁滞之法，易犯虚虚实实之戒""唯独喜乐能使气机和顺，情志舒畅，营卫通利。故可用喜乐之法，统治情志之病"。所以《灵枢·本神》说："故智者之养生也，必顺四时而适寒暑，和喜怒而安居处，节阴阳而调刚柔，如是则僻邪不至，长生久视。"杨继洲也说："然喜者之人少病，盖其百脉舒和故耳，昔张子和以戏言狂谑，致使病人大笑不忍，而心下结块于一二日内皆散。"所以，杨永璇常在临床上用喜乐之法治疗情志方面的疾病，也从未遇有过甚之病例，他认为不会有喜伤心之虞。当然喜乐之法，并不限于戏言，而治疗疾病的方法，也并不局限于针药。实际上当医生在为患者诊察之际，治疗即已寓于其中。若能针对病因以劝慰患者，并以体谅同情的态度，想方设法减轻患者苦痛，使患者感到心情舒畅，常能获事半功倍之效。此不仅为医德之所在，亦可归为喜乐之法的应用。此外，柴胡疏肝散、逍遥散，是古医家为气郁而设，有疏肝解郁之功。阳陵泉、足三里、内关、中脘等穴具理气宽中之效，杨永璇在临床上同时采用。因此当患者就医后心情舒畅，再加上针药治疗，常能使疾病迅速减轻或治愈。

杨永璇晚年虽诊务繁忙，但对待患者和蔼可亲，全无清高之态，诊察时详审病因，治疗上反复推敲，慎之又慎，这是难能可贵的。凡遇有七情所伤者，杨永璇更是循循善诱，劝慰开导，甚则以言戏之，常使患者破涕为笑。然后不厌其烦，谆谆叮咛，嘱其要心胸宽广，要注意养生，要自得其乐，不要自寻烦恼，并在病史上专注一笔，以使患者引以为戒。

第二节　第二代曙光医院杨氏针灸代表人物

❧ 徐明光 ❧

一、人物简介

徐明光,1944 年 1 月生于上海,男,浙江宁波人。就读于上海中医学院(今上海中医药大学)针灸专业,师从奚永江。1972—1973 年脱产继续学习,在首届卫生人员进修班学习中西医基础 1 年。1973 年他响应上海市抢救老中医经验的指示,被上海中医学院选派前往曙光医院拜针灸大师杨永璇为师,组成"青老结合"对子,并担任针灸科领导小组副组长(组长是杨永璇),主持针灸科日常工作,同时担任曙光医院经络研究协作组组长。毕业后继续受教于杨永璇,同时还师从裘沛然、陆瘦燕、李鼎等沪上中医针灸名家多年。

徐明光历任上海中医学院针灸教研室主任,上海中医学院"新针疗法"门诊部副主任,曙光医院针灸科(教研室)副组长等职。1970—1971 年在上海中医学院附属龙华医院(今上海中医药大学附属龙华医院,以下简称"龙华医院")针刺及中药麻醉的临床研究工作。1979 年起在上海中医学院附属岳阳中西医结合医院(今上海中医药大学附属岳阳中西医结合医院,以下简称"岳阳医院")工作,创设"胃窦炎专科",筹建"医电室",同时每星期 3 次继续在曙光医院跟随杨永璇门诊。1980 年与经络导平发明者谢景安创设"经络导平专科",同时担任中医科研协作组组长,邀请裘沛然为协作组的首席顾问并亲临讲课。1988 年任上海振兴中医药科技发展公司仪器开发部主任,同时负责西郊宾馆中医保健苑主诊医师工作。1991—1993 年被派往香港美康堂保健中心,担任总部主诊医师。1994—1996 年徐明光曾在曙光医院针灸科门诊及上海市香山中医医院减肥门诊出诊。1996 年赴澳大利亚,成为澳大利亚中医立法后首批批准注册的中医师、针灸师。2012 年被邀请担任曙光医院海派中医杨氏针灸流派传承研究基地顾问,同时担任《上海中医药报》编委等职。

主要论著有《杨永璇中医针灸经验选》(主编,上海科学技术出版社,1984 年)、《杨永璇针灸医案医话》(主编,上海科学技术出版社,2002 年)、《新编中国针灸学》(主编,上海科学技术出版社,1992 年)、《十万个为什么(新世纪版)》(编委,少年儿童出版社,1999 年)、《中医经络诊疗新技术研讨会论文集》(中国中西医结合研究会)、《农村医疗卫生普及手册》(编委)、《新针疗法手册》(主编)。发表学术论文 10 余篇。其编著的《杨永璇中医针灸经验选》获"1984 年上海市中医、中西医结合科研成果三等奖";学术论文《中医经络诊断仪诊疗哮喘的临床研究》获"上海市卫生局科技成果三等奖";"针灸对应疗法"被选为 1975 年新中国成立 26 周年献礼项目;WL - DTA - 2 智能型"中医经络诊疗仪",获"上海市1990 年优秀发明三等奖""第五届全国发明奖铜牌","健胃茶治疗慢性萎缩性胃炎的临床研究"获"上海中医学院 1986 年度科研成果奖二等奖",入选参加 1987年"上海中医药国际学术会议"。

徐明光开发与研制了"中医经络诊疗仪""经络测平导平仪""中医经络诊断仪""中医经络治疗仪""舒心仪""舒肝仪""冻疮治疗仪""保健玩具""针灸对应取穴尺""舒络强身仪"等系列中医仪器。

徐明光从事中医针灸已 50 年,继承杨氏针灸特色,擅长治疗痤疮、脑梗死、中风后遗症、颈椎病、脊椎肥大症、假性截瘫、带状疱疹、神经性皮炎、血管性偏头痛、失眠、哮喘、内耳眩晕症、坐骨神经痛、痛风、多发性神经炎、类风湿关节炎、慢性肾炎、痛经、不孕症、各种胃病、多种痛证及软组织损伤等常见或疑难病症。

他继承杨永璇历来重视经络的学术思想,强调"辨经诊断"。1975 年以来,徐明光致力于"井穴电测定法"的临床研究,创制了"经络测平仪",总结出"辨经诊断"与"辨经施治"的方法。他曾多次在上海、北京、天津、广州等地讲授及推广,被上海市科委及上海市外经贸委(今属上海市商务委员会)多次派往委托中国香港及新加坡演示及诊疗等,受到民众的欢迎及好评,国内外报刊、电视、电台予以 30 多次报道。他发扬"絮刺火罐疗法",扩大了临床的治疗范围,如带状疱疹、神经性贫炎、腰椎间盘突出症等。

二、学术思想

徐明光从事中医针灸 50 年余,继承杨氏针灸特色,主要学术思想如下。

(一) 强调"辨经诊断",中医与现代科技结合

徐明光继承杨永璇历来重视经络的学术思想,强调"辨经诊断",认为针灸治病必先辨明病在何脏腑、何经络,然后按照脏腑经络和腧穴的相应关系,采取循经取穴、邻近取穴、局部取穴或随症取穴等方法相互结合使用。20 世纪 50 年

代,日本针灸师赤羽幸兵卫无意中发现生病时左右对应经脉的井穴对热的感应有较大差异,并据此发明了知热感度测定法来判断经络虚实,指导针灸临床诊断和治疗,效果很好,风靡日本。1975年以后,徐明光在此研究的基础上,致力于"井穴电测定法"的临床研究,创制了"经络测平仪",继而开发与定制了"中医经络诊疗仪""经络测平导平仪""中医经络诊断仪""中医经络治疗仪""舒心仪""舒肝仪""冻疮治疗仪""针灸对应取穴尺""舒络强身仪"等系列中医仪器。以现代科技应用到中医针灸临床,将中医概念数据化,使之更加直观、可靠,更加准确、方便地指导临床诊疗。

（二）创立"针灸对应疗法"

徐明光利用现代科学技术与自身临床经验,总结出"辨经诊断"与"辨经论治"的简易方法。20世纪70年代在杨永璇的指导下,与龙华医院王卜雄研究《内经》中的"缪刺"和"巨刺"针法,经过多年的临床实践,共创"针灸对应疗法"。"针灸对应疗法"以"缪刺"和"巨刺"针法为理论基础。巨刺出自《灵枢·官针》,曰:"凡刺有九,以应九变。一曰输刺者……八曰巨刺,巨刺者,左取右,右取左。"缪刺则出自《灵枢·终始》,随后在《针灸甲乙经》《针灸大成》等古籍中均有记录。徐明光认为人体是一个有机整体,身体任何一部分都是整体的缩影,并且人体存在着以脐为中心的上下左右对应关系,如:以肘对应膝为中心,则肩对髋,上臂对大腿,下臂对小腿,手对脚。"针灸对应疗法"强调远道取穴,具有选穴简便灵活、效果快捷的优点。不再局限于传统的经络循行、络属关系,更加体现了人体的整体统一。徐明光认为"针灸对应疗法"的疗效机制在于充分调动了患者的营卫精气,以远治近,在病变区域形成适量的能量流,达到舒经活血、通络止痛的作用。进一步配合辨证取穴更能加快及巩固疗效,减少复发。

（三）针药并用,内外同治

徐明光继承发扬杨永璇"针药并用,内外同治"的学术思想,以针灸为主配合中药,形式灵活多变。开展胃病临床研究10余年,研制出多种"健胃茶",便于患者服用。另外还开发与试制了"参益精""生血精糖浆""养胃粥""和胃汤""速效和胃胶囊""养胃灵""健胃灵""利咽茶""佐餐茶""痤疮清""脐疗中药""温泉粉"等,将针药结合的形式进一步扩展。

对于中风后遗症及截瘫,西医认为病程超过半年以上很难治疗,但徐明光用杨永璇传授的治法,可以取得良好的疗效,甚至两年以上的瘫痪患者也有较好的效果。

（四）发扬"絮刺火罐疗法"，扩大了临床治疗范围

絮刺火罐疗法是徐明光继承发扬杨永璇 20 世纪 60 年代倡导的治疗顽痹痼疾的有效疗法之一。絮刺火罐疗法以七星针为治疗工具，在经络穴位上分别做轻叩、重刺两种手法，起到"员针"揩摩分间和"锋针"泻热出血的不同作用。徐明光继承杨永璇"久病必有瘀"的理论，强调操作之前必须在病变部位和有关经络循行路线上进行视诊和触诊，如发现有血络、硬结、条索状物或压痛、麻木、放散传导等异常体征，这些阳性体征反映出气滞血瘀之所在，属实证，故宜做重刺，以出血手法，加拔火罐，吸出瘀血凝块，起到"锋针"的泻热活血化瘀作用；如发现穴位反应痒、麻、酸、冷或压之脉陷空者，属虚证，应用七星针做轻叩，以不出血手法，加拔火罐，吸出汁沫稠液，起到"员针"揩摩分间的理气活血作用。此法符合"刺营者出血，刺卫者调气"的《经》旨。徐明光在杨永璇用其治疗颈椎、胸椎、腰椎肥大、顽固性周围性面神经麻痹、慢性荨麻疹等疾病的基础上，扩大治疗范围，但凡疾病出现气血瘀滞之象，无论是气虚血瘀还是气滞血瘀，均可应用此法，如带状疱疹、神经性皮炎、腰椎间盘突出症等。

葛林宝

一、人物简介

葛林宝，生于 1951 年，江苏镇江人，男，研究员。1977 年上海中医学院针灸推拿伤科毕业，1989 年完成硕士课程。1993—1997 年任曙光医院针灸科主任。1997—2005 年任上海市针灸经络研究所所长。2002 年起任岳阳医院副院长，并曾兼任岳阳医院针灸科主任。2007—2011 年，担任上海市气功研究所所长一职。目前任中国针灸学会常务理事，上海市针灸学会副理事长，上海市针灸经络研究中心常务副主任、学术带头人，中国医学气功常务理事，中国健身气功协会常务理事，上海市健身气功协会副主席等职务，并担任上海东方讲坛的讲师。

1978 年起葛林宝师从全国著名中医针灸学家杨永璇，随诊 3 年，深得师传，所参加整理的《杨永璇中医针灸经验选》获得了"1984 年上海市中医、中西医结合科研成果三等奖"。他开展的以杨永璇经验为基础的"絮刺火罐治疗痹证的临床和实验研究"在 2003 年获上海市科技成果奖。他在临床中注意收集相关资料，以第一作者发表论文 38 篇，撰写了《实用针灸泌尿学》《针灸小百科》《针灸的

基础与临床》等针灸专著5部。2009年他在山东电视台读书频道科普新说栏目做"灸法与穴位"的讲座,社会反响热烈。

在临床上葛林宝以上海市非物质文化遗产项目"杨氏针灸"为专长,"师古但不泥古",广泛吸收各家之长,在针刺为主的中医治疗方面有独到的体会,尤其对各类疑难杂症,特别是对神经系统疾病,如头痛、面瘫、中风、神经损伤,以及慢性泄泻、消化不良等疑难杂症的治疗,颇有体会。

葛林宝曾数十次赴韩国、日本、澳大利亚、马来西亚、德国、以色列,进行针灸讲学。尤其在日本讲学期间,他受中国驻日使馆和原卫生部钱信忠部长的委托,妙手治愈了日本前首相福田赳夫的病患。他负责召开了多次针灸国际学术交流会议,并负责筹备"第十届中外气功学术研讨会""第十一届中外气功学术研讨会"等学术交流。

20余年来,他长期担任教学工作,每年均给本科生、研究生和国外留学生进行针灸的教学、气功及中医文化的授课,能深入浅出进行讲解,授课效果良好,已培养了30名硕士生和博士生,同时还带教了近百名各国留学生。

二、学术思想

葛林宝是杨永璇的嫡传弟子,长期从事针灸临床、教学和科研,具有丰富的临床经验。主要开展针灸及针药结合治疗中风、神经损伤、各类痛证等各类疑难杂症的临床研究。尤其擅长治疗中风病。

(一)调和阴阳,疏通经络,擅治中风

葛林宝根据中风后期,患者肢体有拘挛的临床表现,综合运用传统的补健侧、泻患侧的"巨刺法"以及刺激阴经穴位为主的"阴经透刺法"等治疗,明显提高了疗效。其中刺激阴经穴位为主的"阴经透穴法",上肢:极泉透肩髃(针感可有麻木感朝指尖放射)、尺泽透小海、内关透外关、大陵透劳宫(针感局部明显酸胀,并可有麻木感,患者手指可有抖动现象);下肢:血海透梁丘、阴陵泉透阳陵泉、三阴交透悬钟(针感局部酸胀明显,可向足底扩散)、太冲透涌泉等并配合运用巨刺法。得气后使用电针,断续波,频率2~40 Hz,强度0.5 mA。电针穴位组合:尺泽与内关、血海与阴陵泉。

(二)勤求古训,博采众长,独创新法

在古代,中风偏瘫的针灸治疗方法多选取手、足阳明经穴为主,辅以太阳、少阳经穴。如《针灸大成·续增治法》载:"中风风邪入针脏,以致手足不遂,百会、耳前发际、肩髃、曲池、风市、足三里、绝骨。"这主要是基于对"风邪多犯阳经"的认识，秉承《素问·痿论篇》"治痿者独取阳明"之旨。该法历代相传，延续至今。其对临床虽有重要的指导意义，但限于当时的认识水平，古人将中风偏瘫划属"痿证"范畴，有一定的局限性。随着人类对该病的深入研究，早将中风的病程分为急性期恢复期（软瘫期、痉挛期）和后遗症期不同时期的中风其病理表现、治疗方法大不相同。恢复期以经络不通为主，体征以下运动神经元的病变为主（类似于中医的"痿证"）；后遗症期以筋脉拘急为主，其体征以上运动神经元损伤为主（类似于中医的"痉证"）。因此，取阳明经为主的治法更适用于软瘫期，对出现痉挛的患者并不适用。葛林宝基于以上认识，在总结前人经验的基础上勇于创新。他灵活运用阴阳学说、奇经八脉等理论，通过分析整合，确立了针对中风后遗症的"调和阴阳，疏通经络"的治疗原则，创立了"阴经透刺法"。在临床应用中结合《灵枢·官针》中的"巨刺"法取得了较好的疗效。从脑卒中痉挛性瘫痪的特征性改变来看，表现为上肢伸肌相对弛缓、屈肌相对拘急，下肢伸肌相对拘急、屈肌相对弛缓。根据经络辨证，此为阴阳失于平衡之"阴跷为病，阳缓而阴急，阳跷为病，阴缓而阳急"的证候，治当调节阴阳平衡，使"阴平阳秘"。其中"调和阴阳"既包括调和一侧肢体的阴阳，也包括调和身体左右之阴阳，还包括调和一身气血之阴阳。

（1）调和一侧肢体之阴阳，选用透刺法。取穴多从阴经透向阳经，一穴两用，阴阳并治，一阴一阳，调理气血，疏通经络可沟通表里两经之经气，达阴阳平衡，得气后，可增强刺激量，扩大刺激面，激发全身经气，使全身营卫气血得以疏导，神经功能得以恢复。在临床上，对于出现肢体拘挛者，我们运用"阴经透穴法"，即极泉透肩髃、尺泽透小海、内关透外关、血海透梁丘、阴陵泉透阳陵泉、三阴交透悬钟等，比传统运用阳明经穴位，疗效要好。该治法可使痉挛肌与拮抗肌都受到刺激，达到生物力学平衡，有效缓解痉挛，符合神经及运动生理，与Brunnstrom偏瘫恢复理论有异曲同工之妙。

（2）调和身体左右之阴阳，选用巨刺法。"左盛右病，右盛左病，如此者，必巨刺之"，当患侧正虚之时，机体感应迟钝，针患侧难奏效，故用针健侧经穴，养患侧躯体法，可收事半功倍之效。刺健侧是利用其经气在针刺刺激下调动患侧经络中残存之真气，共同驱除同经之邪气，两侧阴阳平衡，从而使患侧受损功能得以恢复。在患侧肢体出现痉挛后，如果运用患侧肢体穴位疗效不显，我们常选用巨刺法。即左侧瘫痪，刺右侧穴位，反之亦然。也可双侧肢体同用（补健泻患或健患隔日交替针刺），使身体左右功能协调，十二经脉气血调和，机体阴阳平衡。

（3）调和一身气血之阴阳，选用养血柔筋法。《难经·二十二难》云："气主煦之，血主濡之。"但瘫痪痉挛期患者多呈现阴血亏虚之象，"瘫痪一证，治有二大纲，拘急者温血为主，瘦弱者补气为先"（何世仁《清代名医何元长医案·福泉山房医案》）。因此，如乃取阳经腧穴治之，必损血脉，使经脉枯竭。补患侧阴经腧穴，如血海、三阴交，可益气养血，充盈脉气，达到经气充盛，血脉和顺，痉解筋舒，从而能有效地缓解筋急，降低肌张力，促进患肢重建正常的运动模式。如此内外相伍，左右兼顾，阴阳互用，补虚泻实，可使气血调畅，营卫调和，阴平阳秘。《素问·阴阳应象大论篇》中有记载："故善用针者，从阴引阳，从阳引阴，以右治左，以左治右，以我知彼，以表知里，以观过与不及之理，见微得过，用之不殆。"故在临床上获得较好的疗效。

（三）谨遵师训，善用阳陵泉

葛林宝擅用阳陵泉穴，每遇患者因落枕、肩凝症或胆绞痛就诊，便嘱其端坐，取阳陵泉穴，快速进针，行提插捻转手法。多数患者常可使病情迅速缓解，疼痛不适即刻减轻。杨永璇编写的《新四十经验穴歌》中首句即"胁肋阳陵泉"，足见杨氏针灸对阳陵泉穴的重视。

杨氏针灸第二代传承人还有项立敏、叶强、张洪度、张振华、俞锡铮、王世惠等人。他们在针刺麻醉、小儿脑瘫、中风、风湿性心脏病、老年性慢性支气管炎、颈椎病等疾病的认识及治疗秉承杨氏针灸的古训，并将其进行发挥和创新，形成具有鲜明特色的学术理念，充分将杨氏针灸发扬光大。

第三节　第三代曙光医院杨氏针灸代表人物

✤ 李国安 ✤

一、人物简介

李国安，1947年生，上海人，主任医师，上海市浦东新区名中医，从医30余年，具有独特的中医特色诊疗方法。李国安四诊合参，揣穴诊病，衷中通西，辨经辨病结合，取穴少而精，尤擅长妇儿科疑难杂症诊治，以及针刺复合麻醉治疗。

李国安 1982 年毕业于上海中医学院,毕业后分配至曙光医院工作至今,从事医、教、研工作 30 余年,在工作中以中医基本理论为指导,从临床治疗实际出发,针药结合,多法并举,大大提高了针刺治疗常见病和疑难病的疗效,积累了丰富的临证经验,形成了独具特色的诊疗方法,尤擅针灸治疗妇科、内科及神经系统疾病。历任曙光医院针灸科主任、针灸教研室主任、针刺研究室主任、康复科主任等职。李国安参与主持局级以上课题 10 余项,编撰发表专著、论文近百篇。

二、学术思想

(一) 四诊合参,揣穴诊病

望、闻、问、切四诊是每一位中医针灸医生的基本功,但不是每个医生都能充分、合理地通过四诊所收集的患者资料对病情做出准确的判断。在四诊中,李国安尤其重视望诊和切诊,并与经络腧穴的外在表现有机结合起来。

李国安认为,望诊的核心在于"神",与患者一接触,即要留心观察患者的目光、神情、气色等方面,尤其是目光的变化。如《灵枢·大惑论》所言"目者,心之使也""五脏六腑之精气,皆上注于目而为之精"。目受心神支配,与五脏六腑的精气密切相关,所以李国安望诊时尤其重视目光神采的变化,再通过数句交谈就能了解患者的性格特点,这对判断患者的病情及制定治疗方案是非常重要的。李国安认为大部分的内、妇科疾病都与情志变化有直接或间接关系,如子宫肌瘤好发于 30～50 岁女性,这个年龄段的女性正经历从事业、家庭的巅峰期向生理上的围绝经期过渡,平时工作、家庭上精神压力较大,如不注意身心调摄,加之情绪控制能力较差,容易出现情绪大幅度波动,造成肝失条达的病理基础。因此李国安在诊病过程中非常注意患者的情绪状态,此外还有些因为其他妇科疾病前来就诊的患者,李国安根据其性格特点,结合病史及穴位切诊,有时能发现尚未出现明显症状的子宫肌瘤。同时结合患者的病因给予治疗,避免了子宫肌瘤长大,出现严重贫血、压迫症状后不得不手术的尴尬境地,这也是中医"治未病"思想的一种体现。

此外,作为针灸医生,李国安还凭借自己多年的临床实践和长期细致入微的观察分析,根据穴位"反映病症,协助诊断"的作用,在传统的中医四诊的基础上,挖掘出下肢脾经腧穴的望诊和切诊对部分妇科疾病性状的判断作用,与 B 超诊断的符合率高达 80% 以上。腧穴的"望诊",就是循经观察特定穴部位皮肤色泽有无变化、是否有脱屑以及有无皮疹等变化,必要时还需双侧对比观察,例如使用四缝穴治疗小儿厌食症时,先观察患儿四缝穴处有无红点、血丝、暗斑、丘疹等皮肤异常,然后于穴位皮肤异常处用三棱针点刺治疗,往往当日即显效;而"切诊",又称为"揣穴",是用循、按等方法在特定穴处揣穴诊病时,需用拇、示指,或示指、中指的指腹进行循捋、切摩和按压,操作时精神要高度集中,指力柔和均匀,仔细体会指下组织的质地及有无结节、条索状物,有无压痛反应以及是否有饱满或空虚之感。如子宫肌瘤常在地机穴有反应点,多为结节、条索状物及压痛,且与患者子宫肌瘤的大小、部位及证型有关,三阴交穴的触诊能反映患者卵巢的功能状态,包括卵巢囊肿、多囊卵巢综合征及卵巢早衰等不同状况。李国安通过对腧穴的望诊和切诊,结合常规的四诊,就能以外揣内,更加有的放矢,能显著提高针灸治疗子宫肌瘤、子宫内膜异位症、卵巢囊肿、不孕症等妇科疾病的疗效。

（二）衷中通西,辨经结合辨病

辨证论治是中医学理论体系的基本特点之一。李国安认为针灸治病,必须重视辨证论治这一基本要求,同时针灸学又有自己独特的理论体系——经络学说,所以针灸治疗疾病,不但需要辨证,而且需要辨经,只有证、经双辨,才能准确地把握疾病的病因、病机、病位、病性以及病变脏腑经络与其他脏腑经络的关系,才能明辨正邪关系,才能准确地进行选穴配伍,从而有效地进行施治。在临床诊疗疾病的过程中,辨经是辨证的基础,通过辨经,可以首先确定疾病的侵袭部位及可能的病变脏腑。在辨经的基础上,根据疾病的发展进程和临床表现,再行辨证,通过辨证,明确疾病的目前状况,以便采取最准确的治疗措施。如腰椎间盘突出症的诊疗,先应辨别是足少阳经还是足太阳经病变,抑或少见的足阳明经病变,然后根据病因、病程及疼痛的性质等因素辨别证型,最后将两者结合起来,制定取穴、手法、刺激方式及疗程等治疗计划。

李国安认为,中医与现代诊疗手段相结合,辨证、辨经与辨病相结合是中医学发展的大势所趋。在治疗疾病中,应以辨证、辨经为诊病基础,注重结合"经络所过,主治所及"的特点,合理取穴。如李国安治疗垂体催乳素微腺瘤引起的催乳素升高,雌激素减少所致闭经、溢乳和不孕,取足三里、三阴交、阴陵泉、地机、合谷、偏历、迎香透鼻通等穴,是因脑垂体位处蝶鞍之上,其与体表最接近之处为鼻部,而肺开窍于鼻,大肠经循行路线紧绕脑垂体体表投影处,加之患者所表现出症状中有与两经相关之处,故本证病位在脑,病及肝、肾、肺、大肠四经。

（三）手法创新，化繁为简

李国安在临床中非常重视针刺手法的运用，针刺的方向、深度以及针刺补泻手法是决定针刺疗效的关键。如面肌痉挛患者的面部采用浅刺，以柔筋痉；带状疱疹后遗疼痛，多采用毛刺围之，以利于镇痛；对于梨状肌综合征的患者，则应在局部痛点深刺，方能取得较好疗效。针刺的角度对于疗效也有着不容忽视的影响：对鼻塞患者，针刺方向为鼻根部；咽喉部的疾病，列缺应向上斜刺；急性腰扭伤取水沟穴时，针向鼻中隔方向斜刺后行雀啄法方可得气取效。李国安认为对于病证整体而言，"虚则补之，实则泻之，不盛不虚以经取之"。但每个穴位都有自己的功效特点，根据病证选用后，运用补泻手法要结合穴位性质，不应"千篇一律"，例如治疗月经不调，取用三阴交、关元，无论证型虚实均应以补法或平补平泻为主，如肝经郁热，则应加用行间、地机以泻之；血分虚热，则应泻然谷、补三阴交。对于具体的针刺手法，李国安认为也应该"三因制宜"：因人、因证、因穴制宜，合理选用手法。如针治小儿，李国安常用速刺不留针的方法，"浅内而疾发针，无针伤肉，如拔毛状"，在患儿尚未哭闹之前就已完成了治疗。曾有一 7 岁患儿，高热 39℃，持续 7 日不退，就诊时满面通红，口唇干裂。李国安选取少商点刺放血，并快速针刺大椎、曲池，不留针，4 h 后患儿体温降至 38℃以下，次日体温即完全恢复正常。对于体质较弱的虚证患者，李国安认为应选用肌肉较丰厚的穴位行提插补法为主；而体质较强的实证患者则应选用捻转泻法为主。

（四）精确辨证，取穴少而精

李国安在临床诊疗中，注重理法分析，不借和平以藏拙，取穴精当效如桴鼓，充分发挥针灸"便、验"的特点。在临床治疗中，李国安在发挥穴位配伍综合作用的同时，非常重视单穴在治疗某些疾病中的独特作用，如落枕选外劳宫、后头痛选飞扬、痛经选地机、胁痛选支沟等，这都是李国安根据自己的临床经验而总结出的行之有效的单穴治疗方法，临床治疗中十分有效。曾有一患者以左胸胁疼痛 1 星期就诊，患者自诉 7 日前因晨练时侧胸过猛引起左胸胁胀痛，咳嗽打喷嚏时疼痛加重，之前在附近医院针灸治疗过（局部取穴加双侧合谷），疗效不明显。李国安了解了患者的病情后，单取了左侧支沟穴针刺，在实施捻转泻法后嘱患者做扩胸、侧胸等动作，数分钟后，患者左胸胁疼痛消失。李国安说此证是由于运动不当引起气滞血瘀所致的胸胁屏伤，治疗的原则是行气活血。而支沟是三焦经的经穴，其通调三焦气机、活血化瘀的功能较强，故仅此一穴足矣；同时采用泻法,患者配合运动,可加强疗效,所以能收立竿见影之效。

李国安非常强调穴位疗效的特异性,擅长运用远近配穴、原络配穴等各种配穴方法,反对盲目地多用穴位以期增加疗效。李国安认为虽然我们一直强调针灸有良性的双向调节作用,但不准确甚至错误的配穴肯定是不利的。因为针灸治疗的原则是补虚泻实、清热温寒,是通过穴位、手法及刺激方式的组合达到"以偏纠偏"的目的,配穴不当一如用药失法,同样会有"虚虚实实"之误。

(五)药性归经,针药结合

李国安临床上遇到疑难病症常常针药同用且常常告诫我们要熟练掌握针灸和中药两种治病手段,方可成为一名合格的中医针灸医生。李国安认为只有合理搭配两种治疗方法,适合针灸治疗的就用针灸,适合药物治疗的就用药物,适合针药同用的就针药兼施,使针灸和中药紧密结合起来,因时、因地、因人制宜,使两者优势互补、相须为用,才能更好地发挥中医药的优势,为患者解除病痛。

李国安在长期的医教研工作中,注重理论和实践相结合,强调辨证、辨经与辨病相结合,重视选穴配伍,讲究针刺手法,针药结合。李国安认为,在宏观上,前人所创建的理论体系和思维方法有持久的指导意义;但在微观上,还必须将其与现实情况密切结合,并根据实践的需要对其进行必要的调整扬弃和更新,那种不顾现实情况而一味推崇古训的做法,其实与无视客观事实而全面否定古人思想的做法一样,都是片面的、不符合实际的。李国安对中医针灸理论联系实际的临床探索,颇具特色,很有创新意义,堪称"以古明今,以今丰古的典范"。

∽ 沈卫东 ∾

一、人物简介

沈卫东,1967年生,江苏苏州人,博士,主任医师,第三批全国名老中医学术继承人,博士生导师,上海市医苑新星,国家中医临床重点专科负责人,上海中医药大学创新团队学术带头人,全国优秀中医临床人才研修项目培养人,上海市中医领军人才,浦东新区中医领军人才。任中国针灸学会理事、中国针灸学会刺络与拔罐专业委员会副理事长、中国针灸学会实验针灸分会委员、中国针灸学会针刺麻醉分会委员、上海市针灸学会常务理事、上海市针灸学会针刺麻醉分会副主任委员、上海针灸学会保健康复专业委员会副主任委员、世界中医药学会联合会亚健康委员会常务理事、世界中医药学会联合会康复保健委员会常务理事、《上海针灸杂志》(英文版)编委、《国际整合医学杂志》(*International Integrative Medicine*)编委等职。现为曙光医院针灸科主任、针刺麻醉研究室主任、针灸临床实验室主任、针灸学教研室主任。

1997年沈卫东上海中医药大学博士研究生毕业,进入曙光医院工作,2005年南京中医药大学中医学博士后流动站出站,师从骨伤名家石印玉,曾在德国等国家进行学术交流与临床工作,并在中国康复中心等单位进修学习。

沈卫东1998年起作为项目负责人承担多项各级课题研究工作,以中风病、截瘫、颈腰痛、针刺麻醉、内分泌调整为主攻方向,开展多层次、多方位研究,取得很好的效果,获得多项科研成果。2002年3月沈卫东作为学科带头人参加国家中医药管理局重点学科针灸学的协作建设单位的建设。擅长针药结合治疗失眠、耳鸣耳聋、肥胖、脑病、颈肩腰腿痛、内分泌紊乱、痛证、神经损伤及亚健康调理。2006年率先与李国安一起完成首例针刺麻醉手术,并取得良好效果。他带领针刺麻醉研究室,联合麻醉、外科等科室开展针刺麻醉镇痛的研究,并作为项目负责人得到上海市卫生局特色专病专科、国家中医药管理局"十一五"、国家科技部"973"计划等多项资助。同时,他作为曙光医院针灸科主任与针灸学教研室主任,在针灸医术的国际交流与合作方面也不遗余力。

近年来,以沈卫东为主导的第三代传承人全面系统地挖掘了杨氏针灸学术思想内涵,对针灸临床常见病种进行了临床优化,结合杨氏针灸的临床经验与常见疾病的发病特征,总结出相应的诊疗方案,并在临床中进一步优化。并借助上海市针灸专业医疗质控组与继续教育等形式在全国范围内进行了杨氏针灸——絮刺拔罐的临床培训与推广。在文化宣传与建设方面,沈卫东积极在不同媒体上介绍杨氏针灸。同时,为弘扬杨氏针灸在全国的影响力,沈卫东积极推动杨氏针灸在全国开设分基地,此举受到曙光医院的高度重视。医院成立"海派中医流派传承基地建设领导小组",制定了中医流派传承建设工作规划及章程。杨氏针灸在新疆、云南等省外区域建设分基地18个,上海市内建设分基地12个。通过分基地建设,有效推广了杨氏针灸代表性特色疗法,扩大了杨氏针灸影响力,辐射全国,使杨氏针灸遍地开花(图2-1)。

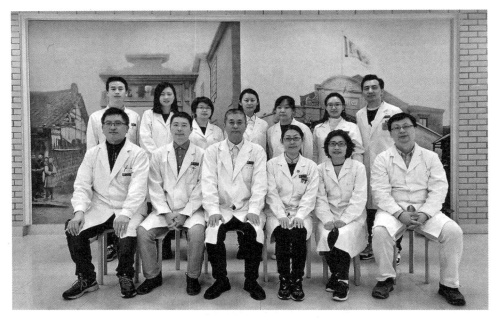

图 2－1　新一代杨氏针灸传承人在曙光医院

二、学术思想

杨氏针灸第三代中的主要传承人沈卫东的学术思想非常具有海派中医的特点,既传承了杨氏针灸前辈医家的学术经验,又融会了西医学的研究成果,更是自身多年临床实践的总结凝练:在骨关节疾病、针刺麻醉、耳鸣耳聋等疑难杂症的诊治方面取得了丰硕的成果,进一步提升了杨氏针灸疗法的学术地位,扩大了杨氏针灸疗法的影响力。

（一）法宗《灵》《素》,中西合璧

沈卫东注重中医经典对临床的指导作用,近些年在他的提倡下,开始对中医经典《内经》的再学习,用心体会《内经》对现代针灸临床的指导作用。以针刺刺激量为例,沈卫东认为,虽然《内经》对针刺刺激量没有明确论述,但从原文文献的针刺时间、针刺深浅、针刺手法及针具等各方面分析,侧面反映《内经》中不同情况下,针刺刺激量有明显区别。虽然目前针灸临床对针刺刺激量尚无统一的认识标准,但是正确地掌握针刺刺激量,对加速气至、提高疗效具有重要作用。此外,在《灵枢·终始》中:"持其脉口、人迎,以知阴阳有余不足,平与不平。"沈卫东认为人迎脉归阳明经,属阳;寸口脉归太阴经,属阴;经脉是气血流通的路径,从人迎寸口脉可探知经脉的气血阴阳盛衰变化，从而辨别病症的虚实、寒热、轻重。通过《内经》人迎寸口脉的经络辨证，可辨明证候的虚实、寒热、轻重，然后进行相应的论治，并可作为针灸临床辨证论治的方法和模式之一。人迎寸口脉诊法的针灸临床意义在于其能确立补泻手法并评估治疗效果。

在针刺麻醉方面，明显体现出沈卫东中西合璧的思想，从曙光医院重启麻醉临床科研之时，沈卫东就力倡针药复合麻醉，强调针灸与药物应各擅所长，互补所短，针刺重点发挥抗应激、脏腑保护、镇痛镇静的优势，药物则发挥肌肉松弛、抗内脏牵拉反应的长处，两者联合，既减少了麻醉药物用量及不良反应，又增强了针刺效应，可谓中西医结合的优秀例证。

（二）用穴精炼，擅用组方

沈卫东在临床诊疗过程中，非常注重用穴精炼，他认为针刺选穴和中药方一样，不喜欢开"大方"，讲究"少、精、效、便"，穴位过多不仅不能达到良好疗效，还会无的放矢增加患者痛苦。《灵枢·终始》云"凡刺之道气调而止"，沈卫东注重"调神受气"，选穴过多不利于患者意守感传，且穴位少，操作可以更加简单，便于掌握，利于在临床上推广。最能反映沈卫东这一学术思想的当属"项八针"疗法。西医学认为颈椎病的发生发展与颈椎周围肌肉系统病变密切相关。颈肌的解剖生理特点及生物力学特性决定颈肌容易发生退变及劳损，年龄、职业、环境等因素可促发或加重颈肌的退变。颈肌退变及劳损后因肌肉张力的不平衡，可引起颈椎动静力平衡失调，进而导致颈椎骨关节系统发生病变。根据颈椎病的临床特点，颈肌退变及劳损可能是引起颈椎病的主要因素。在中医学中，也有许多关于颈椎病治疗的记载。如《类证治裁》认为，太阳经循肩背与颈连，其气郁结，气血循行受阻，营卫不得宣通，不通则痛，所以治疗应以宣通太阳经气为主，即"颈肩痛不可回顾，此手太阳经气郁不行，宜散之"。结合上述中西医理论，沈卫东采用"项八针"来治疗颈椎病，即针刺哑门、大椎与项部两侧第二、第四、第六颈椎棘突下的阿是穴，着手于改善颈肌退变及劳损后引发的肌肉张力不平衡，从督脉、太阳经取穴论治，不局限于经穴，而是以痛为腧，达到治病求本、标本兼治的目的。在其他内科杂病的诊治上同样体现出沈卫东的用穴处方思想。例如在运用针灸治疗非胰岛素依赖型糖尿病患者的组穴就很好地体现了辨病与辨证相结合的思想，且操作方法简便易行，主要选取以下四个穴位"脾俞、胃俞、胰俞、肾俞"，左右共八针，名为"消渴针"。传统的理论认为消渴病位在肺、胃、肾，主是阴虚为本、燥热为标，治疗多采用养阴生津、清热润燥进行治疗。沈卫东认为消渴病虽然与肺燥、胃热有关，但现代的消渴病其发病特点及病机仅单纯靠阴虚燥热来解释不够全面。他认为非胰岛素依赖型糖尿病早期为脾虚痰湿，中后期为阳气不足，这两者在非胰岛素依赖型糖尿病的发展演变中发挥着重要的作用，且发病的关键与脾失健运密切相关，脾气亏虚以致阳不化湿，治疗的关键点是要激发患者的阳气，所以治疗多用背俞穴为主。背俞穴是之气输注于背部的穴位，可治疗五脏疾病。不但可以治疗与其对应的脏腑病症，也可治疗与五脏相关的病症。脾俞、胃俞可健脾化湿，调节脾胃功能；肾俞补肾助阳；胰俞，又名胃脘下俞，为经外奇穴，是治疗消渴的经验效穴。如果患者有口渴多饮等症状，可另外加用肺俞穴。

（三）稳中求变，温阳通督，脑骨兼治

就现今的医学条件而言，脑血管病、脑实质病变、缺氧性脑病、脑性瘫痪等各种原因引起的大脑病变，缺少行之有效的治疗手段。沈卫东自研究生开始就从事脑病针灸研究，以智能衰退为相关研究课题，此后又以中风的分期治疗为研究方向，在博士后工作站期间进行研究工作，通过系统规范的临床研究，针对缺血性中风的康复，提出"针灸早期介入治疗——针灸时间窗"的观点，并将这一研究成果运用到临床实践中，带领全科医师在脑病方面开展建设性工作，开设了中风专病、小儿脑瘫专病、智能衰退专病、周围神经病变专病、颤证专病等针灸特色门诊。根据督脉与脑的密切联系及"脑为髓海""头为诸阳之会"的中医学理论，提出以"温阳通督"为主要治疗原则，取穴以头部穴位为主。常用督脉、足太阳膀胱经、足少阳胆经的百会、前顶、后顶、通天、络却、率谷、天柱、风池等起到温养阳经、通督益髓的效果。

对于针灸治疗骨伤疾病，沈卫东十分重视临床疗效的提高。"中医治病贵在既非因循守旧，又得归本溯源，即变中有稳，稳中求变"。沈卫东灵活运用了中医骨伤名家石印玉"十三科一理贯之"的思想，认为脊柱病变大都由于督脉阳气不振、脉络不畅、经筋不荣，故在临床上也以"温阳通督"为治疗原则，"经、筋并重"，既根据病变部位辨经取穴，又注重依据经筋分布，"以痛为输"，常取用督脉及太阳、少阳经穴配合温阳通络中药来治疗颈椎、腰椎等病症，取得了很好的临床效果。其自创的"项八针""腰八针"治疗颈椎病、腰椎间盘突出症，以简捷的取穴和适宜的手法，使大量的患者摆脱了疾病的痛苦。

（四）以"衡"立论，以"通"为治

西医学已经认识到，人体的疾病首先起于内在生理功能失衡，并常常以健康为先发表现，如慢性疲劳、失眠、耳鸣耳聋、肥胖等。沈卫东在亚健康的针治中，以"衡"立论，以"通"为治，兼及其他，注重"促通、调衡"来改善亚健康状态。如耳鸣耳聋一般认为是肾虚之证，但现在有越来越多的年轻人出现耳鸣听力下降的情况，对于此类患者，四诊往往很难发现肾虚的表现，但患者有生活不规律、用耳过度的病史，临床上往往单用补肾之药效果不甚理想。沈卫东治疗此类患者主张从"衡"论治，认为人体疾病的发生发展规律之一即脏腑经络气血失衡，而亚健康的病机之一是局部经络气血失和，由于整体经络尚处于平衡状态，所以还没有疾病的表现，对于此类情况，沈卫东提以"通"为治，重点调治局部经络气血，兼顾"治病求本"，以针灸疏通局部经气为主，辅以补肾中药，标本同治，效果明显。沈卫东认为，人体诸多疾病，均由失衡引起，而经络气血失衡致"瘀"、致"郁"，为诸病之根，凡气、痰、血等失去原先的功能状态或运行受阻则会变生他病。因此，采用针灸的方法，使原本运行欠畅的气血在针灸的作用下恢复活力，达到原有的功能状态，恢复身体的平衡状态，纠正亚健康状态。

沈卫东在取穴治病上同样体现出"平衡"的思想，一方面在取穴上体现出"平衡"，即不但取用患侧的穴位，大部分疾病都同时取用健侧的穴位，头面部疾病同时取用局部与远道的穴位，阴经有病不忘取用阳经腧穴，这就很好地继承与发扬了杨永璇"借健侧之真气，行患侧之经气"的学术观点；另一方面通过针刺调节体内阴阳、脏腑之间的平衡，所谓阴平阳秘，其病自愈。这尤其在脑病患者运动功能恢复上可见一斑。沈卫东通过临床观察发现，患者在运动功能改善的同时总会伴有感觉功能和智力功能等方面的改善，这一方面说明了各种功能是相互联系的，另一方面也说明了针刺治疗是通过从整体上来调节各个功能，从而达到身体内部的一个平衡稳定状态。

第四节　第四代曙光医院杨氏针灸传承人

杨氏针灸目前已经发展到第四代传承人。第四代传承人主要有刘希茹、王美娟、崔花顺、王波、张蕴佳、汤峥冬、李一婧、马文、童秋瑜、李寅等，他们与第五代传承人一起在传承与发展杨氏针灸中亦不断努力，为抢救宝贵的中医药非物质文化遗产，整理名老中医经验做出一定的贡献。

第三章

针 刺 麻 醉

第一节　针刺麻醉的临床应用

　　针刺麻醉是将针灸推向世界舞台的重要举措,而以杨永璇、项立敏、叶强为代表的老一代"针麻人"是曙光医院针刺麻醉临床与理论研究的实践者,亲历了针刺麻醉发展的起伏跌宕。1959年曙光医院顺利完成首例腋下皮脂腺针刺麻醉手术。1964年国家准备从多方位开展针刺麻醉研究,曙光医院也自此开始针刺麻醉系统研究工作,当时医院集中了针灸、外科、麻醉多位医师及部分医技骨干组成针刺麻醉攻关组开展针刺麻醉临床观察,同时与上海中医学院生理教研组、华东师范大学生物系合作,开展了针刺麻醉临床研究工作,先后对多种手术病种进行了针刺麻醉手术的探索。项立敏提出以胃大部切除手术为重点进行研究,成功进行了首例针刺麻醉下胃大部切除术,从而使曙光医院成为全国针刺麻醉胃大部切除的组长单位(图3-1)。

　　20世纪70年代是针刺麻醉研究的上升时期。1971年新华社首次向全世界宣布中国医务工作者成功实施针刺麻醉的消息,1972年中美建交期间美国记者关于针灸的新闻报道更是在全球范围内掀起了针灸的热潮。这一时期,曙光医院针刺麻醉工作也如火如荼地展开。据不完全统计,1973年医院共进行了700余例针刺麻醉手术,成功率达90%以上,且针刺麻醉率达全院总手术数的41.47%。1977年开展了"针刺麻醉胃大部分切除术的临床评价及中医辨证分型"的研究,获卫生部科技进步奖,标志着曙光医院针刺麻醉工作获得了业内肯定。

　　进入20世纪80年代,从发表论文的数量上就可以发现,针刺麻醉在中国的发展有所停滞。首先,20世纪80年代以前中国的针刺麻醉研究是"自上而下"

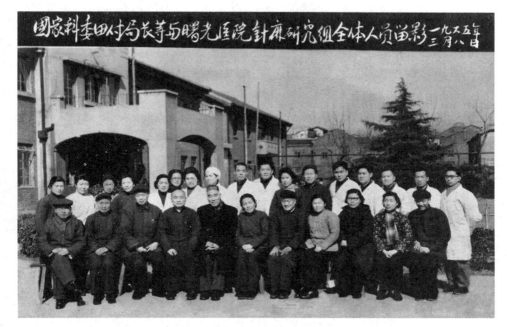

图 3‑1　国家科委领导等与曙光医院针麻研究组全体人员留影

的形式,其发展成就与国家政策的支持密不可分;其次,现代麻醉学的发展也是一个不容忽视的原因,麻醉药物和方法、设备不断地发展挤压了针刺麻醉的空间,使得原先的许多针刺麻醉优势不再突出。然而,即使针刺麻醉在全国处于低谷阶段,曙光医院这一时期仍进行了大量工作。据 1982 年的统计,在 1 200 多例胃及十二指肠球部溃疡患者的手术中,针刺麻醉取得了较好的效果。团队开展了运用多种生理、生化指标及中医辨证分型,对针刺麻醉胃大部切除术进行术前预测、术后观察的实验研究,得出了"阳虚证患者针刺麻醉效果为优"的初步结论,同时曙光医院作为"全国针刺麻醉胃大部切除术协作组"组长单位,制定了统一研究方案,供全国各协作单位采用。

20 世纪 90 年代,一些复杂外科手术如新喉再造、肾移植、大脑功能区及深部肿瘤切除等在针刺麻醉下获得成功,针刺麻醉再次受到重视,国家层面陆续进行了"八五""九五"等重大科技攻关项目。1990 年,曙光医院承担的国家自然科学基金资助项目"针刺对胃肠电活动的影响及其与大脑边缘系统的研究",在医院积极支持和针刺麻醉工作者的辛勤工作下,顺利结题,并于 1993 年获上海市科技成果奖三等奖。

时光荏苒,进入新世纪后,曙光医院又开始了针刺麻醉的新征程。在前期对针刺麻醉充分评估的前提下,2006年,曙光医院为了进一步提升针刺麻醉临床与研究工作,在原有的曙光医院针刺原理研究室的基础上,构建了由针灸科沈卫东主任、麻醉科傅国强主任、上海中医药大学针推学院沈雪勇教授领衔,包括曙光医院神经外科、心胸外科、普外科、乳腺外科、肝胆外科、胃肠外科、胰胆外科、泌尿外科、骨科、中医外科、中医血管外科、肝肠外科、针灸科和麻醉科等各个学科骨干组成的多学科团队,正式成立了针刺麻醉研究室。

同年,曙光医院采用针刺麻醉辅助成功开展了腹腔镜胆囊切除术、脑瘤手术、心脏手术等,均取得圆满成功。由神经外科顾国山教授领衔的针刺麻醉脑瘤手术经德国电视台报道后,在业内外引起轰动。之后曙光医院又不断拓展针刺麻醉手术领域,妇科、肛肠科、泌尿科、普外科等科室都迅速开展起来,曙光医院的针刺麻醉开始在同行中崭露头角。

2008年,曙光医院受到长征医院的会诊邀请,请曙光医院针刺麻醉医师去协助他们完成一例手术,原因是有个患者因过敏,麻醉药不耐受。经过针刺麻醉医师和手术医生良好的协调配合,最终这个患者没有用任何麻醉药,顺利完成了手术。

近年来,为了探寻针刺麻醉在围手术期以及促进术后康复中的作用,曙光医院针刺麻醉团队不仅在针刺对脏腑保护作用方面进行探索,同时开展针刺麻醉围手术期的作用研究。以沈卫东为主导的第三代杨氏针灸传承人提出将针刺麻醉应用从术中拓展到整个围手术期,从而凸显中医针灸在术后患者快速康复中的运用。针刺麻醉团队随即在原来针刺麻醉工作基础上做了系统延伸,在传统针药复合麻醉的基础上,创造性地开展了无气管插管下,在浅睡眠、无疼痛、保持自主呼吸状态下行心、肺、脑手术。与传统针刺麻醉相比,针药复合麻醉可以降低患者术前焦虑水平,减少应激,维持术中循环稳定,并减少术后的并发症,使患者快速康复,提高其生活质量。同时,医院逐步开展了针刺麻醉下甲状腺、胸部、腹部和盆腔、肛肠等部位的各型手术的围手术疗效及术后中医介入快速康复研究,涵盖了神经外科、心胸外科、普外科、乳腺外科、肝胆外科、胃肠外科、胰胆外科、泌尿外科、骨科、中医外科、中医血管外科、肝肠外科等各学科,取得显著的临床效果和社会效益。鉴于曙光医院针刺麻醉工作的实绩,其申报项目"针刺麻醉,创下中医药的'神话'"入选改革开放30周年"健康上海"十大成果。曙光医院每年的针刺麻醉手术量也逐年上升,目前每年完成的各类针刺麻醉手术已超过2000例。

第二节　针刺麻醉的科研成果

在科研方面,曙光医院自 1964 年开展首例针刺麻醉下胃大部切除术以来,除了重视针刺麻醉适应证、穴位处方、辅助用药、个体差异性以外,也特别重视针刺方法的革新。由于手术是一个较长时间的连续过程,如承袭传统手法,针刺麻醉过程中就需要不断捻针刺激穴位,需花费很大的人力。为此,项立敏、叶强为主的第二代杨氏针灸传承人尝试设计一台机械运动形式的仪器来模仿人操作,最终,在与上海医疗器械研究所合作下,试制成功"ZZ-手法模仿仪",试用于临床,效果较好,并发表研究文章《ZZ-手法模仿仪在针麻胃切除术中应用 381 例小结》。

20 世纪 70 年代初,时任针灸科主任项立敏提出:"科学在发展,针灸学者除经验继承外,也当投身于科研的工作,致力于推动针灸学科的发展。"医院建立针刺麻醉研究室,由项立敏、叶强领衔,针刺麻醉科研工作迎来蓬勃发展的一个时期。针刺麻醉研究团队由针灸科医师、麻醉科医师及外科医师组成,并与华东师范大学、上海医学院、中国科学院上海生理研究所联合开展针刺麻醉基础研究,医院专门设置了临床针刺麻醉手术室、动物针刺麻醉实验室。团队上午进行针刺麻醉临床手术,下午开展研讨及动物实验研究。1976 年针刺麻醉团队参加上海市人体针刺镇痛会战组,并以医院为实验基地,分析了纳洛酮对人体针刺镇痛效应的影响;1977 年开展的"针麻胃大部分切除术的临床评价及中医辨证分型"研究,获卫生部科技进步奖。这一时期团队又相继与上海师范大学生物系、上海中医研究所、中国科学院上海生理研究等单位合作,发表了《刺激和损毁扣带回对于针刺镇痛效应的影响》《纳洛酮对人体针刺镇痛效应的影响——兼用信号侦察论分析》《胃大部切除患者耳壳痛觉敏感点变化规律的研究》等一系列论文。除重点进行胃大部切除针刺麻醉研究之外,针刺麻醉团队还统计了 1979 年 6 月前进行的甲状腺针刺麻醉手术 482 例,结果显示扶突穴优于其他穴,证实了"经络所过,主治所及"的论点;进行《针刺胃俞、足三里抗应激性损害的实验研究》,证实《灵枢·邪气脏腑病形》的"合治内腑"和《难经》"阴病引阳,阳病引阴"这两个著名针灸理论的客观意义。

1986 年,曙光医院针刺麻醉团队参加了由上海医科大学牵头的针刺麻醉

"七五"攻关项目,所承担课题"提高胃大部切除术的针麻效果及规范化的研究",获"七五"攻关表彰。

1990年从1 200例的大样本下,曙光医院针刺麻醉团队进行"针刺麻醉下胃大部分切除术临床规律探讨",结果显示足三里、上巨虚组优于其他组,手法捻针优于电针,阳虚组优于其他组,遂提出针药复合麻醉既具有针刺麻醉的优点,效果又好于硬膜外麻醉的观点。

2007年国家科技部为中医针灸设立了"973"项目,题目是"基于镇痛的针刺麻醉的研究",鉴于曙光医院在针刺麻醉方面的成就,经过层层筛选,曙光医院针刺麻醉团队成功入选该项目,由沈卫东主任领衔,承担了这个项目的子课题研究。

沈卫东还清楚地记得,在"973"启动预备会上,曙光医院首先提出了针刺麻醉单纯研究"痛"是不够的,应该将研究范围延伸至术中脏器保护、术后反应等方面。然而一开始并未受到专家认同,随着研究的进展和深入,越来越多的专家认可他们的研究方向,当项目进入了研究中期以后,针刺麻醉下的脏器保护成为这个项目的主要研究方向。2012年,在项目开始5年后,研究团队按时保质完成各项研究任务,在科技部组织专家的严格考评下顺利结题,并获得滚动资助,而由曙光医院最早提出的"针刺麻醉在手术中对脏器保护"则成为该项目的一个亮点。

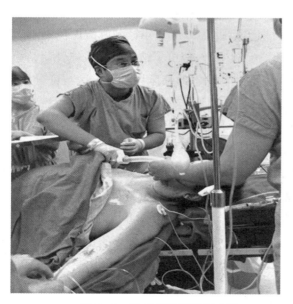

图3-2 沈卫东进行针刺麻醉

新世纪以来,曙光医院针刺麻醉科研工作无论从课题立项、论文发表、学科建设、所获奖励来看,都迈入了快速发展期。曙光医院针灸科(针刺麻醉)先后成为上海市卫生局中医优势专科建设单位、国家中医药管理局重点专病专科(图3-2)。"针刺麻醉"团队获得多项科研项目资助,其中国家级项目12项,包括国家"973"课题2项,国家自然科学基金9项,国家中医药管理局项目1项,上海市课题19项。发表论文160余篇,其中SCI论文 19 篇,影响因子超过 55 分,授权专利 37 项,撰写针刺麻醉专著 1 部。先后获得上海市中西医结合科学进步奖一等奖、上海市医学科技奖三等奖、中国中西医结合学会科学技术奖三等奖。同时,曙光医院在原有针刺麻醉研究室基础上成立了针刺麻醉研究所,并出版了上海中医药大学创新课程教材《针刺麻醉教程》(沈卫东主编),成为针刺麻醉第一本教材,书中对 7 个常见的针刺麻醉术式形成规范的 SOP 流程。

第三节　针刺麻醉的国际交流

针刺麻醉的实践不仅在中国医学舞台上展示其独特的魅力,也在世界许多国家的临床上得以运用。尤其在 20 世纪 70 至 90 年代,许多国家学习了针刺麻醉技术,并运用于本国的手术麻醉中,甚至在个别手术中的针刺麻醉数量超过我国。目前尚有部分国家仍在运用针刺麻醉,因此针刺麻醉的对外交流工作成为针灸外事交流的一个重要组成。早在 20 世纪 60 年代,以杨永璇、项立敏为代表的老一辈曙光医院针刺麻醉实践者常常接受外事接待任务,在 20 世纪七八十年代,当时针刺麻醉成为外事参观交流的一个重要主题,由此带来了国际上学习针灸的高潮,在曙光医院针灸科国家针灸培训中心一直不断地有"洋学生"进行针灸和针刺麻醉技术的学习。

进入 21 世纪以后,从 BBC 对针刺麻醉的报道开始,各种媒体报道接踵而至。从 2006 年开始,国内外媒体纷纷对曙光医院针刺麻醉进行报道,如德国电视台《开放的亚洲》对曙光医院的针刺麻醉进行跟踪报道,中央电视台 CCTV - 10 以《神奇的针刺麻醉》为题分两辑系统记录曙光医院针刺麻醉的过程,并对医生和患者进行采访。上海中医药大学原校长陈凯先院士在巴黎学术会议上展现的曙光医院针刺麻醉的录像更是引起众多与会代表的交口称赞。此外法国电视台及国内外许多报刊都有相关报道。

同时,境外学者与临床工作者也纷至沓来。近 10 年以来,有 500 多个境外学术团体或医院如美国中医学会、美国外科学会、英国医师公会等机构对曙光医院的针刺麻醉情况进行了交流和参观。曙光医院根据国家中医药管理局、上海市卫生健康委员会等单位要求还对多个国家地区的相关人员进行培训,开设了多次讲习培训课程。曙光医院针刺麻醉团队也多次赴国外进行培训与操作,均取得良好的社会效益,也为中医针灸"一带一路"建设做出贡献。如马来西亚国家医疗总监来曙光医院与沈卫东交流后,按照其提供的穴位与针刺麻醉方法,在马来西亚医院进行实践,仅用针刺麻醉不用药物完成手术,并将整个过程摄录下来,在国际会议上发布,充分显示针刺麻醉的魅力(图3-3)。

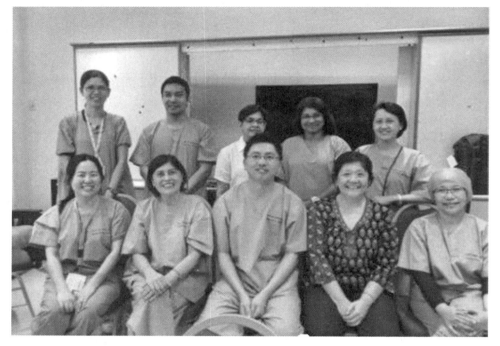

图3-3　曙光医院针刺麻醉团队在马来西亚交流

目前,曙光医院针刺麻醉团队正在总结前期的临床与理论研究经验,以中国传统医学的核心理念为指导,充分发挥针刺麻醉在患者围手术期整体病理生理调控中的主导作用,带动多学科共同参与,以"中医快速康复流程、临床路径的研究"及"中西医结合治疗方案对外科应激代谢调控影响的规律探索"两个关键问题展开课题研究,在整个围手术期建立麻醉科、针灸科、外科、护理、康复等多学科协作的临床康复治疗体系,围绕多模式止痛、术后早期下床活动、术后早期进食饮水、避免或减少使用鼻胃管等方面促进患者术后快速康复,提高生活质量,缩短住院天数,力争构建针刺麻醉干预下具有中医特色的快速康复模式(图3-4)。

60年起伏跌宕,一甲子风云变幻,曙光医院针刺麻醉发展的60年,就是中

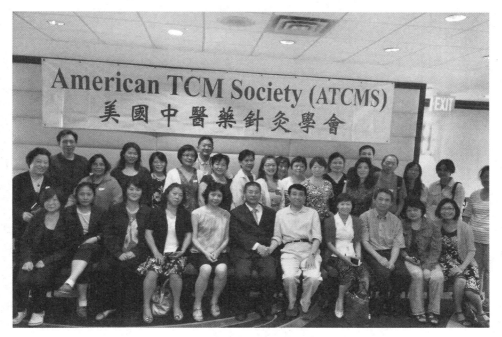

图 3 – 4 曙光医院针刺麻醉团队在美国交流

国针刺麻醉 60 年发展史最真实的缩影。从之前小小的针刺麻醉研究室,到现在的针刺麻醉研究所;从最初每年几例针刺麻醉手术,到 2021 年近万例,曙光医院针刺麻醉始终走在全国针刺麻醉的最前沿。展望未来,曙光针刺麻醉团队将百尺竿头,更进一步,传承好针灸这一国之精粹,继续在针刺麻醉领域不断创新,开启针刺麻醉事业发展的新篇章。

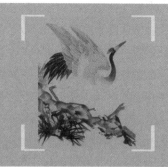

各论

第四章

临 床 研 究

第一节　呼吸系统疾病

呼吸系统疾病是临床常见病。中医认为,肺主气,司呼吸,开窍于鼻,外合皮毛,故风、寒、燥、热等六淫外邪易从口鼻、皮毛而入,首先犯肺。又因肺居胸中,其位最高,覆盖诸脏之上,其气贯百脉而通他脏,故内伤诸因,除肺脏自病外,他脏有病亦可影响到肺。因此其发病原因有外感、内伤两方面。主要病理变化为肺气宣降失常,实者由于邪阻于肺,肺失宣肃,升降不利;虚者由于肺脏气阴不足,肺不主气而升降无权。如六淫外侵,肺卫受邪则为感冒;内、外之邪干肺,肺气上逆则病咳嗽;痰邪阻肺,肺失宣降则为哮、为喘;久病伤肺,肺气不能敛降则为肺胀;肺叶痿而不用则为肺痿。

针灸对于呼吸系统疾病,除了传统针刺治疗外,还常采用拔罐、艾灸、放血、穴位注射、穴位贴敷等特色方法。杨氏针灸在治疗呼吸系统疾病方面应用颇多,以下是关于杨氏针灸在呼吸系统疾病的临床研究。

一、急性扁桃体炎

少商穴点刺放血治疗急性扁桃体炎[1]

急性扁桃体炎是一种非特异性呼吸道炎症疾病,属中医"乳蛾"范畴,此病在各个年龄段均可发病,并且随着年龄的增长发病率呈下降趋势,尤以儿童时期最为常见,多为风热外袭、肺胃热盛所致。热邪熏灼于咽喉,与气血相搏,致使咽部气血不通,故而咽喉红肿疼痛。因急性扁桃体炎引起的并发症由于抗生素的普遍使用而显著减少,但同时也导致了耐药菌的出现。针灸疗法操作简便,副作用小,并且在控制炎症的同时能保留扁桃体的生理功能。

我们对 39 例急性扁桃体炎患者进行针灸治疗,患者临床表现为明显咽痛、畏寒、发热,体温可达 39℃ 以上。检查可见咽部明显充血,扁桃体肿大,表面有黄色点状渗出物,颌下淋巴结肿大、压痛,肺部无异常体征。患者坐位,取少商穴,穴位常规消毒,压手拇、示指捏紧患者拇指指间关节处,刺手用一次性采血针快速点刺少商穴,从穴位中挤出血液 3～5 滴为度。每日 1 次,3 次为 1 个疗程,治疗 3 次后统计疗效。治疗后症状和体征完全消失为治愈,计 36 例,其中 1 次治愈 28 例,2 次治愈 8 例;治疗后症状和体征改善不明显或无改善为无效,计 3 例。治愈率 92.3%。

咽喉为手太阴肺经循行所过之处,“经络所过,主治所及”,少商为手太阴肺经的井穴,为肺经脉气所发之处,少商点刺放血不但能泻热,还能活血化瘀,通络止痛。此法治愈率高,起效快,简单易行,值得临床推广。

二、慢性支气管炎

徐长卿穴位注射治疗老年性慢性支气管炎疗效总结[2]

老年慢性支气管炎是一种分布较广,发病率较高,治疗较困难的常见病之一。患本病后如得不到有效的治疗,迁延日久,可导致肺气肿,进而引起肺源性心脏病,可并发严重感染和心力衰竭。我们用徐长卿注射液穴位注射治疗老年性慢性支气管炎 50 例,取得较为满意的治疗效果,总结如下。

本研究选取的 50 例患者中男 21 例,女 29 例;45～50 岁 4 例,51～60 岁 14 例,61～70 岁 16 例,71～80 岁 15 例,84 岁 1 例。取穴以定喘为主穴,喘甚气急者加用膈脊（T_7 夹脊）穴;痰多者,加用脾脊（T_{11} 夹脊）穴;体虚者加用肾脊（L_2 夹脊）穴;药物选取徐长卿注射液（由曙光医院中药研究室制）,6% 葡萄糖注射液。每日 1 次（或者隔日 1 次）,10 次为 1 个疗程,每 1 个疗程结束后休息 3～5 日,再进行第二个疗程。将已有 50 例作为抽样样本,用抽样推断的方法推断疗效。经计算,我们有 96.46% 的把握程度,可以推断徐长卿注射液的有效率在 81.6%～98.4%。结果表明,单纯型有效率为 100%,哮喘型有效率为 88.6%,可见单纯型的疗效较哮喘型为佳。同时,治疗 1～2 个疗程者,有效率为 76%;治疗2～3个疗程者,有效率为90.9%,治疗3个疗程以上者,有效率为100%,可见疗程越长有效率越高。

中医学认为慢性支气管炎属于咳嗽、痰饮、喘促等证范畴。其病变过程与肺、脾、肾三脏关系最为密切,正如《内经》所云:"五脏六腑皆令人咳,非独肺也。"外感咳嗽治疗不当,可形成内伤咳嗽,内伤咳嗽常由外感诱发而使病情加重。老年性慢性支气管炎患者的病情缠绵日久,迁延不愈,多呈虚象,以内伤咳嗽为主。所以咳、痰、喘的发生,其标在于内外之邪干肺,其本在于脾肾阳虚。故临床上老年性慢性支气管炎患者也以虚寒型最多。即便是中间型、痰热型、肺燥型,也多半有脾肾阳虚之证,而呈虚中挟实的证候。因此,我们在选穴用药时,也是根据此病的特点。定喘穴有止咳平喘化痰作用,对于控制咳喘等症状具有特效。"膈为血之余",膈脊穴穴注具有调和气血,改善血循环作用。对于并发肺气肿引起的胸闷、气喘、气急,有较好效果。"脾为生痰之源",脾肾穴穴注能健运脾胃助消化,促进体液吸收消散;对于痰饮阻于气道者,具有化痰之功。"肾主纳气",穴注肾脊穴具有补肾纳气之功,以巩固疗效。

这样,水针治疗既发挥了穴位的特异作用,又发挥了药物的效力,且能标本兼顾,使我们在治疗中取得了较为满意的效果。

第二节　循环系统疾病

循环系统由心脏、血管和调节血液循环的神经体液等组成。其功能是为全身组织器官运输血液,通过血液将氧、营养物质、酶和激素等供给组织,并将组织代谢废物运走,以保证人体进行正常新陈代谢。

中医学认为心为十二官之主,主血脉,藏神明,其华在面,开窍于舌,与小肠相表里。心的阴阳气血是心进行生理活动的基础。心气、心阳主要推动血液运行,心阴、心血则可濡养心神。心的病理表现主要是血脉运行的障碍和情志思维活动的异常。

心的病理变化主要有虚实两个方面,虚证为气血阴阳的亏损,实证为痰、饮、火、瘀等凝滞。正虚邪扰,血脉不畅,心神不宁,则为心悸;寒、痰、瘀等邪痹阻心脉,胸阳不展,则为胸痹;阳盛阴衰,阴阳失调,心肾不交则为不寐;痰气痰火扰动心神,神机失灵,则为癫狂;痰凝气郁,蒙蔽清窍,则为癫病;髓海不足,心神失用,则为痴呆;气血逆乱,阴阳之气不能相接,则为厥证。根据心的生理功能和病机变化特点,我们将心悸、胸痹、不寐、癫狂、癫病、痴呆、厥证归属为心系病证。

　　针灸治疗心系疾病有良好的疗效,尤其是针刺改善冠状循环,缓解心绞痛症状有明显效果。近年来,杨氏针灸在冠状动脉慢血流、风湿性心脏病进行了临床研究,取得了较好的临床疗效。

一、冠状动脉慢血流

　　针刺郄门穴改善冠状动脉慢血流现象即时效应观察[3]

　　冠状动脉慢血流现象(coronary slow flow phenomenon, CSFP),表现为冠状动脉造影过程中心外膜下冠状动脉无狭窄或无明显狭窄,但造影剂在冠状动脉内充盈及排空明显延迟,临床多见反复胸闷、胸痛,心电图或负荷心电图常有心肌缺血征象,与多种冠状动脉粥样硬化性心脏病(以下简称"冠心病")的发生发展密切相关,是威胁人类健康与生命的潜在危险因素。如今,随着冠状动脉介入手术的广泛开展,其发现率可达1%~7%,且不断上升。由于其发病机制未明,目前使用的治疗方法临床价值有限,缺乏大型循证医学证据支持及安全的药物,因此寻找治疗CSFP的方法迫在眉睫。

　　为了观察针刺郄门穴改善CSFP的即刻效应,我们对28名符合CSFP诊断标准的住院患者在行造影术时进行针刺干预,取单侧郄门(未进行穿刺的上肢),行平补平泻手法,得气后留针10 min。行冠状动脉造影术检查时,分别记录针刺前、起针后即刻冠状动脉病变分支的心肌梗死溶栓治疗(TIMI)血流帧数计数(CTFC)变化。治疗结果显示,经针刺治疗后,患者冠状动脉病变分支CTFC较针刺前减少($P<0.05$),提示针刺郄门穴可以即刻加快冠状动脉慢血流患者病变冠状动脉分支的血流速度。

　　本研究发现,针刺郄门可以迅速加快病变冠状动脉的血流速度,产生良好的即时效应。但是,此作用的持续时间尚不清楚,规律持续性针刺治疗对冠状动脉慢血流现象的改善作用有待进一步研究。因此,有必要增加样本量,进行规范化临床随机对照试验,并且完善长期随访研究。

二、风湿性心脏病

穴位注射配合针刺治疗风湿性心脏病[4]

风湿性心脏病(以下简称风心病)为心瓣膜病变引起循环障碍,出现明显心悸、胸闷、气急、发绀等缺氧症状,导致心、肺、肝、脾、肾等脏器淤血,以致出现这些脏器本身的肿大,甚者全心扩大而出现严重胸闷及心绞痛等症。曙光医院针灸科自1971年5月—1989年2月,采用穴位注射疗法为主配合针刺,治疗风心病取得较满意的效果,现小结如下。

本研究选取的628例风心病患者中,其中男性257例,女性371例。年龄:5～15岁5例,16～30岁130例,31～50岁414例,50岁以上79例,平均年龄37.98岁。病程:最长46年,最短3个月。心功能0级34例;Ⅰ级68例,Ⅱ级241例,Ⅲ级伴轻度心衰244例,Ⅳ级伴严重心衰41例。房颤病患者264例,治疗在3个疗程以上者423例(其中264例房颤患者),不满3个疗程者205例,不作统计。穴位注射用选用5%葡萄糖溶液,用作稀释。丹参注射液:每支2 ml,含生药4 g。肌苷酸钠注射液:含5-肌苷酸钠100 mg,肝郁血用。复方当归注射液:浓度为75%,有风湿活动者用。辅酶-A 100单位,心衰者采用。穴位选用上,第一方:内关、郄门,配耳针神门、心、交感。第二方:间使、郄上,配耳针肾、内分泌、小肠。第三方:心俞、肾俞,配耳针肾、心、肾上腺。第四方:肝俞、膈俞,配耳针肾、肺、肾上腺。第五方:脾俞、足三里,配耳针胃、肝、内分泌。开始治疗时,第一方两腧穴以丹参注射液2 ml加5%葡萄糖溶液2 ml作穴位注射。内关或郄门,两穴交替使用;并每日针刺足三里,10次为1个疗程;症状改善后根据临床症状辨证加减。两疗程间可休息3～7日。

根据对临床423例病例进行总结追踪观察,以穴位注射丹参注射液、肌苷酸钠、当归注射液,配合体针和耳针治疗,显效54例,好转292例,无效7例,总有效率82.68%,可见其对提高患者机体免疫功能、改善心功能和微循环有一定的效果。单以针刺治疗,曾获得明显短期症状缓解现象。为维持较好的效果,我们进一步加用穴位注射疗法,通过腧穴和药物渗透压的双重作用,进一步改善微循环功能,使疗效更为显著而持久。在423例病例中,房颤者264例,占62.42%。皆伴有不同程度心衰,在未采用本法治疗前,长期服洋地黄类药物,经采用本法治疗后,心功能得到明显改善,可停服或减少洋地黄类药物剂量。但对严重心衰患者,单用此法效果不十分理想,仍需要配合药物一起治疗。

第三节　消化系统疾病

中医认为,脾主运化,主升清,主统血,主肌肉、四肢,胃与脾同属中焦,主受纳、腐熟水谷,主通降,与脾相表里,共有"后天之本"之称,五脏六腑,四肢百骸皆赖以所养。脾胃的病理表现主要是受纳、运化、升降、统摄等功能的异常。

脾为太阴湿土之脏,喜温燥而恶寒湿,得阳气温煦则运化健旺。胃有喜润恶燥之特性,胃不仅需要阳气的蒸化,更需要阴液的濡润,胃中阴液充足,有助于腐熟水谷和通降胃气。若脾的运化水谷精微功能减退,则运化吸收功能失常,以致出现便溏、腹胀、倦怠、消瘦等病变;运化水湿功能失调,可产生湿、痰、饮等病理产物,发生泄泻等病证。若胃受纳、腐熟水谷及通降功能失常,不仅影响食欲,还可因中气不能运行,而发生胃痛、痞满及大便秘结;若胃气失降而上逆,可致嗳气、恶心、呕吐、呃逆等。

针灸治疗消化系统疾病具有独特优势,而杨氏针灸对于咽喉反流性疾病及慢性泄泻进行了临床研究,取得较好的临床疗效。

一、咽喉反流性疾病

天突穴针刺联合西药治疗咽喉反流性疾病的临床观察[5]

咽喉反流性疾病(laryngopharyngeal reflux disease,LPRD)是指胃内容物反流至食管上括约肌以上部位,引起一系列症状和体征的总称。临床表现为咽部异物感、持续清嗓、声嘶、咽喉疼痛等症状,以及声带后连合区域黏膜增生、肥厚,声带弥漫性充血水肿,喉室消失等喉部体征。天突穴是任脉与阴维脉在咽喉的交会穴,刺激天突穴能够降逆止嗝、利咽止呃、理气降逆。现代医学研究认为,针刺天突穴可以加快咽喉部血液。

为了观察天突穴针刺联合奥美拉唑治疗咽喉反流性疾病的临床疗效,我们对202例咽喉反流性疾病患者采用随机数字表法分为治疗组(102例)和对照组

（100 例）。对照组予西医常规治疗方案，即抗反流的生活指导和内科药物抑酸治疗（奥美拉唑每次 20 mg，每日 2 次，饭前 30～60 min 口服，疗程 2 个月）。治疗组在对照组治疗措施基础上，加用天突穴针刺治疗，采用捻转强刺激手法，针刺得气后留针 30 min，每星期 2 次，疗程为 2 个月。两组疗程均为 2 个月，观察临床疗效，比较咽喉反流症状指数量表（RSI）、咽喉反流体征评分量表（RFS）各分项评分及总分的变化情况。结果显示：① 治疗组、对照组临床总有效率分别为 78.43％、63.00％；组间临床疗效比较，治疗组明显优于对照组（$P<0.05$）。② 组间治疗后比较，RSI 中的持续清嗓、饭后或躺下后咳嗽、烦人的咳嗽、咽喉异物感评分及总分差异有统计学意义，治疗组明显优于对照组（$P<0.05$）。组间治疗后比较，RFS 中的红斑/充血、声带水肿、弥漫性喉水肿、后连合增生评分及总分差异有统计学意义，治疗组明显优于对照组（$P<0.05$）。

观察结果提示，天突穴针刺联合奥美拉唑口服治疗咽喉反流性疾病的疗效满意，值得临床推广及进一步研究。

二、慢性泄泻

针灸治疗慢性泄泻[6]

慢性泄泻，其临床主要表现为长期大便次数增多，质地稀烂。中医辨证多归于脾胃虚弱型和肾阳不振型。脾胃虚弱型，症见面色萎黄，神疲乏力，食少纳呆，四肢不温，大便溏薄，或水谷不化，食生冷或油腻之品即大便次数增多，苔白腻，脉濡弱。治以健脾温中。取穴：天枢、关元、足三里、三阴交、公孙。肾阳不振型症见腹部隐痛，肠鸣辘辘，黎明前泄泻，泻去即安，腰膝酸软，形寒肢冷，舌淡苔白，脉沉细。治以温养脾肾。取穴：天枢、关元、足三里、三阴交、太溪。

笔者选取脾胃虚弱型和肾阳不振型慢性泄泻患者 20 例，辨证选穴，并于关元、天枢用附子饼作间接灸，每次 2 壮，留针 20 min，每星期 3 次，每 10 次为 1 个疗程。治疗结果痊愈 7 例（占 35％），好转 9 例（占 46％），无效 4 例（占 20％），总有效率为 80％。

天枢为大肠募穴，关元为小肠募穴，募穴是脏腑经气汇集之处，取以上二穴有调整肠道运化和传导功能。足三里为足阳明之合穴，又是全身强壮穴，久泻则虚，用此穴更有固本培元作用。三阴交属足太阴脾经，是足三阴经交会穴，脾与胃互为表里，故足三里和三阴交相配能健脾理中。公孙为足太阴经络穴及八脉交会穴之一，通冲脉合于胃，加强脾胃调节功效。太溪为足少阴经原穴，脏病取原,它有补肾培元作用。附子饼即以中药附子为主的灸用药饼,其性味辛温,是温里助阳之品,用附子饼隔灸天枢、关元穴,对治疗慢性泄泻功效尤佳。

第四节　神经系统疾病

现代医学认为,神经系统疾病包括:① 脑血管疾病,如短暂性脑缺血发作、脑梗死、脑出血等。② 神经系统变性病,如运动神经元病、阿尔茨海默病、多系统萎缩等。③ 中枢神经系统感染,如病毒感染性疾病、细菌感染性疾病、朊蛋白病、寄生虫病等。④ 中枢神经系脱髓鞘疾病,如多发性硬化、视神经脊髓炎、急性播散性脑脊髓炎等。⑤ 运动障碍性疾病,如帕金森病、小舞蹈病、肝豆状核变性病、肌张力障碍等。⑥ 癫痫。⑦ 脊髓疾病,如急性脊髓炎、脊髓压迫症、脊髓血管病等。⑧ 周围神经病,如三叉神经痛、面肌痉挛、多发性神经病、格林-巴利综合征等。⑨ 自主神经系统疾病,如雷诺病、红斑性肢痛症等。⑩ 神经肌肉接头及肌肉疾病,如重症肌无力、周期性瘫痪、多发性肌炎、皮肌炎等。⑪ 神经系统遗传性疾病,如遗传性共济失调、遗传性痉挛性截瘫、腓骨肌萎缩症等。⑫ 神经系统发育异常性疾病,如脑性瘫痪、先天性脑积水等。⑬ 其他有睡眠障碍如失眠症、发作性睡病、不安腿综合征以及头痛等疾病。

这涉及了中医多个系统、脏器的疾病,但总归是气血阴阳功能失调,脏腑功能失和导致。针灸对于此类疾病具有独特优势。杨氏针灸充分发挥其功能,在失眠、痴呆、中风、中风后遗症、抑郁症、耳鸣耳聋、面瘫等方面做了大量的临床研究,现报道如下。

一、失眠

(一) 以劳宫穴按摩涌泉穴对失眠患者睡眠质量的影响[7]

失眠通常是指睡眠的开始和睡眠质量的维持发生障碍,中医称之为"不寐",也称为"目不瞑""不得眠""不得卧"。临床以难以入寐、多梦易醒、醒后不得再入睡,甚至彻夜不寐等为特征。失眠对人们的生活质量和工作都有影响,使人们的身心都处于非健康状态,失眠影响的人群非常广泛。本研究通过护理干预,对失眠患者进行健康宣教,指导并教会患者运用劳宫按摩涌泉的方法,用多导睡眠监测图的监测结果为客观指标,科学地观察失眠患者的睡眠结构及其临床效果。

为了观察劳宫穴按摩涌泉穴对失眠患者睡眠质量的影响,我们将 48 例失眠患者随机分为 A 组(劳宫按摩涌泉组)、B 组(空白对照组)。A 组行劳宫按摩涌泉干预,先以右手劳宫穴对准左足涌泉穴,先逆时针方向按摩 100 圈,再顺时针方向按摩 100 圈。然后换左手右足,重复 1 遍。每日早晚各 1 次,共 15 日。B组则只做检查。多导睡眠图记录数据。观察治疗前后多导睡眠图监测快眼动相睡眠(REM)期和非快眼动相睡眠(NREM)期各睡眠阶段(S_1、S_2、S_3、S_4)的睡眠时间。结果显示,治疗后 A 组(劳宫按摩涌泉组)的 REM 期和 NREM 各期持续时间与 B 组(空白对照)治疗后比较差异有统计学意义($P < 0.05$)。

本观察结果提示,劳宫摩涌泉的方法能通过减少浅睡眠(S_1)时间,增加浅睡眠到深睡眠(S_2)和深睡眠(S_3,S_4 和 REM)的时间,使患者睡眠质量得到明显改善。

(二)针刺治疗痰热内扰型失眠的临床研究[8]

失眠是一种疾病的诊断,也可以是一个疾病的症状的表现,常用的药物有苯二氮䓬类、镇静催眠药及抗抑郁药等,但是这些西药往往伴随一定的不良反应,而且临床效果有限。而中医的治疗方法则多种多样,有中药、针刺、灸法、耳针等。现今针灸治疗失眠的疗效已经得到越来越多的临床验证,能够有效缓解失眠,改善睡眠质量。

为比较针刺治疗失眠与口服艾司唑仑片治疗失眠的临床疗效差异,我们选取 2017 年 1 月至 2019 年 1 月梅陇社区卫生服务中心收治的失眠患者 60 例作为研究对象,随机分为对照组和观察组,每组 30 例。对照组口服艾司唑仑片,睡前 30 min 口服,每次 2 mg;观察组每星期针刺治疗 3 次,连续治疗 1 个月。疗程结束后,观察两组患者治疗前后的匹兹堡睡眠质量指数(PSQI)和雅典失眠自评量表(AIS)的相关参数,并评价两组的临床疗效。结果发现观察组总有效率 96.67%,优于对照组 83.33%;PSQI 疗效各项评分观察组优于对照组,两组差异有统计学意义($P < 0.05$)。

研究发现针刺治疗能明显改善失眠症状,疗效优于单纯口服艾司唑仑片。针刺头部穴位可以调节 γ-氨基丁酸(GABA)和谷氨酸(Glu)的比例,抑制兴奋性神经递质 Glu,提高抑制性神经递质 GABA 的夜间含量以及夜间积极性,让

GABA 在患者睡眠时的比例高于 Glu。头针还可以改变前额叶、颞叶、前扣带回、脑岛等的认知—情绪神经环路的异常，使其成为具有正面意义和积极意义的认知—情绪神经环路，减少认知控制网络、突显网络和负面情绪的网络间异常连接，减少负面情绪，提高患者睡眠质量和效率。

（三）百会穴放血治疗失眠引起的抑郁症的临床观察[9]

抑郁症是抑郁障碍的一种典型情况，它以显著而持久的心境低落为主要特征，部分患者有存在自伤、自杀行为，可伴幻想等精神病性症状，严重时可发生抑郁性木僵，可表现为面部情况固定、对刺激缺乏反应、话少甚至不言语、少动甚至不动等。其中，失眠或睡眠障碍是引起抑郁症的重要原因。调查报告显示，我国抑郁症的终身患病率为 3.4%，且抑郁症将成为仅次于心血管疾病的第二大疾病负担源。西医治疗失眠引起的抑郁症以口服艾司唑仑等镇静安眠药为主要手段，但是这些药物的不良作用大，容易引起纳差、便秘、食欲减退、精神恍惚等胃肠道反应和精神反应。本研究组临床上运用针刺结合百会穴放血治疗失眠引起的抑郁症取得满意的疗效，现报告如下。

为了对比百会穴放血治疗失眠引起的抑郁症与口服艾司唑仑片治疗失眠引起的抑郁症的临床疗效的对比差异。本研究将失眠引起的抑郁症患者分为针刺组和西药组，每组 30 例。西药组口服艾司唑仑片，睡前 30 min 口服，每次 2 mg；针刺组每星期百会穴放血 1 次，1 个月共 4 次。4 星期后，观察两组患者治疗前后的汉密尔顿抑郁量表（Hamilton Depression Scale，HAMD）和抑郁自评量表（Self-Rating Depression Scale SDS）的相关参数，并评价两组的临床疗效。结果显示，针刺组总有效率 96.67%，优于西药组 80.00%；2 组 HAMD 量表比较有差异，有统计学意义（$P < 0.05$）。SDS 量表比较有差异，有统计学意义（$P < 0.05$）。

本研究结果表明，采用百会放血治疗失眠引起的抑郁症，可改善患者的心理和生理症状，提高生活质量和社会能力，疗效优于口服艾司唑仑片，且不良反应少，复发率低，依从性好，除了部分患者出现心悸、出汗等，基本没有其他不良反应，且操作精简、疗效显著，既丰富了中医治疗精神的方法，又弥补了药物治疗的不足，可成为未来精神疾病综合治疗方案中的一种。

二、痴呆

（一）针灸治疗多发性脑梗死性痴呆的临床初步研究[10]

我国脑血管病的发病率、患病率、病死率、病残率均较高，由脑血管病变引起精神障碍较为普遍,最高发生率可达 77％。其中,以多发性脑梗死性痴呆(MID)最为常见,其表现以认知障碍为主,产生记忆力、定向力、性格、人格等多方面的改变,然而目前尚缺乏特效的治疗方法。因此,探索有效的治疗手段,改善多发性梗死性痴呆患者的认知状况,减少、减轻并发症,提高患者生存质量,是临床工作者的首要任务。

为了观察多发性梗死性痴呆患者针灸治疗前后的临床变化。我们将 90 例患者进行随机分为针灸组、石杉碱甲片组、针灸＋石杉碱甲片组,各 30 例。针灸组患者才用针刺(神庭、合谷、神门、间使、足三里、三阴交、太冲)加艾灸(隔饼灸百会穴)的方法,每日 1 次,连续治疗 15 次为 1 个疗程,共 2 个疗程;石杉碱甲片组患者用石杉碱甲治疗,每日 3 次,每次 20 mg,连续治疗 30 日。针灸＋石杉碱甲片组患者用针灸治疗的同时,配合石杉碱甲片治疗。三组治疗期间停用相关药物。观察治疗前后对患者的临床疗效、简易精神智力状态检查法(MMSE)得分、中医症状学变化进行评估。结果显示,经治疗后,针灸组有效率为 83％,针灸＋石杉碱甲片组有效率为 93％,石杉碱甲片组有效率为 66％。各组患者MMSE 得分均有明显的提高。其中,针灸组针灸＋石杉碱甲片组患者治疗后MMSE 得分与治疗前比较有非常显著的差异。石杉碱甲片组患者治疗后 MMSE得分与治疗前比较亦有差异。患者的临床症状变化,各组治疗前后有明显差异。

本研究通过对 90 例多发性梗死性痴呆患者的智力精神状况(MMSE)及临床症状指标的对比观察,证明针灸对多发性梗死性痴呆病患者是有效的,针灸能在不同程度上改善多发性梗死性痴呆病患者的认知状况,减轻临床症状。针灸配合西药组、单纯针灸组治疗多发性梗死性痴呆的效果均优于单纯西药组。

（二）秦氏"头八针"为主针药结合治疗阿尔茨海默病的临床观察[11]

阿尔茨海默病(Alzheimer's disease, AD)是一种常见并且逐渐进展的神经系统退行性疾病,临床以进行性的记忆缺失、认知损害和人格改变为特征,是老年期痴呆的常见类型。流行病学调查表明,AD 发病率在 65 岁以上老年人群中约占 5％,而在 85 岁以上老年人群中占到 20％。西医临床多使用胆碱能药物、促进脑代谢的药物、干扰 β-淀粉样蛋白(Aβ)形成和沉积的药物及钙离子拮抗剂治疗,但只能在一定程度上改善患者的认知障碍情况。本研究从患者的认知障碍情况、生活自理能力、社会适应能力等方面来评估秦氏"头八针"为主针药结合对 AD 患者的疗效,科学客观地评价其临床效果。

为了探讨秦氏"头八针"为主针药结合治疗 AD 的临床有效性,我们将符合纳入标准的 62 例 AD 患者随机分为试验组和对照组,每组 31 例。试验组予针刺、埋针结合西药治疗,对照组予常规西药治疗,两组均治疗 8 星期。观察两组治疗前后 MMSE 量表、ADAS·cog 量表、BADL 量表、FAQ 量表和中医证候量表的评分变化。结果显示,试验组总有效率为 54.80%,对照组总有效率为 24.33%,两组比较差异有统计学意义($P<0.05$)。两组治疗后 MMSE 评分、ADAS·cog 评分、BADL 评分、FAQ 评分、中医证候积分评分比较差异均有统计学意义($P<0.05$)。

本次研究表明,以秦氏"头八针"为主针药结合可以有效改善患者认知障碍情况、生活自理能力和社会适应能力。秦氏"头八针"治疗 AD 以针至病所,调节局部气血,以达补髓聪脑、补益肝肾、调督益智之功,疗效稳定,操作简单,不良反应少,可重复性强,具有明显的治疗优势,值得临床推广应用。

三、中风

（一）针药结合治疗对缺血性中风患者超氧化物歧化酶（SOD）、丙二醛（MDA）影响的临床研究[12]

目前研究表明,氧自由基损伤是脑缺血再灌注损伤的最重要且肯定的原因之一。脑缺血时脂质过氧化活跃,MDA 生成增多,SOD 则因消耗而减少,因而 SOD 活性可间接反映机体清除氧自由基的能力。MDA 为机体内脂质过氧化反应的最终产物,而 SOD 是生物体内主要的氧自由基清除剂。因此测定急性缺血性中风患者血清中 NO、MDA、SOD 含量可以间接了解到机体脑细胞被破坏的程度。

为观察针刺和针药结合对缺血性中风患者 SOD、MDA 含量的影响,我们将 122 例急性缺血性中风后期患者采用随机单盲法分为针灸组,针灸加药物组,药物组,20 日为 1 个疗程。其中,针刺组 40 例,每日针刺 1 次,针刺百会、风池、神庭、曲池、内关、风市、足三里、阳陵泉、三阴交、血海穴,并配以辨证取穴,行提插捻转手法,使患者得气,足三里、三阴交穴加用电针,电针仪为上海医用仪器厂生产的 G6805-Ⅱ型治疗仪,采用疏密波,频率在 20～50 Hz,每次电针 30 min,强度以患者可忍受为度,共 20 日。针药组 34 例,针刺方法同针刺组,同时给予醒脑静治疗,共 20 日。药物组 48 例,每日给予醒脑静治疗,共 20 日。结果显示针刺与针药结合对缺血性脑梗死中风的有效率达 85%以上,与药物组相比有显著性差异($P<0.05$)。针刺和针药结合组与单纯药物组相比能显著提高 MDA 含

量（$P < 0.05$）。

本研究可以看出针刺和针药结合治疗中风治疗效果明显好于单纯药物组。针刺和针药显著提高 SOD 含量，降低 MDA 含量，降低脑组织损伤，这可能是提高中风患者疗效的原因之一，值得临床推广。

（二）针刺及针药结合治疗中风疗效分析与比较[13]

近些年来中风发病率日益增长，其各种后遗症和并发症如偏瘫、失语、吞咽困难、抑郁等对患者的日常生活和康复造成巨大的影响，治疗中风的报道甚多，但症状及疗效评判缺乏规范相互间的比较。我科采用计分法对 160 例患者进行单纯针刺及针药结合的治疗，对比两种治疗方法的治疗效应。

采用修订的中华全国中医学会确定的中风诊断，疗效评定标准，将 160 例患者筛选出缺血性中风（A 组）118 例和出血性中风（B 组）42 例，对缺血性中风分为单纯针刺组（A1 组）28 例，针刺加脉络宁组（A2 组）90 例；对出血性中风，分为单纯针刺组（B1 组）10 例，针刺加清开灵组（B2 组）32 例，在治疗前及后采用经过修订的中华全国中医学会确定的中风中医诊断疗效评定标准予以半定量打分。并采用卫生部制定的尼莫地平法进行疗效统计分析。结果显示：A1 组治疗前积分 20.29 ± 0.38，治疗后积分 24.64 ± 0.49；A2 组治疗前积分 20.21 ± 1.10，治疗后积分 27.7 ± 0.83；B1 组治疗前积分 18.2 ± 2.38，治疗后积分 24.7 ± 2.02；B2 组治疗前积分 17.97 ± 1.32，治疗后积分 27.31 ± 1.24，证明 4 种治疗方法均为治疗中风的有效方法。通过 1 个疗程的治疗，四种方法的疗效分别如下：A1 组基本痊愈率 0%，显效率 10.7%，有效率 39.3%，无效率 50%，总有效率 50%；A2 组基本痊愈率 7.8%，显效率 17%，有效率 48%，无效率 18%，总有效率 72%；B1 组基本痊愈率 10%，显效率 10%，有效率 60%，无效率 20%，总有效率 80%；B2 组基本痊愈率 15.6%，显效率 34.4%，有效率 43.7%，无效率 6.25%，总有效率 93.7%，对比不同方法的疗效结果，发现 A2 和 A1 组、B2 和 B1 组相比较具有显著差异，证实针药结合疗效优于单纯针刺。本组缺血性中风（A 组）和出血性中风（B 组）在症状等条件相似情况下，出血性中风疗效要优于缺血性中风。

本研究通过对缺血性中风和出血性中风患者进行单纯针刺治疗及针药结合治疗间的疗效对比，证实针药结合治疗中风存在着明显的叠加效应。针刺刺激通过传入途径作用于中枢，药物进入人体也作用于中枢，一为信息，一为药理，但最终起效应的受体是类似的。故我们认为针药结合是治疗中风的方向，具体的机制还应进一步阐述。

四、卒中后抑郁

早期针刺干预对卒中后抑郁的影响：随机对照研究[14]

卒中后抑郁（post-stroke depression，PSD）是指发生于卒中后，表现为一系列抑郁症状和相应躯体症状的综合征，是卒中后常见且可治疗的并发症之一。现有治疗以口服药物为主，兼以心理治疗、电休克治疗、运动疗法等，但病情反复，且常出现胃肠道反应、便秘、性功能障碍、记忆力下降等不良反应，严重者可导致患者死亡。本课题组前期临床实践发现，对卒中患者进行早期针刺治疗可有效降低卒中后抑郁患病率。

为观察常规药物治疗加针刺与单纯常规药物治疗对脑卒中急性期患者卒中后抑郁患病率及神经功能恢复的影响，我们将 60 例患者随机分为观察组和对照组，每组 30 例。对照组给予常规药物治疗，观察组在常规药物治疗的基础上给予针刺治疗，取百会、四神聪、内关、合谷、太溪等穴位，每日 1 次，每星期 6 次，两组均连续治疗 4 星期。分别于治疗前、治疗 1 星期后及治疗 4 星期后进行 24 项汉密尔顿抑郁量表（HAMD）、改良爱丁堡-斯堪的那维亚神经功能缺损评分量表（MESSS）评分，并比较两组患者抑郁患病率。结果表明，治疗 1 星期后，两组患者 HAMD 量表评分较治疗前均有所升高（均 $P<0.05$），MESSS 量表评分较治疗前均有所下降（均 $P<0.05$），说明发病 1 星期后，两组患者的抑郁程度有加重的趋势，观察组评分低于对照组，但差异无统计学意义。治疗 4 星期后，观察组 HAMD 量表评分较治疗前有所下降（$P<0.05$），且明显优于对照组（$P<0.01$），而对照组治疗前后比较差异无统计学意义（$P>0.05$）；两组 MESSS量表评分较治疗 1 星期后均有所下降（均 $P<0.05$），且观察组明显低于对照组（$P<0.01$），差异有统计学意义。说明治疗 4 星期后，两组患者抑郁症状均有改善，且观察组改善优于对照组。治疗 4 星期后观察组卒中后抑郁患病率为23.3%（7/30），低于对照组的 66.7%（20/30，$P<0.05$）。故进一步证实对卒中后急性期患者进行早期针刺干预可有效改善卒中后抑郁患者的抑郁症状，且患者抑郁症状的改善情况与神经功能缺损改善情况呈正相关。

综上所述，对脑卒中患者进行早期针刺干预，尤其是神志清醒、病情稳定的患者，可起到早期通络、调理气血的作用，利于改善患者神经功能缺损状况，降低卒中后抑郁的患病率。其机制可能是针刺降低神经局部炎性反应，促进神经元的修复，改善脑神经损伤的器质性结构；且针刺还可通过上调细胞外调节蛋白激酶(extra cellular regulated protein kinases，ERK)通路带动 5 -羟色胺(5 - hydroxytryptamine，5 - HT)的释放增多，直接参与卒中后抑郁症状的改善。

五、中风后焦虑障碍

针刺治疗中风后焦虑障碍 30 例临床研究[15]

脑卒中后焦虑障碍(post-stroke anxiety disorder，PSAD)是脑卒中后常见的并发症。此并发症会给患者及其家人带来持续痛苦，也会间接影响到患者的肢体功能恢复。目前治疗此病主要借助心理疗法和抗焦虑药物，心理疗法疗程长且费用昂贵，而抗焦虑药物有很多副作用，例如药物依赖、反应迟钝、嗜睡等。本课题组通过前期临床实践观察发现，调神针刺法治疗焦虑有一定疗效。

为了比较调神针刺法与常规针刺法治疗中风后焦虑障碍的临床疗效，我们选取本院缺血性脑卒中焦虑障碍住院患者 60 例，随机分为治疗组(中风常规穴＋调神穴针刺组)及对照组(中风常规穴针刺组)各 30 例，观察汉密尔顿焦虑量表(HAMA)以及焦虑自评量表(SAS)评分变化。对照组选穴：风池、肩髃、曲池、手三里、外关、合谷、梁丘、足三里、三阴交、太溪。治疗组选穴：除对照组穴位外，加用百会、内关、神门、印堂穴。两组针具均选用佳健牌一次性使用针刺针，规格为 0.25 mm×40 mm，采用平补平泻手法，留针 30 min，每 10 min 行针 1次，每日治疗 1 次，10 日为 1 个疗程，共治疗 2 个疗程。结果表明对照组的 HAMA 量表及 SAS 量表评分治疗前后无显著性差异($P>0.05$)，而治疗组的 HAMA 量表及 SAS 量表评分治疗后有明显下降($P<0.05$)，说明加用调神穴可以明显降低 HAMA 量表及 SAS 量表评分。

本研究结果显示，加用调神穴(百会、内关、神门、印堂穴)能有效降低 PSAD 患者的焦虑水平，对焦虑情绪的调节明显，临床疗效肯定。因此调神针刺法治疗中风后焦虑障碍疗效更加显著，但需大样本高质量的临床试验进一步验证。

六、中风后遗症

(一) 基于正交试验设计针刺干预中风患肢肌张力增高的临床研究[16]

中风后肢体肌张力增高是中风患者常见的继发症状，是偏瘫功能恢复的主要障碍，较长时间的高肌张力状态可使患侧肢体挛缩畸形，甚至造成终身残疾，对患者的生活质量造成极大影响，因此积极缓解中风后肢体肌张力增高对肢体功能的恢复有重要意义。针灸治疗已经成为脑卒中后肢体功能障碍的最主要的治疗方法之一,它对促进患者受损功能的恢复及提高其生活质量起到了积极的作用。针刺治疗中风的疗效与功能状态、针刺时机、针刺次数、结合其他治疗等多方面因素相关,但目前的研究多为单因素,缺乏多因素的研究,一定程度上限制了疗效的提高和对针刺机制研究的深入。

为了筛选针刺干预中风患肢肌张力增高的优选方案,我们将 80 例符合纳入标准的中风患者,按正交设计方案随机分为 8 组,每组 10 例。8 组患者均按照正交设计表来进行电针(A)、每日针刺次数(B)、穴位(C)3 个因素 2 个水平进行治疗。共治疗 20 次,观察各组治疗前后改良 Ashworth 量表(modified Ashworth scale,MAS)评分差值的变化,并进行安全性评价。结果提示,A 因素不同水平 MAS 评分的差值比较,差异有统计学意义($P<0.05$);B 因素、C 因素不同水平 MAS 评分的差值比较,差异无统计学意义($P>0.05$)。对腕关节、肘关节、膝关节、踝关节 MAS 评分改善方面,A2B1C1(即结合电针、每日针刺 2 次、阴经穴位)为治疗的最佳方案。

本研究结果表明,在与中风患肢肌张力增高针刺干预有关的作用因素中,电针对疗效的影响最为密切,这也说明电刺激对人体生理的影响。因此每日 2 次电针穴位方案为中风患肢肌张力增高针刺干预的优选方案,在临床上可以有效地缓解肌张力和改善肢体功能及临床症状,具有良好的安全性。

(二)针刺、推拿与超声波治疗脑梗死后上肢运动功能障碍的正交优选研究[17]

脑梗死后肢体功能障碍的发生率和致残率较高,尤其是上肢运动功能障碍,其治疗一直是临床研究的难点和热点。目前脑梗死的康复方法较多,包括针刺、推拿、物理治疗、康复训练等,都有不错的临床疗效。本课题采用正交试验,较大限度地减少试验误差和样本数,探讨针刺、推拿及超声波治疗脑梗死后上肢运动功能障碍的优化方案。

为了确定针刺、推拿和超声波治疗脑梗死后上肢运动功能障碍的优选康复方案,我们应用三因素(A 因素为针刺,B 因素为推拿,C 因素为超声波)两水平正交设计法,将 80 例脑梗死伴上肢运动功能障碍患者随机分为 8 组,每组 10 例,治疗 4 星期后观察各组神经功能缺损程度评分(NIHSS)及简化 Fugl-Meyer 上肢运动功能评分(FMA)的变化。结果提示,治疗前各组 NIHSS、上肢 FMA 评分比较,差异均无统计学意义($P>0.05$)。对 NIHSS 的改善方面,A、B 两因素均为显著因素(均 $P<0.05$),C 因素两水平比较差异无统计学意义($P>0.05$);对上肢 FMA 评分的改善方面,A、B、C 三因素均为显著因素($P<0.05$,

$P<0.01,P<0.05$);A2B1C1 为最佳方案。

本研究结果表明,结合双侧针刺、推拿和超声波是治疗脑梗死上肢运动功能障碍的优选康复方案,能更有效地改善患者症状,相对减少疗程,提高患者生活质量,可以作为中西医综合康复疗法进行推广。

(三) 针刺对缺血性中风肢体功能和智能恢复的影响[18]

缺血性中风是一种多发病、常见病,严重危害中老年人的健康。近年来,中风发病率呈现快速升高的趋势,发病年龄也逐渐降低,不仅给患者的家庭带来不幸,而且也导致许多社会问题的产生。特别是中风后患者肢体功能、心理、智能等方面的变化,已经成为他们在日常生活中难以跨越的障碍。针灸治疗一向被认为是一种有效的临床方法,许多临床研究证明了针灸治疗本病的有效性与可靠性。

为了探讨针刺对缺血性中风的干预作用,我们将 123 例患者采用分层(疾病分期)随机的方法,分为治疗组 63 例(急性期 18 例,急性后期 45 例)和对照组 60 例(急性期 17 例,急性后期 43 例)。两组各期均给予醒脑静 20 ml 静脉滴注,治疗组同时加用针刺疗法,分别观察治疗后两组肢体功能和智能恢复的效果。结果提示:急性期(0~14 日),治疗组治疗后临床症状明显改善($P<0.05$),与对照组在神经功能缺损积分、Brunnstrom 偏瘫积分、ADL 指数、Lovett 肌力分级指数等方面比较有显著性差异($P<0.05$);急性后期(15~180 日),治疗组治疗后病情、临床症状、Brunnstrom 偏瘫积分、Lovett 肌力分级指数、mmSE 积分等方面有明显改善($P<0.05$),与对照组比较有显著性差异($P<0.05$)。

本研究结果表明,针刺治疗急性期缺血性中风具有确切疗效,可以明显改善患者神经功能缺损程度,提高患者基本日常生活活动功能,提高 Brunnstrom 指数积分,明显提高脑卒中患者的上肢肌力。同时,针刺对急性后期缺血性中风也有明显的治疗效果,在药物治疗的基础上配合早期针刺疗法,可以明显提高缺血性中风的临床疗效。

(四) 眼针治疗中风瘫痪、高血压的临床观察[19]

眼针已是近年来较常用针刺方法,常用于中风瘫痪、高血压的治疗。但眼针为在眼睛周围区域用毫针进行针刺。患者总有疼痛感觉及恐惧心理,加之时有针后出血影响外观现象。故本课题组应用低频电刺激相应眼针区域治疗中风瘫痪及高血压。

为了观察低频电刺激相应眼针区域治疗中风瘫痪及高血压的疗效,我们收集44例中风瘫痪患者,采用电眼针治疗,选取下焦、肾、上焦、肝,每次30 min,每1～2日治疗1次。比较治疗前后肌力疗效评价,观察脑血流量频谱图;同时收集33例高血压患者,治疗方法同中风瘫痪组。观察治疗前后血压疗效评价,血管紧张素Ⅰ(ATⅠ)、血管紧张素Ⅱ(ATⅡ)、醛固酮(ALD),及眼底摄影。结果提示,44例中风瘫痪患者总有效率为84.1%,5例患者脑血管频谱图有一定改善。27例高血压患者总有效率为74.1%,ATⅠ、ATⅡ、ALD较治疗前有统计学差异(P<0.05),11只眼底水肿治疗后有7只有一定减轻。

本研究结果表明,"眼针疗法"为治疗中风瘫痪及高血压的有效方法之一,疗效明确,未见不适反应,证实该治疗方法有效、方便、安全,有较好的推广前景,但仍需大样本、高质量的临床试验进一步验证。

（五）眼针电刺激治疗中风瘫痪、高血压77例临床观察[20]

眼针已是近年来较常用针刺方法,常用于中风瘫痪、高血压的治疗。但眼针为在眼睛周围区域用毫针进行针刺。患者总有疼痛感觉及恐惧心理,加之时有针后出血影响外观现象。故本课题组应用低频电刺激相应眼针区域治疗中风瘫痪及高血压。

为了观察低频电刺激相应眼针区域治疗中风瘫痪及高血压的疗效,我们收集44例中风瘫痪患者,采用电眼针治疗,选取下焦、肾、上焦、肝,每次30 min,每1～2日治疗1次。比较治疗前后肌力疗效评价,观察脑血流量频谱图;同时收集33例高血压患者,治疗方法同中风瘫痪组。观察治疗前后血压疗效评价,ATⅠ、ATⅡ、醛固酮(ALD),及眼底摄影。结果提示,44例中风瘫痪患者总有效率为84.1%,5例患者脑血管频谱图有一定改善。27例高血压患者总有效率为74.1%,ATⅠ、ATⅡ、ALD较治疗前有统计学差异(P<0.05),11只眼底水肿治疗后有7只有一定减轻。

本研究结果表明,"眼针疗法"为治疗中风瘫痪及高血压的有效方法之一,疗效明确,未见不适反应,证实该治疗方法有效、方便、安全,有较好的推广前景,但仍需大样本、高质量的临床试验进一步验证。

（六）头针、舌针联合康复训练治疗脑卒中后吞咽障碍疗效研究[21]

脑卒中又称为中风,最早由张仲景于《金匮要略》中阐述,患者可见口歪、失语,猝然晕厥,脉微而数,以致半身不遂等症状。研究统计显示,30%～63%的脑卒中患者有不同程度的吞咽障碍,患者在中风常见症状之外还表现为"元神失导,舌窍不利",故而吞咽困难、饮水呛咳,不能及时摄食与吸收营养,导致继发性营养不良以及吸入性肺炎产生,严重降低患者生活质量。中医治疗该病的关键在于对患者予以通利咽喉、益气通络化痰,大脑为元神汇聚之地,百会、神庭、四神聪等穴均位于人体头部,多与舌咽神经、迷走神经相关,针刺治疗脑卒中后吞咽障碍能够有效改善与协调吞咽动作,舌针较多运用于脑卒中后吞咽障碍治疗,通过刺激舌上穴位,疏通经络气血,提高舌体运动功能。

为了研究头针、舌针联合康复训练治疗脑卒中后吞咽障碍患者的临床疗效。我们将 60 例脑卒中后吞咽障碍患者依密封信封法等比例分为观察组与对照组,各 30 例,对照组予以康复训练治疗,观察组予以头针、舌针联合康复训练治疗,比较两组治疗效果,中医症状(进食呛咳、饮水呛咳、口角流涎、食物滞留、声嘶舌蹇)积分,洼田氏饮水试验评分,藤岛一郎吞咽疗效评分,吞咽困难,生活质量(SWAL-QOL)评分的变化情况。结果显示,治疗后,观察组治疗效果较对照组显著提升($P<0.05$),两组进食呛咳、饮水呛咳、口角流涎、食物滞留、声嘶舌蹇积分均明显降低($P<0.05$),且观察组降低幅度更大($P<0.05$)。两组洼田氏饮水试验评分在治疗后 3 星期、6 星期依次显著降低($P<0.05$),且观察组变化幅度大于对照组($P<0.05$),两组藤岛一郎吞咽疗效评分在治疗后 3 星期、6 星期依次显著升高($P<0.05$),且观察组变化幅度大于对照组($P<0.05$)。两组 SWAL-QOL 评分得到明显改善($P<0.05$),且观察组变化幅度更大($P<0.05$)。

本研究结果显示,头针、舌针联合康复训练治疗脑卒中后吞咽障碍,能够明显提高临床治疗效果,改善患者吞咽障碍,提升生活质量。

(七)针刺配合康复训练治疗气虚血瘀型中风后吞咽障碍的疗效评价[22]

目的:观察针刺配合康复训练治疗气虚血瘀型中风后吞咽障碍的临床疗效。

方法:采用随机数字表法将 66 例气虚血瘀型脑卒中后吞咽障碍患者分为观察组和康复组。两组均接受常规药物和支持治疗,在此基础上,观察组接受针灸加康复训练,康复组仅接受相同的康复训练。两组均每星期进行 3 次干预,共计 4 星期。治疗前后及 1 个月随访时采用洼田饮水试验(KWST)、藤岛一郎摄食量表(FILS)、中医症状评分等进行评价。在 1 个月的随访中评估治疗效果。

结果:两组治疗后及随访时 KWST 分级及 FILS 结果与治疗前比较差异均有统计学意义(均 $P<0.001$);两组随访时这两项结果与治疗后比较均无显著差异(均 $P>0.05$)。两组治疗后及随访时 KWST 分级和 FILS 结果差异均有统计学意义(均 $P<0.05$)。两组治疗后及随访时中医症状评分均较治疗前发生显著

变化(均 $P<0.001$)。随访时中医症状分级疗效与观察组治疗后比较差异有统计学意义($P<0.05$),而康复组差异无统计学意义($P>0.05$)。治疗后及随访时观察组中医症状分级疗效与康复组差异均有统计学意义(均 $P<0.05$)。

结论:在脑卒中常规治疗的基础上,针刺配合康复训练或单独使用康复训练均可改善气虚血瘀型脑卒中后吞咽障碍的临床症状,但针刺配合康复训练疗效更显著。对改善中医症状有较好的远期疗效。

七、耳聋耳鸣

(一)"耳八针"治疗感音神经性耳聋临床观察[23]

感音神经性耳聋是由于耳蜗毛细胞、听神经、听觉通路或各级中枢神经元受损害,导致声音的感受与神经冲动传递障碍。流行病学方面研究显示本病发病率近年来呈上升趋势,美国每年有 6 万名新增单侧听力损失患者,而英国每年有约 9 000 名新增单侧听力损失患者。感音神经性耳聋的病因、发病机制及病理改变较为复杂,目前尚缺乏临床实践指南及明确有效的治疗方法。我们在临床实践中发现"耳八针"对于耳鸣耳聋患者有着良好的疗效,同时在既往研究中也发现针刺对于耳鸣有着较好的疗效。

为评价"耳八针"治疗感音神经性耳聋的有效性与安全性,观察"耳八针"法对于伴随症状耳鸣、抑郁情绪的干预效果。我们将 60 例感音神经性耳聋患者随机分为治疗组和对照组,每组 30 例。治疗组采用"耳八针"治疗,对照组口服甲钴胺片治疗。连续治疗 4 星期后,采用纯音测听及量表评估,比较两组治疗前后患者听力与耳鸣疗效,及抑郁评分(SDS)的变化情况。结果显示,治疗组改善听力方面优于对照组($P<0.05$);治疗组治疗耳鸣疗效显著优于对照组($P<0.01$);治疗组治疗后 SDS 评分较对照组下降更明显,组间比较差异有统计学意义($P<0.05$)。

"耳八针"选取百会、听宫、听会、角孙、翳风、完骨、中渚及养老八个穴位,其特点在于选穴力求精准简练,能最大程度发挥穴位之间的协同作用,尽可能减少治疗时临床医生选穴和手法的随意性,故在临床中有较好的可重复性。在本次研究中发现,"耳八针"治疗感音神经性耳聋疗效优于甲钴胺片治疗,可明显改善听力、耳鸣及可能伴随的抑郁情绪,且较安全。

(二)针刺治疗肾精亏损型耳鸣患者失眠及焦虑疗效观察[24]

耳鸣是患者耳内或颅内似有声音的主观感受,但环境中并无相应的声源。

临床上所见慢性耳鸣通常伴有焦虑、失眠、注意力不集中,严重者可影响工作、生活、学习、娱乐和社交。

我们通过对肾精亏损型耳鸣患者采取不同穴位进行针刺治疗,来验证针刺对于耳鸣的治疗效果以及辨证取穴在肾精亏损证耳鸣方面的治疗效果,从而为临床提供切实有效的治疗方法。共计收治肾精亏损型耳鸣患者 60 例,将患者分为辨证组 30 例、辨病组 30 例,每星期进行 3 次针灸治疗,两组治疗 1 个月后进行疗效评价,观察治疗前后耳鸣恢复情况。采用失眠严重程度指数量表(insomnia severity index,ISI)、焦虑量表(self-rating anxiety scale,SAS),来评价针刺治疗耳鸣的疗效。结果两组治疗前后 ISI 评分比较差异有统计学意义($P<0.01$);两组治疗后 ISI 评分比较差异无统计学意义($P>0.05$)。两组治疗前后 SAS 评分比较差异有统计学意义($P<0.01$);两组治疗后 SAS 评分比较差异有统计学意义($P<0.05$)。

通过本次临床观察发现,在针刺治疗耳鸣的初期,一般耳鸣响度不会有较大变化,但患者反映睡眠质量改善明显。睡眠改善使得患者较之前得到良好的休息,从而提高了患者治疗耳鸣的信心,减轻了患者的睡眠及焦虑状况,形成良性循环。因此若在治疗耳鸣的同时,适当选以治疗失眠及焦虑的穴位,也许会起到协同作用,收到更好的效果。

(三)基于耳鸣匹配法观察针刺治疗肾精亏损型耳鸣的临床研究[25]

耳鸣是累及听觉系统的许多疾病不同病理变化的结果,病因复杂,机制不清,主要表现为无相应的外界声源或电刺激,而主观上在耳内或颅内有声音感觉。

我们基于耳鸣匹配法来观察针刺治疗肾精亏损型耳鸣的临床疗效。将 60 例肾精亏损型耳鸣患者随机分为 A 组和 B 组,每组 30 例。A 组基于辨证取穴进行针刺治疗,B 组基于辨病取穴进行针刺治疗。两组治疗前后分别通过纯音听阈测试及耳鸣匹配法(测试耳鸣频率和响度的匹配)来评价患者的听力情况。两组治疗后纯音听阈测试各项指标与同组治疗前比较,差异均具有统计学意义($P<0.01$)。A 组治疗后纯音听阈测试部分指标(500、750、1 000、2 000 Hz)与 B 组比较,差异均具有统计学意义($P<0.05$)。两组治疗后耳鸣匹配法组内及组间比较,差异均无统计学意义($P>0.05$)。两组治疗后耳鸣响度匹配与同组治疗前比较,差异均具有统计学意义($P<0.01$)。A 组治疗后耳鸣响度匹配与 B 组比较,差异具有统计学意义($P<0.05$)。

辨病取穴的穴位来源是沈卫东的经验总结,即百会、听宫、听会、完骨、率谷、翳风、中渚、养老。近年来,沈卫东在辨病的基础上,加以辨证取穴进行针刺治疗。本研究结果显示,针刺是一种治疗肾精亏损型耳鸣的有效方法,辨证辨病取穴的治疗效果优于单纯辨病取穴。

八、面瘫

(一) 针刺联合补阳还五汤治疗难治性面瘫的临床效果和安全性[26]

周围性面瘫属于神经内科常见的脑神经疾病,常在受到风寒或病毒感染后起病,临床常以口眼歪斜、额纹消失、鼻唇沟变浅、闭目不紧等为主要表现。多数患者经过治疗后得以痊愈,但仍有部分患者由于面神经损伤较重、治疗不当等原因造成病情迁延难愈,临床称之为难治性面瘫。目前西医治疗主要通过采用口服糖皮质激素、抗病毒药物及脑神经营养剂等进行治疗,其临床疗效往往不够理想。多项研究表明,中医药及针灸治疗对于改善难治性面瘫患者临床症状方面有一定疗效。

为了观察针刺联合补阳还五汤治疗难治性面瘫的临床效果与安全性,我们选择 2013 年 1 月—2016 年 12 月曙光医院收治的难治性面瘫患者 70 例,按照随机数字表法将其分为治疗组(35 例)和对照组(35 例)。对照组给予针刺治疗,治疗组在对照组的基础上联合补阳还五汤治疗,两组患者均连续治疗 1 个月。记录两组患者的中医症状评分、面神经功能分级量表评分和面部残疾指数量表评分,观察两组患者治疗后总有效率以及不良反应事件发生率。结果治疗 1 个月后,治疗组临床总有效率为 88.57%,高于对照组的 74.29%,差异有统计学意义($P<0.05$)。两组患者治疗后中医症状评分均较本组治疗前下降,治疗组治疗 1 个月后中医症状评分低于对照组($P<0.05$)。两组患者治疗后面神经功能分级均较治疗前改善,治疗组治疗 1 个月后面神经功能分级优于对照组($P<0.05$)。两组患者治疗后面部残疾指数躯体功能评分、社会生活功能评分均较治疗前升高,治疗组治疗 1 个月后面部残疾指数躯体功能评分、社会生活功能评分高于对照组($P<0.05$)。治疗组与对照组治疗后不良反应发生率比较,差异无统计学意义($P>0.05$)。

本研究发现在针刺治疗的基础上,配合中药补阳还五汤治疗,有较好的临床疗效,安全性较高,既能够保护神经元,又能够改善面部神经的传导,揽标本兼治之功效,印证了中医中药在治疗难治性面瘫方面具有的潜在优势。

（二）贝尔面瘫急性期低频电针介入对疗效的影响[27]

针刺治疗面瘫的具体方法灵活多变，多个环节仍有争议，特别是贝尔面瘫急性期是否可以用电针治疗，目前尚无定论。

为探讨电针急性期介入对贝尔面瘫患者神经功能恢复的影响，本研究通过临床症状—电生理—解剖影像三方面相结合，观察分析贝尔面瘫患者在电针治疗前后的神经功能、影像和电传导的变化情况。我们将 66 例贝尔面瘫患者根据急性期是否给予电针，随机分为电针组（治疗组）、针刺组（对照组）两组，针刺治疗隔日 1 次直至患者痊愈。每次治疗时均用 House-Brackman、Sunnybrook 量表评价患者面神经功能。发病 3 日内完成面神经 MRI 检测，观察健、患侧信号强度，1 星期内完成面神经传导速度检查。发病后 1 个月，或不满 1 个月但面瘫病即将痊愈时予以复查面神经 MRI、面神经传导速度。比较患者发病至开始恢复的时长（即 House-Brackman 量表评分开始下降的时长）、病愈所需时长、House-Brackman/Sunnybrook 量表评分动态变化、MRI 检测阳性率、面神经传导速度检测阳性率、面神经传导速度中延迟时间、波幅、波幅比的差异。结果：两组受试者发病至开始恢复的时长、病愈所需时长、治疗过程中的 House-Brackman/Sunnybrook 量表评分动态变化、治疗后 MRI 检测阳性率、治疗前后面神经传导速度检测阳性率、面神经传导速度中延迟时间、波幅、波幅比的差异均无统计学差异。

本研究发现，贝尔面瘫急性期在面部穴位给予低频电针治疗对面神经无明显损害，不影响面神经功能的恢复。在临床也应避免过度刺激穴位、不适当的电针频率或电量的应用。

（三）撬针疗法治疗周围性面神经麻痹 30 例临床观察[28]

周围性面神经麻痹是以口眼向一侧歪斜为主要症状的一种疾病，故又称"口眼歪斜"。本病多见，可发生于任何年龄，而以 20～60 岁为多，男性略多，常发生于一侧。任何季节均可发病，而春秋两季发病较多。治疗不当可留下后遗症，严重影响容貌，也影响生活质量。临床实践发现撬针疗法治疗周围性面神经麻痹有较好疗效。

为观察撬针疗法治疗周围性面神经麻痹的临床疗效，我们采用随机、对照、单盲的临床试验方法，将 60 例周围性面神经麻痹患者分为治疗组和对照组各 30 例，分别采用撬针治疗和常规针刺治疗，对治疗前后面神经功能评分、H－B 分级以及总体疗效进行比较。结果发现，撬针治疗与常规针刺治疗周围性面神经麻痹都有很好的临床效果。但撬针治疗的临床痊愈率、愈显率均高于常规针刺,说明撬针疗法临床疗效更好。治疗组、对照组治疗前后的面神经功能分级和H－B等级均有非常显著性差异($P<0.01$),说明不论是针还是常规针刺治疗周围性面神经麻痹,在临床都能取得较好的疗效,而无论是面神经功能评分差值,还是H－B等级差值,治疗组均优于对照组,说明在提高面神经功能、改善症状体征等方面针疗法均好于常规针刺治疗。

本研究表明,撬针疗法治疗周围性面神经麻痹有较好疗效,其整体疗效好于常规针刺疗法。

(四) 穴位低频电脉冲治疗周围性面神经麻痹 30 例[29]

面瘫为针灸的适应证。但总有部分患者对针刺有恐惧感,为了探索面瘫治疗的新途径,有研究表明穴位电刺激有一定的疗效。

为探究非针灸治疗周围性面神经麻痹的方法,我们采用低频电脉冲刺激对30 例周围性面神经麻痹患者腮侧下关和颊车穴进行治疗,治疗时功能输出极的"－"极安在颊车穴,"＋"极安在地仓穴,电流强度调至脸部放松时,上、下齿能随脉冲节奏叩动出响声为宜。电学参数:脉冲 1.5 Hz,电流强度 1 mA,电压 70 V。波形:双向的尖齿状波。治疗前后采用半定量的量表进行疗效评定。结果发现30 例中临床痊愈 15 例,显效 9 例,有效 4 例,无效 2 例,总有效率为 93％。治疗过程中均未发现有任何副反应。

本研究显示穴位低频电刺激治疗治疗周围性面神经麻痹总有效率可达93％。对于有面瘫病史现为面肌痉挛的患者而言,治疗后面部板滞感减轻、抽搐减少,说明其临床疗效肯定。观察 30 例患者中未见有任何副反应,说明穴位低频电刺激治疗面瘫的仪器使用安全,尤其是对针刺存有恐惧的患者。

(五) 针灸结合推拿治疗面神经麻痹的临床观察[30]

面神经麻痹,中医称"口眼歪斜",用针灸配合推拿来治疗面神经麻痹有中医理论根据,且临床实践中有较好疗效。

为观察针灸结合推拿治疗面神经麻痹的临床疗效。我们观察 60 例面神经麻痹患者眼裂、额纹、鼻唇沟等表情肌功能恢复情况,采用前述 4 级评分法,进行治疗前后的比较。治疗时患者仰卧于治疗床上,取患侧阳白、鱼腰、地仓、颊车、风池、下关,人中沟歪斜加水沟,迎风流泪加睛明,先用一指禅推法 10 min,再针刺并接 G6805 电针仪,阳白、地仓各 1 组,每次 20 min。针刺后用药饼灸听宫。结果发现共治疗 60 例,其中治愈 45 例,有效 13 例,未愈 2 例,总有效率为

96.7%,治愈率为75.0%。治疗后综合评分较治疗前明显升高,有显著统计学差异($P<0.01$)。

本研究表明,面神经麻痹患者病情的轻重程度与疗效之间无直接关系,但重度患者的疗程较轻度、中度患者要长。要耐心地坚持治疗,则多可获得痊愈。中医学认为面神经麻痹发病之初,邪气未去,正气未复,病情还会发展,会出现病情不见好转,甚至还有所加重的情况,随着正气恢复,邪气的祛除,病情出现了转机,则渐愈。而综合治疗的作用便是帮助和加速其达到这个转机。此外治疗的最佳时机是发展期,早期治疗是非常重要的。

(六)电针治疗贝尔面瘫急性期的疗效评价:随机对照试验研究方案[31]

尽管许多面瘫患者在针刺或电针治疗后获得疗效甚至治愈,但是其评价方法除了使用神经功能量表和少量电生理数据进行评估外,目前少有直观的证据证明其疗效。因此,本研究的目的是利用面神经磁共振成像(MRI)、神经肌电图、F波等更直观可靠的检测技术,观察面神经解剖形态和神经传导在应用针或电针前后的变化,并结合神经功能量表验证其有效性。

将132名贝尔面瘫患者[House-Brackmann(HB)面神经分级系统中Ⅲ级和Ⅳ级]随机分为电针组、手针组、非针刺组和药物对照组。除药物对照组患者外,所有患者在急性期结束后均给予电针治疗。针灸或电针治疗将每2日进行1次,直到患者康复或退出研究。主要评价指标是基于面神经功能量表(HB量表和Sunnybrook面部分级系统)的分析,次要评价指标是基于MRI、神经肌电图和F波检测的分析。所有患者在贝尔面瘫发作后3日内进行MRI检查,观察健侧和患侧的信号强度和面神经肿胀情况。同时在发病1星期内接受面神经肌电图和F波检测。神经功能将在每次医院就诊时使用HB量表和Sunnybrook面部分级系统进行评估,直到研究结束。贝尔面瘫发作后1个月再次进行MRI、神经肌电图和F波检测。

本研究的目的是提供电针疗法对贝尔面瘫效果的证据。本研究的样本量估计是基于先前的临床量表评估,获得的样本量可能在某种程度上与先前的电生理研究不同,比如在健康人和贝尔面瘫患者中,面瘫患者更难以获得数据。这可能是影响本研究最终数据分析的方面之一。因此,可能有必要扩大样本量以获得可信的结果。

(七)针灸治疗周围性面神经麻痹[32]

周围性面神经麻痹是针灸科临床的常见病之一,中医学称之为"口眼歪斜"。

其主要临床症状表现为一侧面部表情肌运动障碍,有的伴有同侧舌前 2/3 味觉减退。现代医学认为本病的确切病因尚未明了,一般认为可能是局部营养神经的血管因受风寒而发生痉挛,导致该神经组织缺血、水肿、受压迫而致病;并可能与病毒感染有关。此外,慢性中耳炎、乳突炎等亦可继发本病。中医学认为本病的主要原因为面部脉络(主要是阳明、少阳等经)气血空虚,易为风寒、风热之邪侵袭,以致经气阻滞,气血不和,经筋失养,纵缓不收而发病。我们根据中医病因病机,结合经络理论和神经学的知识进行辨证取穴、运针及施灸,共治疗周围性面神经麻痹 141 例,疗效卓著。

选取 1978 年 1 月至 1995 年 6 月确诊为周围性面神经麻痹者共 141 例。其中男性 82 人,女性 59 人;年龄最小 15 个月,最大 87 岁;病程最短为 1 日,最长为 25 年,一般以 3～7 日为多见。中医辨证为风寒型 103 例,湿热型 38 例。治疗方法取患侧穴位。主穴取阳白、丝竹空、迎香、下关、地仓、翳风、合谷。其中阳白透鱼腰,丝竹空透太阳,迎香透睛明,地仓透颊车。人中沟歪加人中透禾,兔眼加四白,迎风流泪加睛明,耳后压痛加完骨。颜面部用 0.35 mm×40 mm 毫针以提捏法进针,并横刺透穴,余直刺进针。留针 30 min,风寒型加用温针灸,2～3 壮/次;温热型只留针。病程 1 个月以内者每日 1 次,病程 1 个月以上者隔日 1 次,10 次为 1 个疗程,疗程之间休息 5 日。均配用维生素 B_1、维生素 B_{12} 穴位注射,选穴手三里、足三里,交替使用。在此期间停止其他一切治疗。结果显示,风寒型有效率 99%,湿热型有效率 95%,总有效率 98%。其中 61～70 岁患者 22 例有效率 95%,70 岁以上患者 21 例 90%,其余年龄段患者有效率 100%。病程 7 个月～1 年的患者 2 例,好转 1 例,无效 1 例,有效率 50%;1 年以上患者 2 例,均无效。

我们取穴以手足阳明经为主,手足少阳经为辅,采取局部近选与循经远选相结合的方法,所选穴位多为五输穴、交会穴或八脉交会穴,皮下有面部重要的神经、血管分布。行针刺治疗,可驱除风邪,疏通经络,改善面部血液循环,调节面神经代谢。通过 141 例患者的治疗,总有效率达 98%。发病时间短、年轻者比发病时间长、年老者恢复快,因此早期治疗是关键。病程长短不一,病情轻者可在 1 星期内恢复,超过 6 个月以上,则完全恢复正常的希望不大。值得注意的是,诊断周围性面神经麻痹应与以下疾病相鉴别:中枢性面瘫(包括情感性面神经瘫痪)、后颅窝病变、急性感染性多发性神经根神经炎、腮腺炎、腮腺肿瘤、颌后化脓性淋巴炎或中耳炎并发症(如乳突炎)以及麻风。此外,由于面神经在腮腺部位分为5支,有的病例仅侵害了颊支,临床可能只有口歪而无额支出现的额眼病变,应根据全身症状进行考虑,以免误诊为中枢性面瘫。

九、抑郁

（一）一项关于晚年抑郁症患者死亡预测因素回顾性队列研究[33]

目的：抑郁症是65岁以上成人的一种常见精神疾病,发病率为25.1%（95%CI：20.6～29.6）。晚年抑郁症（LLD）不仅与高医疗负担、合并其他精神疾病相关,还与较高的痴呆和认知障碍风险等不良后果有关。美国的一项研究显示,在调整了慢性疾病后,患有抑郁症的老年人的总医疗保健费用比没有抑郁症的老年人高47%到51%。然而,目前仍不清楚哪些体征或症状可以预测LLD患者的死亡率。

受试者：2008年1月至2017年12月在伦敦东南部诊断为抑郁症的65岁以上患者。

研究方法：我们从Mudsley生物医学研究中心病例登记处收集了65岁以上的晚年抑郁症患者,并与死亡率数据相联系。以抑郁症诊断为索引日期,我们对患者进行跟踪,截止到死亡或审查时间点,提取社会人口学数据、国家健康结果量表（HoNOS 65＋）的分数,包括身体疾病量表、抑郁症状的概况、抗抑郁药和抗精神病药物,并在多变量生存分析中建模,以确定死亡率的预测因子。

结果：在4 243名LLD患者（平均年龄77.0岁,61.2%为女性）中,2 327人（54.8%）在3.5年的中位随访时间内死亡。在多变量Cox回归模型中,全因死亡风险的增加与年龄较大、记忆力问题、身体疾病或残疾、ADL问题、冷漠、食欲下降和米氮平处方有关；相反,女性、非白人种族、内疚感、流泪、注意力不集中、睡眠不安和妄想与较低的死亡风险相关。

结论：除了人口统计学因素和处方外,不同的抑郁症状与LLD的预后明显相关。应检查并密切随访出现预示较高死亡风险的抑郁症状的老年患者。

（二）抑郁症患者脑血管事件复发的预测因素：一项回顾性队列研究[34]

抑郁症在脑血管疾病（CBVD）患者中很常见,预后不良,例如身体限制和生活质量差,以及更高的医疗费用。CBVD包括脑卒中、颈动脉狭窄、椎体/颅内狭窄、动脉瘤和血管畸形,其中以脑卒中发病率最高。本文目的是为了明确一组患有抑郁症和CBVD病史的患者中复发性脑血管疾病的预测因素。

我们收集了Mudsley生物医学研究中心病例登记册中在2008—2017年被

诊断为抑郁症的 50 岁或以上的患者,并且以前有住院 CBVD 史。以抑郁症诊断为索引日期,我们对患者进行跟踪,直到第一次住院的 CBVD 复发或因 CBVD 而死亡。提取社会人口学数据、国民健康结果量表的症状和功能评分、药物和并发症,并在多变量生存分析中建立模型,以确定 CBVD 再发生的预测因素。

在 1 292 名抑郁症和 CBVD 患者中(平均年龄 75.6 岁,56.6％为女性),有 264 人(20.4％)在 1.66 年的中位随访时间内经历了致命或非致命的 CBVD 复发。在多变量 Cox 回归模型中,CBVD 复发风险与高龄(HR,1.02;95％CI,1.01～1.04)($P=0.002$)、身体健康问题(中度至重度 HR,2.47;95％CI,1.45～4.19)($P=0.001$)、使用抗凝血剂(HR,1.40;95％CI,1.01～1.93)($P=0.041$)、使用抗精神病药物治疗(HR,0.66;95％ CI 0.44～0.99)($P=0.047$)有关。抑郁症的严重程度、心理健康症状、功能状态和抗抑郁药都与 CBVD 的复发没有明显的关系。

在 20 个月的中位随访时间内,大约 1/5 的抑郁症和 CBVD 患者经历了 CBVD 复发。CBVD 复发的风险主要取决于年龄和身体健康,和抑郁症状的严重程度、合并的身心健康问题,精神药物的使用均没有关系。

(三)电针疗法对抑郁症的影响:一项多中心随机对照试验的研究方案[35]

抑郁症的症状包括情绪低落、无望感、失去兴趣、社交退缩、饮食紊乱、失眠、疲劳、自卑和注意力不集中,特点是情绪化、行为化和认知特征化。作为一个重要公共卫生问题,抑郁症对个人和社会产生了负面影响。最近的一项荟萃分析以 1994—2014 年 30 个国家的社区抑郁症患病率为基准,报告称抑郁症的 1 年和终身患病率分别为 7.2％和 10.8％。本试验旨在评估电针治疗抑郁症的有效性和安全性。

方法/设计:将在 4 家医院(中心)进行一项 3 臂平行、非盲法、随机对照的试验。共纳入 144 名受试者,分为 3 组:电针组(EA),普通针灸(MA)组和西药组。EA 组和 MA 组的受试者将接受 12 次针灸治疗,为期 4 星期。西药组的受试者将在 4 星期内每日口服 20 mg 氟西汀,无其他治疗。以汉密尔顿抑郁量表为主要结局指标,次要结局指标是抑郁自评量表、中医抑郁量表、脑功能磁共振成像和血液生物标志物包括神经递质血清素、多巴胺、去甲肾上腺素、炎症细胞因子、白细胞介素(IL)-1b、肿瘤坏死因子(TNF)-α、白细胞介素 6(IL-6)和脑源性神经营养因子(BDNF)。所有结果将在基线、EA 治疗开始后 4 星期和 6 个月随访时进行评估。

结论：本试验的结果将验证电针治疗抑郁症患者的有效性和安全性，并为针灸医师和临床医生提供强有力的临床证据。

第五节　内分泌疾病

中医认为现代医学内分泌系疾病主要与气血津液病变有关。

气与血是人体生命活动的动力源泉，又是脏腑功能活动的产物。脏腑的生理现象、病理变化，均以气血为重要的物质基础。津液是人体正常水液的总称，也是维持人体生理活动的重要物质。津液代谢失常多继发于脏腑病变，而它又会反过来加重脏腑病变，使病情进一步发展。气血津液的运行失常或生成不足，是气血津液病证的基本病机。

气血津液病证是指在外感或内伤等病因的影响下，引起气、血、津、液的运行失常，输布失度，生成不足，亏损过度，从而导致的一类病证。内科的多种病证均不同程度地与气血津液有关，本节着重讨论病机与气、血、津、液密切关联的病证，包括气机郁滞引起的郁证；血溢脉外引起的血证；水液停聚引起的痰饮；阴津亏耗引起的消渴；津液外泄过度引起的自汗、盗汗；气血阴阳亏虚或气血水湿郁遏引起的内伤发热；气血阴阳亏损、日久不复引起的虚劳；气虚痰湿偏盛引起的肥胖；以及正虚邪结，气、血、痰、湿、毒蕴结引起的癌病等。

针灸对于内分泌系统疾病具有较好的调节作用。我们对于高尿酸血症、肥胖症、糖尿病周围神经病变进行了临床研究，结果如下。

一、高尿酸血症

针刺治疗高尿酸血症的临床效果[36]

高尿酸血症是由于嘌呤代谢紊乱所致。本病好发于中老年，男性居多，女性多见于绝经后。由于近年来人们生活水平不断提高，饮食结构发生改变，高尿酸血症的发病呈迅速上升趋势。目前西药治疗种类少、副作用大，针灸是中国传统医学的重要组成部分，在此领域的研究逐渐深入。

67

为了探讨针刺对高尿酸血症患者尿酸(UA)代谢的改善作用,我们取 2015年 9 月—2016 年 12 月于曙光医院肾内科门诊和针灸门诊治疗的高尿酸血症患者 60 例,按随机数字表将其分为对照组和治疗组,每组 30 例。两组均予基础治疗:低嘌呤饮食,忌酒,适当运动,多饮水,使尿量维持在每日 2 000～3 000 ml,有利于 UA 排泄。治疗组在此基础上予以针刺双侧脾俞、肾俞、足三里、三阴交、阴陵泉、丰隆,每星期 3 次,每次留针 30 min。1 个月为 1 个疗程,共治疗 2 个疗程。比较两组临床疗效和治疗前后 UA、尿素氮(BUN)、肌酐(Cr)的水平变化。结果显示:① 治疗组总有效率为 93.33%,显著高于对照组(46.67%),差异有统计学意义($P<0.05$)。② 治疗后,治疗组 UA 较治疗前显著降低($P<0.05$),BUN、Cr 与治疗前比较,差异无统计学意义($P>0.05$)。③ 治疗组治疗后 UA 显著低于对照组($P<0.05$),两组治疗后 BUN、Cr 比较差异无统计学意义($P>0.05$)。

本探究结果提示:针刺可以降低患者的 UA 代谢,保护肾脏功能,进而起到治疗高尿酸血症的作用,且采用单用针刺手法治疗高尿酸血症,不同于以往的针药结合,临床效果尚可,副作用小,患者依从性高,值得临床推广应用。

二、肥胖

无痛穴位埋线治疗单纯性肥胖的临床研究[37]

随着当今社会的飞速发展,人民生活水平普遍提高,高摄入、低消耗的生活方式使得单纯性肥胖的患病率呈逐年上升趋势,其不仅会导致心脑血管疾病、糖尿病等疾病的发生,甚至可增加肿瘤的患病风险。目前减肥方法繁杂,运动、饮食疗法多难坚持,药物治疗虽可见效,但仍存在一定的不良反应。针灸疗法的临床疗效较理想,但是对于治疗频率的要求较高。穴位埋线减肥的出现延长了治疗间隔时间,且疗效显著,但由于埋线存在术中疼痛、潜在感染风险等问题,因此,本研究提出无痛穴位埋线概念。

为了评价无痛埋线治疗单纯性肥胖的临床疗效及安全性,我们将 66 例单纯性肥胖症患者分为无痛穴位埋线组和针刺组,无痛穴位埋线组治疗 1 次,针刺组每星期 2 次,疗程均为 4 星期,观察治疗前后患者体重、BMI、食欲、二便的变化。结果显示:① 无痛穴位埋线组与针刺组治疗后体重及 BMI 均显著下降。② 无痛穴位埋线组疗效明显优于针刺组。③ 无痛穴位埋线组与针刺组治疗后食欲均下降,食欲下降与体重、BMI 的变化有相关性。

无痛穴位埋线治疗单纯性肥胖症,在确保疗效的同时,继承了持续穴位刺激、延长治疗间隔时间等传统穴位埋线疗法的优点,并使患者于无痛舒适的状态下完成穴位埋线操作,提高了穴位埋线减肥的医疗卫生安全性,降低术后感染的风险,使患者对该操作的接受度提高,是一种值得尝试及进一步研究的理想治疗手段。

三、糖尿病周围神经病变

针刺对气阴两虚型糖尿病周围神经病变患者的临床观察[38]

糖尿病周围神经病变(diabetic peripheral neuropathy,DPN)是以远端对称性多神经病变为特征的一类糖尿病并发症,早期表现为四肢远端的感觉异常、麻木、触觉敏感性下降,典型患者出现烧灼、针刺样疼痛,后期可致肢端坏死。在糖尿病患者中,DPN 是临床最常见、最复杂的并发症之一,发病率高达 50％～90％,5～10 年病死率可达到 25％～50％。目前 DPN 尚缺乏特异性的治疗措施,西医多采用营养神经、改善神经微循环等对症治疗。而中医针灸治疗 DPN 因其疗效好、副作用少而越来越受到医学界的广泛关注。

为了观察针刺对气阴两虚型糖尿病周围神经病变患者的临床疗效,我们采用自身前后对照的临床试验方法,予 26 例气阴两虚型糖尿病周围神经病变患者针刺腧穴治疗,取穴曲池、合谷、阴陵泉、三阴交、足三里、太溪、阳陵泉,伴随上肢症状者加尺泽。针刺得气后留针 30 min,隔日针刺 1 次,10 次为 1 个疗程,共治疗 2 个疗程,每 1 个疗程结束后记录各项观察指标,治疗前后分别检测正中神经、腓总神经传导速度。结果显示:① 经 2 个疗程的治疗后,26 例 DPN 患者中,痊愈 1 例,占 3.8％;显效 6 例,占 23.2％;有效 14 例,占 53.8％;无效 5 例,占 19.2％。总有效率为 80.8％。② 治疗后患者的正中神经、腓总神经传导速度与治疗前比较,有显著性差异($P < 0.01$)。

本观察结果提示:针刺对于气阴两虚型糖尿病周围神经病变患者的临床治疗有较好的疗效,值得临床推广应用。

第六节　运动系统疾病

运动系统疾病是指发生于骨、关节、肌肉、韧带等部位的疾病,临床常见。可表现为局部疾病也可表现为全身性疾病。

中医认为,肢体经络病证是由于外感或内伤等因素,导致机体病变,出现肢体经络相关症状,甚或肢体功能障碍、结构失常的一类疾病。肢体即四肢和外在的躯体,与经络相连,具有防御外邪、保护内在脏腑组织的作用,在生理上以通利为顺,在病理上因瘀滞或失养而为病。

经络是经脉和络脉的总称。经脉纵行人体上下,沟通脏腑表里;络脉横行经脉之间,交错分布在全身各处。《灵枢·海论》说:"经脉者,内属于脏腑,外络于肢节。"揭示了经络与人体的有机联系。《灵枢·本脏》云:"经脉者,所以行气血而营阴阳,濡筋骨,利关节者也。"概括了经络的功能作用。经络在人体,内联五脏六腑,外络四肢百骸,是沟通内外。联系上下,运行气血,输布营养,维持机体生命活动的网络系统。经络与脏腑、骨骼、筋脉、肌表等有机相连,既是躯体各部的联络系统,运行气血的循环系统,主束骨而利关节的运动系统,又是疾病传变的反应系统,抗御外邪的防卫系统。在病理状态下,经络受邪,痹阻不通;脏腑戕伤,脉络受病,均可导致疾病的发生。

针灸对于运动关节系统疾病较其他治疗手段具有独特优势,杨氏针灸中特色治疗手段如絮刺拔罐在本系统疾病中疗效突出,除此之外,我们还做了大量的临床研究,尤其是膝骨关节炎、腰椎间盘突出症、颈椎病等方面,现将结果报道如下。

一、膝骨关节炎

(一)温针灸合三色敷药治疗膝骨关节炎疗效观察[39]

膝骨关节炎(knee osteoarthritis,KOA)亦称膝关节退行性关节炎或膝关节增生性关节炎,是以膝关节骨及软骨的退行性变为主的慢性、变形性关节疾病,临床多表现为膝部疼痛、肿胀、活动不便,症状随着年龄增长逐渐加重,为中老年常见病之一。其发病原因与年龄、肥胖、炎症、创伤和遗传等因素有关。有资料显示55岁以上中老年KOA发病率高达44%～70%,且女性多于男性。传统治疗多采用糖皮质激素及非甾体类抗炎药物,虽然膝关节疼痛得以缓解,但病情难以控制,甚至加速关节软骨破坏,从而使病情加重,增加致畸率的发生。有研究表明温针灸治疗本病有一定疗效。

为了评价温针灸配合三色敷药治疗膝骨关节炎的临床疗效,我们将91例符合诊断标准的患者随机分为治疗组（45 例）、对照组（46 例），治疗组予温针灸配合三色敷药治疗，对照组给予温针灸治疗。观察两组临床疗效及 WOMAC 评分，评价治疗前后患者膝骨关节炎症状改善情况。结果显示：① 两组治疗前后疼痛、日常活动及 WOMAC 总分均有显著差异（$P<0.05$），但晨僵改善不明显（$P>0.05$）。② 两组组间比较中，日常活动及 WOMAC 总分比较有明显差异（$P<0.05$），疼痛及晨僵评分无明显差异（$P>0.05$）。

本研究结果表明：温针灸合用三色敷药外敷对于改善膝关节炎患者的疼痛、肿胀及生理功能有显著作用，进一步提高下肢的日常活动功能，可获得满意而稳定的疗效。

（二）针刺配合中药熏蒸治疗膝骨关节炎疗效分析[40]

膝骨关节炎多见于中老年人，主要表现为膝关节疼痛和功能障碍，严重者伴有关节肿胀、肌肉萎缩、关节畸形等，致残率较高，严重影响患者的生活质量。目前临床治疗大多以保守疗法为主，其目标是有效镇痛，改善关节功能，尽可能减少或延缓手术治疗。研究证实针刺或中药熏蒸对膝关节具有明显的良性作用。

为了观察针刺配合中药熏蒸治疗膝骨关节炎的疗效，我们将 150 例膝骨关节炎患者按照随机数字表随机分为 A 组（针刺组）、B 组（中药熏蒸组）和 C 组（针刺＋熏蒸组），每组 50 例，共治疗 8 星期。选择症状分级量表和视觉模拟评分法（VAS）作为观察指标。结果显示：① 3 组患者痊愈率和愈显率比较差异均有统计学意义（$P<0.05$），总有效率比较差异无统计学意义（$P>0.05$），C 组总体疗效优于 A 组和 B 组（$P<0.01$）。② 3 组患者第四星期、第八星期时 VAS 评分均明显低于治疗前（$P<0.001$）；A 组前 4 星期疼痛改善率低于后 4 星期（$P<0.05$），B 组和 C 组则无统计学差异（$P>0.05$）。③ 治疗 4 星期和 8 星期的镇痛效果作组间比较，C 组均优于 A 组和 B 组（$P<0.01$，$P<0.001$；$P<0.05$，$P<0.01$），A 组和 B 组比较差异无统计学意义（$P>0.05$）。

本研究结果显示，针刺、中药熏蒸和针刺配合中药熏蒸均能有效改善膝骨关节炎患者的疼痛和症状量表，针刺配合中药熏蒸可以提高膝骨关节炎患者的愈显率，其总体疗效和镇痛效果优于单纯针刺和中药熏蒸，但就总有效率而言，各组差异无统计学意义，可能与样本数量少有关。值得注意的是，单纯针刺组前 4 星期的疼痛改善率低于后 4 星期，而另外两组前后 2 个疗程的疼痛改善率相当，可能是中药熏蒸发挥了"温经止痛"的功效，使之"通则不痛""得温痛减"，从而快速镇痛。

（三）针刺配合中药熏蒸治疗膝骨关节炎 56 例[41]

膝骨关节炎是中老年人的常见病及多发病，常导致膝关节功能障碍。其特征是膝关节软骨的变性或破坏，软骨下骨质硬化，关节边缘骨赘形成。患者主要表现为膝关节疼痛、绞锁、功能障碍，严重者还可伴有关节肿胀、周围水肿、肌肉萎缩等。

为了了解采用针刺配合中药熏蒸治疗 KOA 的疗效，我们随访了自 2008—2010 年接受该疗法的 KOA 患者 56 例，针刺治疗取阿是穴、鹤顶、内膝眼、犊鼻、足三里并随证加减。行平补平泻手法，得气后辅以 TDP 局部照射，留针 20 min。中药熏蒸治疗采用自拟中药熏蒸方，组成为紫荆皮、蔓荆子、络石藤等，加入三洲智能型中药熏蒸汽自控治疗仪，熏蒸时间为 20 min。观察患者的临床疗效。结果显示：56 例患者经治疗后，治愈 35 例，好转 21 例，未愈 0 例，治愈率为 62.5%，总有效率为 100%。

本组资料证实，针刺结合智能型中药熏蒸可有效减轻膝骨关节炎患者的疼痛，改善膝关节功能障碍，提高患者生活质量，且无副反应；操作简便且价格低廉。

（四）金乌骨通胶囊治疗骨性关节炎临床观察[42]

骨性关节炎是中老年人的常见病，严重影响患者的身心健康和生活质量，临床表现为腰腿疼痛、腰膝酸软、形寒肢冷、肢体困重麻木、行走困难、局部压痛、活动障碍等症状。目前治疗骨性关节炎的药品中，化学药多数具有激素样作用，副作用明显且对消化道刺激性较大，易产生医源性疾病。

为了观察金乌骨通胶囊治疗骨性关节炎的临床疗效，我们将 150 例膝骨关节炎患者按照随机数字表随机分为治疗组和对照组，治疗组运用该胶囊治疗腰椎骨关节炎（60 例）和膝骨性关节炎（59 例），对照组用杜仲颗粒作对照观察，疗程 14 日。1 个疗程结束后以患者治疗先后的症状、体征评分以及中医四诊结果作为评价指标。结果显示：治疗 14 日后，金乌骨通胶囊治疗腰椎骨关节炎和膝骨关节炎的有效率分别为 93.33%、96.61%，且差异具有统计学意义（P＜0.05）；杜仲颗粒治疗腰椎骨关节炎和膝骨关节炎的有效率分别为 70.00%、80.00%，且差异具有统计学意义（P＜0.05），但金乌骨通胶囊在改善症状和体征方面明显优于杜仲颗粒。

金乌骨通胶囊具有滋补肝肾、祛风除湿、活血通络的功效，符合治疗中老年人骨性关节炎的要求：一方面，滋补肝肾，治本，调节机体平衡，增强脏腑功能，改善身体健康状态，促进钙和其他人体必需物质的有效吸收，全面提升机体自主免疫能力；另一方面，能够祛风除湿，活血通络，治标，快速改善症状，使患者骨关节疼痛等症状迅速减轻。金乌骨通胶囊对腰腿疼痛、腰膝酸软、形寒肢冷、肢体困重麻木、行走困难、局部压痛和活动障碍等症状的改善作用明显，起效快，且较为安全。

（五）杨氏絮刺拔罐法治疗膝骨关节炎：多中心随机对照研究[43]

KOA 是四肢关节中最常见的骨关节炎，尤其危害老年人健康，据国外文献报道，有临床症状的 KOA 在 60 岁以上人群中的发生率高达 37％。目前临床治疗大多以保守疗法为主，其目标是有效镇痛，改善关节功能，尽可能减少或延缓手术治疗。针灸治疗 KOA 已有多年历史，治疗手段丰富，疗效显著。上海中医针灸大师杨永璇（1901—1981）在 20 世纪 60 年代首创多针浅刺、活血化瘀的杨氏絮刺拔罐疗法，具有祛瘀生新、舒筋活血的目的。

为了评价杨氏絮刺拔罐法治疗 KOA 的临床疗效，我们进行了多中心、随机、平行对照试验，将 171 例 KOA 患者随机分为杨氏絮刺拔罐组（89 例）和常规针刺组（82 例）。两组取穴均为内膝眼、犊鼻穴和阿是穴，杨氏絮刺拔罐组采用杨氏絮刺拔罐法进行治疗，用七星针轻叩穴位，待微出血后加拔火罐；常规针刺组采用半标准化的毫针刺法进行治疗，共治疗 4 星期（次数规定为最少 5 次，最多 10 次），治疗结束后随访 4 星期。采用西安大略麦马斯特大学骨性关节炎指数（WOMAC）和疼痛视觉模拟评分表（VAS）评价患者疗效。结果显示：① 治疗 4 星期后与随访时，两组患者 WOMAC 疼痛评分、僵硬评分、日常生活难度评分、总分均低于治疗前（均 $P<0.0001$）。② 除治疗 4 星期后，杨氏絮刺拔罐组的 WOMAC 僵硬评分与常规针刺组比较差异无统计学意义（$P>0.05$）外，杨氏絮刺拔罐组在治疗 4 星期后与随访时 WOMAC 其余各项评分和总分均低于常规针刺组（$P<0.0001$，$P<0.01$）。③ 治疗 2 星期、4 星期后和随访时，两组患者 VAS 评分均低于治疗前（均 $P<0.0001$），且随疗次增加 VAS 评分降低更明显（均 $P<0.0001$）。④ 治疗 4 星期后和随访时杨氏絮刺拔罐组 VAS 评分均低于常规针刺组（$P<0.01$，$P<0.0001$）。

本研究结果提示，杨氏絮刺拔罐与常规针刺疗法均能明显改善膝骨关节炎患者关节疼痛及功能，且相对安全。在取穴相同的前提下，杨氏絮刺拔罐疗法较常规针刺疗法更有优势。

（六）杨氏絮刺拔罐法治疗膝骨性关节炎疗效观察[44]

KOA 是一种以关节软骨退变和关节周围形成骨质增生为病理特征的慢性进行性骨关节病,是引起膝关节痛的主要原因之一。随着人口老龄化日趋提高,KOA 的发病率也逐年提高。KOA 严重影响了患者的走路,严重降低了患者的生活质量。目前对 KOA 尚缺乏特异性药物,西医治疗以缓解膝关节疼痛,改善症状,控制疾病,改善膝关节功能为主,具体有理疗、局部外用药物、非甾体抗炎药、人工关节置换术等。中医治疗以口服中草药、外敷中草药及针灸治疗为主。但是长期口服非甾体抗炎药、中草药患者难以耐受。选择患者可以长期坚持、疗效稳定的治疗方法是目前膝骨关节炎研究的重点。

为了探究杨氏絮刺拔罐法治疗 KOA 的临床疗效,我们将 60 例 KOA 患者随机分为治疗组和对照组,每组 30 例。治疗组采用杨氏絮刺拔罐法治疗,对照组采用常规针刺治疗。比较两组治疗前后 VAS 疼痛指数和膝骨关节症状体征积分,比较两组临床疗效。结果显示:治疗组总有效率为 96.0%,对照组为 90.0%,两组比较差异具有统计学意义($P < 0.05$)。两组治疗后 VAS 及症状、体征评分与同组治疗前比较,差异均具有统计学意义($P < 0.05$)。两组治疗后症状、体征评分比较,差异具有统计学意义($P < 0.05$)。

本研究结果提示,杨氏絮刺拔罐法直接刺及表浅静脉,即刻放出瘀血,可调节血管的舒缩活动及局部血流变化,瘀滞在局部的病理性废物如致痛因子得以清除,膝关节微循环灌注明显得到改善,促进关节软骨修复,逆转原有静脉瘀血的骨内高压形成的恶性循环,止痛疗效肯定。可见,杨氏絮刺拔罐法是一种治疗 KOA 的有效方法。

（七）针刺与氦氖激光治疗膝骨性关节炎的临床对比研究[45]

KOA 是当今世界老年人的常见病,大多由于滑膜关节退变导致关节疼痛,僵硬和活动受限的疾病。针刺治疗 KOA 有疏通经络、活血化瘀、理气消肿、散寒止痛等作用,能促进血液循环,缓解肌肉痉挛,减轻滑膜炎,使疼痛减轻,功能活动改善。而氦氖激光是在中医经络理论和辨证论治的指导下,采用激光对穴位进行照射,其作用主要是镇痛、消炎消肿、恢复组织健康等。但氦氖激光能否完全代替针灸治疗 KOA 至今未见到相关研究。

我们为观察和比较针刺与氦氖激光治疗膝骨关节炎的临床疗效,将 60 例单侧膝骨关节炎患者随机分为治疗组和对照组,每组 30 例。两组均在犊鼻穴上进行治疗,治疗组采用针刺治疗,对照组采用氦氖激光照射治疗仪治疗,比较两组疗效的差异并进行分析。结果发现治疗组治疗后 VAS 评分及疼痛和晨僵的改善情况与对照组比较,差异均具有统计学意义($P<0.01,P<0.05$)。

本研究发现针刺在镇痛与改善晨僵方面优于氦氖激光。犊鼻穴位于足阳明胃经,足阳明本是多气多血的经脉,针刺或激光照射刺激后,使该部位的气血充足,经脉运行通常,原"不通则痛"转为"通则不痛",故膝关节的疼痛和晨僵就得以改善,因此在临床治疗 KOA 时,犊鼻是不可缺少的穴位。

(八)电针加易筋经(新编气功)治疗膝骨关节炎的临床观察[46]

目的:观察电针(EA)加易筋经(筋骨转换气功练习)对 KOA 的疗效。

方法:按照随机数字表法将 60 名 KOA 患者分为观察组和对照组,每组 30 例。观察组的患者接受电针和易筋经的治疗,而对照组的患者只接受电针治疗。两组都进行了 5 星期的治疗。在治疗前后评估西安大略和麦克马斯特大学骨关节炎指数(WOMAC)和视觉模拟量表(VAS)的变化情况。

结果:治疗后,观察组的总有效率(92.3%)明显高于对照组(70.0%)($P<0.05$);两组的 WOMAC 和 VAS 评分均显著低于治疗前,差异有统计学意义(均 $P<0.01$);两组治疗后的 WOMAC 和 VAS 评分变化差异有统计学意义($P<0.05,P<0.01$)。

结论:电针加易筋经(筋骨转换气功练习)对 KOA 有临床疗效。其联合治疗可以缓解临床症状。

二、腰椎管狭窄症

(一)杨氏絮刺火罐联合电针治疗风寒痹阻型退行性腰椎管狭窄症的临床随机对照研究[47]

退行性腰椎管狭窄症(degenerative lumbar spinal stenosis, DLSS)是骨伤科常见病之一,多见于中老年患者。相关调研显示,50～70 岁人群本病的发病率为 1.7%～10.0%。随着老龄化社会趋势的发展,本病门诊就诊量不断增加,提示其发病率逐年增加。本病典型症状是因神经根、马尾及血管受压而出现的神经性间歇性跛行及间歇性下肢放射痛,病情严重时会影响到工作和日常生活。近年来的相关研究表明,本病的保守治疗是安全有效的,中医外治疗法中的针灸、针刀等也有较好的疗效。杨氏絮刺火罐疗法属中医外治疗法刺络拔罐中的一种方法,是沪上名医杨永璇取法于"员针"和"锋针",并将刺络法和拔罐法结合而成,研究发现絮刺火罐治疗可以增快实验性风寒湿痹的神经传导速度。

为了观察杨氏絮刺火罐联合电针治疗风寒痹阻型 DLSS 的临床疗效,我们将 2014 年 3 月—2016 年 4 月上海市瑞金康复医院针灸科门诊收治的 DLSS 患者,采用随机数字表法分为治疗组和对照组,每组 30 例。治疗组施以杨氏絮刺火罐疗法,配合 2 Hz 连续波电针环跳穴、陵后穴,每次 20 min。每星期治疗 2次,疗程为 8 星期。对照组予经皮神经电刺激疗法(TENS) 15 min 联合物理牵引 20 min。每星期 5 次,疗程为 8 星期。分别在治疗前、治疗 4 星期和治疗 8 星期后,采用简化中文版腰椎管狭窄特异性评价量表(simplified Chinese version of swiss spinal stenosis,SC - SSS),评估患者的症状严重度与生理功能,并在末次治疗结束后 4 星期进行满意度随访。结果显示:① 试验期间,治疗组脱落 1例,最终完成试验者 59 例。② 治疗组、对照组总有效率分别为 89.66%、80.00%,组间总有效率比较,差异无统计学意义($P>0.05$)。组间临床疗效比较,治疗组明显优于对照组,差异有统计学意义($P<0.05$)。③ 组间治疗 4 星期时及治疗 8 星期时比较,症状严重度、生理功能评分差异有统计学意义,治疗组明显低于对照组($P<0.05$)。

本研究结果提示,杨氏絮刺火罐联合电针治疗风寒痹阻型退行性腰椎管狭窄症的疗效满意,可明显改善患者的腰腿痛及间歇性跛行,减轻下肢麻木,与单纯物理疗法相比,杨氏絮刺火罐联合电针治疗风寒痹阻型 DLSS 的疗效更佳,其作为海派中医特色疗法,值得临床推广应用。

(二)絮刺火罐结合电针对退行性腰椎管狭窄症步行能力的影响[48]

DLSS 属中医学"痹证""痿证"范畴,现代医学认为腰椎椎管、神经根管、侧隐窝或椎间孔因退行性变,导致骨性或纤维结构形态和容积异常,单一平面或多平面的一处或多处管腔内径狭窄,引起神经根、马尾及血管受压,从而出现以神经源性间歇性跛行为主的临床症状,若病情严重会影响工作和日常生活。DLSS病情进展较慢,大多数患者可经物理治疗、牵引、针刺、推拿等疗法使症状得到缓解或大部分消失,随着对中医的深入研究,中医外治疗法越来越受到重视,越来越多的研究证明,针灸对于 DLSS 具有良好的临床疗效。

为了观察絮刺火罐结合电针疗法对 DLSS 步行能力的改善情况,我们将风寒痹阻型 DLSS 患者 60 例随机分为絮刺火罐组和物理组,每组 30 例。絮刺火罐组给予杨氏絮刺火罐结合电针治疗,物理组给予 TENS 联合腰椎牵引治疗。4 星期为 1 个疗程,共治疗 8 星期。观察治疗第四、第八星期步行能力评分的变化,并在治疗结束后 4 星期随访满意度。结果显示:① 两组患者经治疗 8 星期后,共脱落1例。两组总有效率、随访满意度评分比较差异无统计学意义($P>$0.05)。② 两组患者治疗第四、第八星期两组步行能力评分与治疗前比较差异均具有统计学意义($P<0.01$)。③ 两组治疗后絮刺火罐组治疗第四星期步行能力改善情况显著优于物理组,差异具有统计学意义($P<0.01$);而治疗第八星期两组间比较,差异无统计学意义($P>0.05$)。

本研究结果显示,絮刺火罐结合电针在改善风寒痹阻型DLSS患者的步行能力、总体疗效方面均优于物理治疗,可显著改善患者的步行能力(生理功能评分),提高生活质量。因此,我们认为杨氏絮刺火罐结合电针疗效确切,取穴精炼,值得临床应用,至于第二疗程的疗效比较无差异,可能与样本数量相对较少有关,今后可进行更严格的大样本、多中心、随机对照试验,尤其是作用机制方面开展深入研究。

(三) 杨氏絮刺火罐配合电针治疗腰椎管狭窄症 48 例[49]

DLSS是因腰椎退行性病变导致腰椎间盘突出或黄韧带肥厚,引起腰椎中央管腔及神经根管等狭窄,刺激或压迫脊神经根、马尾神经而出现间歇性跛行及腰背痛或交替出现的坐骨神经痛等症状,多见于中老年患者。目前临床治疗大多以保守疗法为主,包括药物治疗、按摩、理疗等。近年来,针灸、中药熏蒸、针刀等中医外治方法治疗腰椎管狭窄症多见报道,疗效确切,且副作用小。

为了探讨杨氏絮刺火罐配合电针治疗退行性腰椎管狭窄症的临床疗效,我们将2013年8月—2015年11月于曙光医院针灸科门诊就诊的本病患者48例,施以杨氏絮刺火罐疗法,配合2 Hz连续波电针环跳穴、陵后穴,每次20 min。每星期治疗2次,4星期为1个疗程,连续治疗2个疗程。结果显示:48例患者治疗2个疗程后治愈19例,好转26例,未愈3例,总有效率93.75%。随访1个月无1例病情复发或加重。

本研究使用七星针在腰椎椎管狭窄对应的体表部位反复叩刺,再拔火罐吸出瘀血凝块,风、寒、湿、热等外邪随之而出,使"气行则血行,祛瘀生新,舒筋活血",能够改善局部血液循环,减轻椎管内压力,解除神经根的压迫,有效缓解患者的腰背痛。深刺环跳穴刺激坐骨神经引起麻电感,使针感沿足少阳胆经和足太阳膀胱经循经感传;陵后穴透刺阴陵泉。两穴配伍可疏通经络,舒筋活血止痛,改善下肢麻痛,间歇性跛行发作的间隔时间得以延长,走路距离增加。由此可见,杨氏絮刺火罐配合电针环跳穴、陵后穴治疗DLSS确有满意疗效,能够缓解患者的症状,减轻患者的痛苦,值得临床应用。

三、腰椎小关节紊乱

针刺配合活化器整脊技术治疗腰椎小关节紊乱疗效观察[50]

腰椎小关节紊乱亦称腰椎骨错缝,指腰椎关节突关节因外力作用发生微小错动,不能自行复位而引起疼痛和功能障碍等。本病多发于 25~45 岁年龄段,男性多于女性,两者之比为 1.4∶1,好发部位为下腰段。本病发病与职业有密切关系,久坐、久站、长期持重、固定体位工作、习惯性姿势不良、需要腰部运动的职业者居多。目前常口服镇痛解痉药物来进行治疗,也可以进行针灸、拔罐、热敷等方式缓解症状。

为了观察针刺配合活化器整脊技术(activator method chiropractic technique, AMCT)治疗腰椎小关节紊乱的临床疗效,我们将 40 例腰椎小关节紊乱患者随机分为治疗组和对照组,每组 20 例。治疗组采用针刺配合 AMCT 治疗,对照组采用单纯 AMCT 治疗。治疗 3 次后观察两组治疗前后 VAS 评分及日本骨科协会评估治疗分数(JOA 评分)变化情况,并比较两组临床疗效。结果显示:① 两组治疗后即时及治疗 3 次后 VAS 评分和 JOA 评分与同组治疗前比较,差异均具有统计学意义($P<0.05$)。② 治疗组治疗后即时及治疗 3 次后 VAS 评分和 JOA 评分与对照组比较,差异均具有统计学意义($P<0.05$)。③ 治疗组总有效率为 90.0%,对照组为 60.0%,两组比较差异有统计学意义($P<0.05$)。④ 治疗组治疗后 3 个月复发率为 22.2%,对照组为 50.0%,两组比较差异具有统计学意义($P<0.05$)。

本研究结果表明,针刺配合 AMCT 治疗本病能更好地改善腰椎小关节紊乱症的肌肉痉挛、疼痛程度等相关症状及体征,能促进肌肉放松,消除组织炎症,止痛效果迅速而显著。本方法是在中医经络学的指导下,整合出的一种中西结合、标本兼治的治疗方法。从疾病本质入手,通过针刺腰痛特效穴和特定穴,疏通足太阳膀胱经与督脉经络,急则治其"标",可快速止痛,缩短病程;AMCT 直接作用于病处,利用恒定的冲击力和精准定位对腰椎小关节进行三维调整复位。两种方法配合治疗,作用叠加,不但能够有效地减轻疼痛,快速收效,更在消除病因和减少复发的方面凸显了良效。针刺配合 AMCT 治疗腰椎小关节紊乱症为临床提供了一种更安全的组合治疗模式,值得进一步研究。

四、腰椎间盘突出症

(一)电针配合点穴推拿治疗腰椎间盘突出症疼痛的临床随机对照研究[51]

腰椎间盘突出症是临床常见病和多发病,是引起下腰痛和腰腿痛的最常见原因。其发病主要是因腰椎间盘发生退行性变并在外力的作用下,使纤维环破裂、髓核突出,刺激或压迫神经根而引起的以腰痛及下肢坐骨神经放射痛等症状为特征的疾患。腰椎间盘突出症好发于 20～50 岁,男性多于女性,发病比例为 (4～6):1。患者多有长期弯腰劳动或坐位工作的经历,首次发病常在半弯腰或突然扭腰过程中发生。95% 左右的腰椎间盘突出发生在 L_4～L_5 及 L_5～S_1 间隙。本病的治疗以非手术治疗为主,包括消炎镇痛药物、牵引、理疗、针灸等。近年来,我们针对腰椎间盘突出引起的疼痛症状以电针配合点穴推拿进行治疗,获得较好疗效。

为了评价电针配合点穴推拿治疗腰椎间盘突出症疼痛的临床疗效,我们将 90 例腰椎间盘突出症疼痛患者随机分为电针配合点穴推拿组、单纯电针组、单纯点穴推拿组,每组 30 例。单纯电针组选择气海俞、大肠俞、关元俞、环跳、委中、承山等穴位进行电针治疗,单纯点穴推拿组选择足太阳膀胱经和华佗夹脊穴点穴推拿,电针配合点穴推拿组予电针刺激气海俞、大肠俞、关元俞、环跳、委中、承山以及点穴推拿足太阳膀胱经和华佗夹脊穴。各组均每 2 日治疗 1 次,疗程为 5 次,采用 McGill 疼痛问卷观察患者疼痛情况。结果显示:结果治疗后,各组 PRI、VAS、PPI 积分显著减少($P<0.001$);治疗前后差值比较,电针配合点穴推拿组与其余两组 PRI、VAS、PPI 积分差异有统计学意义($P<0.05$),单纯电针组、单纯点穴推拿组之间各指标差异均无统计学意义($P>0.05$)。三种治疗方法均能有效缓解腰椎间盘突出症的疼痛症状,但电针配合点穴推拿的疗效明显优于另外两种方法。

本研究结果提示,将电针和点穴推拿相结合,既增强了电针疏通经络、促进神经修复、增强肌肉兴奋性、防治肌肉萎缩和镇痛的效果,又使点穴推拿消除神经根炎症和水肿、松解粘连、改善神经根位置关系的作用得到加强。

(二)踝三针配合中药熏洗治疗腰椎间盘突出症根性痛临床评价[52]

多个多中心、大样本的研究结果显示踝三针对腰椎间盘突出引起的根性痛有显著镇痛效果。"踝三针治疗腰椎间盘突出症根性痛技术"于 2006 年作为国家中医药管理局的第一批中医临床适宜技术推广计划项目在临床推广使用。

为了对踝三针配合中药熏洗治疗腰椎间盘突出症根性痛的临床使用进行评价,对社区卫生服务中心针灸科医生进行培训,使其掌握"踝三针治疗腰椎间盘突出症根性痛技术"。观察医生实施该技术的临床效果,并与常规针刺治疗进行比较。结果提示,观察组镇痛起效时间及镇痛维持时间均优于对照组($P<$

0.01)；治疗后观察组 VAS 评分低于对照组($P<0.01$)；治疗后观察组总有效率为 94.3%，显著优于对照组($P<0.05$)；观察组在治疗后 2 星期、4 星期和 8 星期 VAS 评分均显著低于对照组($P<0.05$)。

本研究资料显示，本社区针灸医生能较好掌握"踝三针治疗腰椎间盘突出症根性痛技术"；踝三针加中药熏洗能快速缓解患者疼痛，镇痛持续时间长于常规针刺治疗，总有效率优于传统针刺治疗。

五、颈椎病

(一)"项八针"治疗神经根型颈椎病患者生存质量的评价[53]

神经根型颈椎病(cervical spondylotic radiculopathy，CSR)是颈椎退变引起的神经根病变，是颈椎病中常见的一种类型，已成为一种常见病，其发病率逐年升高并呈年轻化趋势。本病多由颈椎间盘退变或颈椎间盘脱出引发，以致神经根受压产生炎症，好发于 $C_5 \sim C_7$ 神经根，多为单侧发病，发病年龄在 30～50 岁，男性多于女性。典型临床表现为颈项部和上肢的疼痛麻木及活动受限等。该病治疗以保守治疗为主，急性期可使用消炎镇痛药物减轻或控制症状，严重者可进行神经根阻滞治疗。相较于药物的副作用而言，中医针灸治疗具有较为明显的优势和疗效。

为评价"项八针"法对神经根型颈椎病患者生存质量的影响，笔者自 2012 年8 月—2013 年 6 月于门诊收治的 60 例神经根型颈椎病患者随机分为治疗组和对照组，每组 30 例。治疗组采用"项八针"法针刺治疗，对照组采用牵引疗法治疗，两组每星期均治疗 3 次，2 星期为 1 个疗程，共治疗 2 个疗程。治疗前后采用 SF－36 量表评分作为主要疗效指标进行评价。结果显示：① 治疗组治疗后的躯体功能、躯体角色、躯体疼痛、情感角色、活力、精神健康、社会功能维度评分均较治疗前明显升高，具有高度显著差异($P<0.01$)。② 对照组治疗后的躯体功能、躯体疼痛、社会功能维度评分均较治疗前明显升高，具有高度显著差异($P<0.01$)；躯体角色、情感角色、活力、精神健康维度评分均较治疗前有所改善，具有显著差异($P<0.05$)。③ 治疗组治疗后的躯体疼痛、情感角色维度评分较对照组上升更明显，具有高度显著差异($P<0.01$)；躯体功能、活力、社会功能维度评分均较对照组改善明显，具有显著差异($P<0.05$)。

本研究结果证明，"项八针"对神经根型颈椎病具有较好的治疗作用，能够改善神经根型颈椎病患者的生存质量。哑门、大椎穴可激发手足太阳经气，起到温阳益气、养血荣筋的功效。"颈三针"为本科治疗项痹病的经验用穴,直接作用于神经根周围血管、肌肉及韧带等,可促进周围血管扩张,缓解血液凝聚状态,同时减少炎性介质的释放,解除神经根受压,从而恢复颈椎的动静力平衡。

(二)"项八针"治疗神经根型颈椎病颈痛疗效观察[54]

颈椎病目前已成为一种常见病,其发病率逐年升高并呈年轻化趋势,其发病率的不断上升与长时间伏案工作密切相关。在各型颈椎病中,神经根型颈椎病的发病率最高,临床表现为与受累神经相符的神经干性痛或丛性痛,伴有感觉障碍、感觉过敏和感觉减弱。目前主要以药物、针灸、理疗等保守治疗为主。

为了观察"项八针"法治疗神经根型颈椎病颈痛的临床疗效,笔者将2012年8月—2013年6月收治的60例神经根型颈椎病患者随机分为治疗组和对照组,每组30例。治疗组采用"项八针"法针刺治疗,对照组采用牵引疗法治疗,两组每星期均治疗3次,1星期为1个疗程,共治疗2个疗程。分别于治疗前及治疗1、2个疗程后进行 Northwick Park Questionnaire 颈痛(NPQ)评分及临床疗效评定。结果显示:两组治疗1、2个疗程后 NPQ 评分与同组治疗前比较,差异均有统计学意义($P<0.01$)。治疗组治疗1、2个疗程后 NPQ 评分与对照组比较,差异均具有统计学意义($P<0.01$)。治疗组总有效率为100.0%,对照组为80.0%,两组比较差异具有统计学意义($P<0.05$)。

本研究结果提示,"项八针"对神经根型颈椎病患者的颈痛症状具有明显的治疗作用,且疗效优于牵引疗法。全方重在鼓舞阳气,推动气血运行,改善局部气血痹阻,通络止痛。

(三)用简化 McGill 量表评定"项八针"对神经根型颈椎病疼痛的影响[55]

神经根型颈椎病是临床常见病,发病呈年轻化趋势,其典型表现为与受累神经相符的神经干性痛或丛性痛,伴有感觉障碍、感觉过敏和感觉减弱。近年来,不少研究表明,针灸治疗该疾病具有良好的临床效果。

为了运用简化 McGill 量表评定"项八针"法对神经根型颈椎病疼痛的影响,笔者将2012年8月—2013年6月收治的60例神经根型颈椎病患者随机分为治疗组和对照组,每组30例。治疗组采用"项八针"法针刺治疗,对照组采用牵引疗法治疗,两组每星期均治疗3次,1星期为1个疗程,共治疗2个疗程。分别于治疗前、治疗1个疗程后及治疗2个疗程后运用简化 McGill 疼痛量表对疗效进行评估。结果显示:① 两组治疗1个疗程后、治疗2个疗程后的 PRI 感觉项、PRI 情感项、PRI 总分、VAS 以及 PPI 评分均较治疗前明显降低,具有高度显著差异（$P<0.01$）。② 治疗1个疗程后，治疗组的 PRI 情感项及 PPI 评分改善率较对照组明显升高，具有显著差异（$P<0.05$），治疗组的 PRI 感觉项、PRI 总分及 VAS 改善率较对照组明显升高，具有高度显著差异（$P<0.01$）。③ 治疗2个疗程后，治疗组的 PPI 评分改善率较对照组明显升高，具有显著差异（$P<0.05$），治疗组的 PRI 感觉项、PRI 情感项、PRI 总分及 VAS 改善率较对照组明显升高，具有高度显著差异（$P<0.01$）。

本研究结果提示，"项八针"能明显减轻神经根型颈椎病患者的颈痛程度，缓解患者的负面情绪，临床治疗作用优于牵引疗法，是治疗神经根颈椎病的一种有效治疗方法，值得推广应用。

（四）不同灸量温针治疗风寒型颈椎病的临床观察[56]

中医学古医籍中对颈椎病的论述主要散见于"痹证""筋病""骨痹"等，感受风寒邪气是颈椎病发病的重要原因之一，局部疼痛为其主要临床表现。风寒型颈椎病多属于颈椎病的早期阶段，常伴随于各型颈椎病的发病过程中，因其发病以局部疼痛为主，故在临床上往往容易被忽视和忽略。灸法具有温经散寒、活血通络的作用，对于治疗风寒型颈椎病具有其他疗法所难以替代的优势。

为了比较不同灸量温针治疗风寒型颈椎病的临床疗效，我们采用随机对照方法将90例风寒型颈椎病患者分为3组：A组（温针1壮组）、B组（温针3壮组）、C组（温针5壮组），每组30例。所有患者均给予"项八针"针刺治疗，同时在大椎穴处给予温针治疗。采用简化 McGill 疼痛问卷及颈椎功能评定表对患者的疼痛症状和颈椎功能进行评价。结果显示：① 疼痛：治疗后，三组患者的 PRI、VAS、PPI 评分均显著降低（$P<0.05$，$P<0.01$），且 B、C 两组患者的 PRI、VAS、PPI 评分低于 A 组（$P<0.05$），而 B、C 两组的评分比较，差异无统计学意义（$P>0.05$）。② 颈椎功能：治疗后，三组患者的颈椎功能评分均显著升高（$P<0.05$，$P<0.01$），且 B、C 两组患者的评分高于 A 组（$P<0.05$），而 B、C 两组的评分比较，差异无统计学意义（$P>0.05$）。温针灸量3壮为治疗风寒型颈椎病的理想灸量。

本研究结果提示，温针治疗风寒型颈椎病具有较好的疗效，能够明显改善患者的症状和体征，且温灸满3壮或以上时更易引起灸感，疗效更佳。本着中病即止和为临床灸疗灸量提供理论依据的原则，我们认为温针3壮为治疗风寒型颈椎病的理想灸量，可在今后的临床中推广应用。

（五）刀扎放血拔罐治疗痹痛型颈椎病疗效观察[57]

颈椎病是临床常见病,好发于长期伏案工作的上班族、学生党等,临床表现以颈项部的僵硬、疼痛为主,药物治疗、外敷、牵引、针灸等均为其常见治疗方法。虽然目前的治疗方法很多,但效果均不够理想。沈卫东自 2002 年起入选全国名老中医继承人班,师从著名骨伤大家、石氏伤科传人石印玉,随诊时方法多出,尤以刀扎放血拔罐颇有特色,且临床效果可观。

为了观察刀扎放血拔罐治疗痹痛型颈椎病的临床疗效,笔者将门诊收治的 100 例痹痛型颈椎病患者随机分为治疗组和对照组,每组 50 例。治疗组采用刀扎放血拔罐,先用手术刀、小眉刀等工具,在颈项部沿督脉和膀胱经点刺,每条经 3 个点,共 9 点,出血量每点 2～3 滴,然后拔以火罐 5 min。对照组用麝香止痛膏。每 3 日治疗 1 次,15 日为 1 个疗程。结果显示:实验组治愈率为 40%,总有效率为 90%;对照组治愈率为 28%,总有效率为 82%($P < 0.05$),差异有统计学意义,说明治疗组疗效优于对照组。

颈椎病属中医学"痹证"范畴,其发病多由于长期伏案低头,使局部气血运行失度,或血瘀,或气滞,继而疼痛发作。刀扎放血拔罐能活血散瘀,行气通络,使风寒得散,瘀血得除,经脉通畅,颈肩臂部疼痛消失而愈。针灸刺络学说认为刀扎放血拔罐可解除肌肉痉挛,降低毛细血管通透性,减轻水肿,消除炎症,改善局部微循环,促使致痛物质排出,并能使瘀血静脉丛消退,缓解神经根受压状态,从而使疼痛症状消失而达治愈之目的。

（六）"项八针"治疗神经根型颈椎病的正交优选方案研究[58]

"项八针"是曙光医院沈卫东在长期临床实践中总结出来的治疗颈椎病的有效方法。"项八针"防治颈椎病,作为中华中医药学会首批民间中医药特色诊疗项目,已经广泛推广应用。沈卫东重视经筋理论,"项八针"中经验穴(两侧 C_2、C_4、C_6 棘突下,后正中线旁开 2 寸)所处位置是病患颈部常见压痛点,此 6 穴恰好经过足太阳膀胱经的经筋部。哑门和大椎穴同属督脉,位于颈椎上部,具有治疗头痛、项强的功效。纵观八穴,一可通过督脉调整、鼓舞阳气;二可通畅足太阳膀胱经之经筋,起到行气止痛之效。前期研究显示,"项八针"能够提高患者生活质量。但是我们发现"项八针"对颈椎病的治疗效果受诸多因素的影响。因此,我们应用正交试验设计,探求适合社区开展的"项八针"治疗神经根型颈椎病的优化方案。

我们将 2017 年 1 月—2019 年 6 月上海市浦东新区潍坊社区卫生服务中心

的 80 例患者随机分为 8 组,每组 10 例。8 组患者均按照正交设计表,以每次针灸时间、是否应用电针、每星期针刺次数 3 个因素及相应的 2 个水平进行治疗,并在入组前后对他们分别进行 NPQ 评分、简式 Mcgill 疼痛量表评分[该量表包括疼痛评级指数的评估(PRI)、视觉模拟评定法(VAS)、现在疼痛状况(PPI)评分]。结果显示:① 对 NPQ 的改善方面,每次 30 min、结合电针、每星期 3 次为治疗的最佳方案。② PRI 的改善方面,即每次 30 min、结合电针、每星期 3 次为治疗的最佳方案,是否结合电针是主要影响因素。③ VAS 的改善方面,每次 30 min、结合电针、每星期 3 次为治疗的最佳方案,是否结合电针是主要影响因素。④ PPI 的改善方面,即每次 30 min、结合电针、每星期 3 次为治疗的最佳方案,是否结合电针是主要影响因素。

本研究提示:用"项八针"治疗神经根型颈椎病,每次 30 min、结合电针、每星期 3 次为治疗的最佳方案。在与针刺干预有关的作用因素中,电针对疗效的影响最为密切。

(七) 杨氏絮刺拔罐疗法治疗颈型颈椎病的临床观察[59]

颈型颈椎病(cervical spondylopathy, CS)为最早期的颈椎病,其临床表现主要以颈项部症状为主,常见颈项强直疼痛,病变处肌肉痉挛压痛,伴肩背部疼痛、僵硬感;颈部活动明显受限,可呈斜颈姿势;X 线检查显示颈椎生理弧度改变或椎间关节不稳。目前,我国颈椎病高发年龄已下降至 39 岁,50 岁以上发病率高达 56%。由于本病症状较轻,患者往往不够重视,以致反复发作、病情加重。而西医对本病缺乏特效治疗手段。杨氏絮刺拔罐疗法为沪上名医杨永璇倡导的一种中医絮刺与拔罐结合的特色疗法。近年来,我们采用杨氏絮刺拔罐疗法治疗颈型颈椎病,疗效满意。

为了观察"杨氏"絮刺拔罐疗法治疗颈型颈椎病的临床疗效,我们将 66 例颈型颈椎病患者随机分为治疗组和对照组,每组 33 例。治疗组予杨氏絮刺拔罐疗法,对照组予常规针刺疗法。两组疗程均为 5 星期,观察临床疗效并比较治疗前后颈部疼痛 VAS 积分、NPQ 积分的变化情况。结果显示:① 治疗组、对照组总有效率分别为 96.70%、84.85%;组间临床疗效比较,差异有统计学意义($P <$ 0.05)。② 治疗前后组内比较,两组疼痛 VAS 积分差异均有统计学意义($P <$ 0.05);组间治疗后比较,疼痛 VAS 积分及积分差值水平差异有统计学意义,治疗组优于对照组($P <$ 0.05)。③ 治疗前后组内比较,两组 NPQ 积分水平差异均有统计学意义($P <$ 0.05);组间治疗后比较,NPQ 积分及积分差值水平差异有

统计学意义,治疗组优于对照组($P<0.05$)。

本观察结果提示,杨氏絮刺拔罐疗法治疗颈型颈椎病的疗效满意,可显著改善临床症状,缓解颈部疼痛及不适感,提高患者的生活质量,值得临床推广应用。

（八）用肌电图研究著名针灸专家杨永璇治疗颈椎病的经验[60]

颈椎病是常见的中老年退行性病变,因为对疼痛的诉说易受各人的经验、情绪和心理等各种因素的影响,对麻木、刺痛的程度也很难用语言表达数量级的变化,所以,在判断治疗效果上存在一定的困难,而常见颈椎病病变程度的客观指标,则成为判断疗效的关键。目前颈椎病尚无特效的治疗方法,除手术治疗外,多数采用牵引、推拿、理疗和针灸等治疗方法,杨永璇曾系统治疗颈椎病,并获得较好的临床效果,本文着重探讨肌电图研究七星针加火罐治疗颈椎病的临床规律和机制。

本文选择 22 例门诊病例,全部经 X 线摄片确诊颈椎肥大或骨质增生,并伴有颈椎病临床症状和体征者,多数同时作肌电图检查,部分病例作治疗前、后肌电图对比。七星针叩打颈椎棘突 5、6、7 和大椎、风门(双)、肺俞(双)等穴位,诸穴可以交替选用,先用七星针叩打至微微出血,然后拔火罐 5～10 min,每穴吸出瘀血 1～3 ml。余遵循"经络所过,主治所在"的治则,选穴施针。针刺手法以提插泻法为主,每星期治疗 2～3 次。我们以肌电图的改变作为治疗效果的客观指标,其中呈现神经根压迫征的 12 例患者,进行肌电图检查可见病理性的自发电位,治疗后症状和体征有所减轻的病例,其肌电图也可见上述异常的自发肌电减少或消失。另外 8 例未见异常自发电位。从上述症状和体征的改善初步得出如下的结果,即七星针加火罐对神经根型疗效最好,交感神经型较差,椎动脉供血不足型几乎无效,通过自身对照,七星针加火罐法较牵引、推拿更易获效。

本文应用肌电图检查研究颈椎病治疗前后的病理性自发电位的变化,发现神经根受压程度越高,神经纤维变性的程度和范围越严重,则自发异常肌电也越强。当患者症状和体征减轻或完全消失时,则异常自发肌电也随之减轻或消失。而肌电图呈现阴性结果的颈椎病患者,考虑与其病程短、症状轻、神经受压的程度与范围小有关,观察结果说明,颈椎病患者的病变与其自发肌电存在着平行的关系,因此,我们认为肌电图可作为判断颈椎病的病变严重程度和治疗效果客观依据之一。七星针加火罐法可改善局部的营养代谢和消除局部无菌性炎症水肿,对颈椎综合征近期疗效较好,尤其对颈项部酸痛、板滞,减轻最快。对牵引疗法无效的病例亦能取得明显效果。对于远期疗效尚不能肯定,因从典型病例 8

个月随访中见到,症状略有反复。对于主要呈现椎-基底动脉供血不足征象的颈椎病患者,症状未明显减轻。因脊神经根受压而产生的麻木和刺痛,疗效较慢,我们的印象是所患部位感觉越灵敏、越精细,它的恢复越慢、越不完善,这可能与各部位的进化程度及其组织营养代谢的需要程度不同有关。

（九）揿针拔罐法与传统絮刺拔罐法治疗颈型颈椎病随机对照研究[61]

颈型颈椎病是针灸治疗的优势病种,尤以刺络放血疗法效果显著。杨氏絮刺拔罐疗法治疗颈椎病疗效显著,但是叩刺疼痛、反复叩刺后色素沉着等不良反应,及对医者腕力要求较高、易致劳损等问题,在一定程度上限制了该法的推广应用。揿针是在传统皮肤针的基础上改良研制出的针具,相比杨氏絮刺拔罐疗法惯用的七星针,揿针针筒上的短针更多更细,且揿刺较叩刺刺激面积大、循经治疗方便、力度小且均匀、对皮肤的创伤小、患者疼痛度也轻。本研究以颈型颈椎病患者为研究对象,比较揿针拔罐法与传统絮刺拔罐法治疗颈型颈椎病的疗效,现报告如下。

本研究选取 96 例颈型颈椎病患者,随机分为揿针拔罐组、传统絮刺拔罐组和电针组,每组 32 例。3 组均予电针治疗,穴取颈百劳、风池、大椎、肩井、阿是穴,连续波,频率 2 Hz,留针 20 min,每 3～5 日 1 次,共治疗 6 次;在电针治疗基础上,传统絮刺拔罐组采用七星针叩刺放血,揿针拔罐组采用滚针滚刺放血,于叩刺或揿刺部位加拔火罐,每星期 1 次。共治疗 4 星期,治疗结束后随访 1 个月。于治疗前,治疗 2、4 星期后,治疗结束后随访时观察各组患者 NPQ 评分和 VAS 评分变化;于首次治疗、治疗 2 星期、治疗 4 星期时评价传统絮刺拔罐组和揿针拔罐组患者针刺疼痛度;于治疗 4 星期后评定疗效。研究结果表明,各组患者治疗 2、4 星期,随访时 NPQ 评分和 VAS 评分均较治疗前降低（$P<0.05$）;传统絮刺拔罐组和揿针拔罐组治疗 2、4 星期 NPQ 评分低于电针组（$P<0.05$）,治疗 2、4 星期及随访时 VAS 评分低于电针组（$P<0.05$）,传统絮刺拔罐组和揿针拔罐组治疗后各时间点 NPQ、VAS 评分比较差异均无统计学意义（$P>0.05$）。揿针拔罐组患者揿针揿刺疼痛度低于传统絮刺拔罐组七星针叩刺（$P<0.05$）。传统絮刺拔罐组和揿针拔罐组总有效率为 79.3%（23/29）和 75.0%（24/32）,优于电针组的 63.3%（19/30,$P<0.05$）,而传统絮刺拔罐组和揿针拔罐组总有效率比较差异无统计学意义（$P>0.05$）。

本研究结果显示,传统絮刺拔罐组和揿针拔罐组患者治疗后各时间点 VAS 评分和 NPQ 评分比较差异无统计学意义,说明两种针具在缓解颈型颈椎病患者的疼痛、改善临床主症和生活质量上疗效相当。传统絮刺拔罐组和揉针拔罐组患者毫针针刺疼痛度比较差异无统计学意义,揉针拔罐组揉针滚刺疼痛度低于传统絮刺拔罐组七星针叩刺疼痛度,表明七星针叩刺较揉针揉刺痛感明显。因此,临床上可根据患者对刺络放血疗法的疼痛耐受度及病情实际情况选择相应针具。从操作简便性来说,揉刺比叩刺更轻松,有利于医者的临床操作,减少其手腕劳伤的风险;对于有自我管理和治疗意愿的慢性病患者来说,揉刺比叩刺更容易掌握,提高了居家治疗的可行性。

六、肩周炎

针刺推拿治疗肩周炎 47 例[62]

肩周炎通常是指肩关节疼痛以及由于肩关节及其周围软组织的退化和劳损导致肩关节活动受限。肩周炎患者通常会遭受很大的痛苦。

为了观察针刺推拿治疗肩周炎的临床疗效,我们选用近两年来运用针刺推拿治疗肩周炎患者 47 例。针刺推拿均隔日 1 次,每星期 3 次;4 星期为 1 个疗程,1 个疗程后观察临床疗效。结果显示治愈 32 例,好转 15 例;总有效率100%,治愈率 68.1%。

通过本临床观察,我们发现针刺推拿并用有温经散寒、通络止痛的功效。通过肩关节的等张运动可以改善肩部活动度并防止肩部肌肉萎缩。

第七节 泌尿系统疾病

泌尿系统疾病涉及肾脏、输尿管、膀胱和尿道,这些脏器均可发生疾病,并波及整个系统。

中医认为,肾藏精,为人体生长、发育、生殖之源,生命活动之根,故称先天之本。由于肾所藏之精是机体生长、发育和生殖的主要物质基础,因此肾的藏精功能减退,不仅可因精关不固而致遗精、早泄,还可由于精气不足而影响机体的生殖能力,导致阳痿、不育。

肾主水液,在调节人体水液平衡方面起着极为重要的作用。若肾中精气的蒸腾气化失司,可导致水液的运化障碍,出现水肿、癃闭等病证;肾与膀胱相通,若肾与膀胱的气化失司,水道不利,可导致小便频急、淋沥不尽、尿道涩痛的淋证。

本团队在前期临床研究表明,针灸能较明显地改善慢性非细菌性前列腺炎的小便频数、小便涩痛、小腹疼痛、会阴胀痛、前列腺压痛肿胀等临床症状和体征,结果如下。

慢性非细菌性前列腺炎

针灸治疗慢性非细菌性前列腺炎临床观察[63]

慢性非细菌性前列腺炎的定义为骨盆区疼痛或不适持续 3 个月以上,可伴不同程度的排尿或性生活方面症状,但不能证实尿路感染存在。目前,慢性前列腺炎是成年男性最常见的泌尿生殖系良性疾病,发病率为 35%～50%,这其中 90%～95% 属于慢性非细菌性前列腺炎。西医治疗慢性非细菌性前列腺炎常用舍尼通等花粉类提取物,但疗效尚不能令人满意。本课题组前期临床实践发现以祛湿通瘀补虚针刺法联合关元隔饼灸有一定疗效。

为了观察针灸治疗慢性非细菌性前列腺炎的疗效,我们设针灸组 30 例,采用针刺关元、次髎、阴陵泉、足三里、血海穴,结合隔饼灸关元穴治疗,与西药对照组(舍尼通)30 例作疗效比较,20 日为 1 个疗程。经检验,针灸、西药均能改善各项临床症状。其中,治疗组在小腹疼痛和会阴胀痛两项症状的改善方面优于对照组($P<0.01$)。治疗组白细胞计数(EPS－WBC)明显改善,并优于舍尼通对照组($P<0.01$)。治疗前后病症计分变化显示针灸治疗组疗效优于对照组($P<0.01$)。

本研究结果表明,针灸能较明显地改善慢性非细菌性前列腺炎的小便频数、小便涩痛、小腹疼痛、会阴胀痛、前列腺压痛肿胀等临床症状和体征,且针灸对会阴胀痛和少腹疼痛两项症状的改善效果优于对照组。针灸治疗和西药舍尼通均能降低前列腺液中的 EPS－WBC,但针灸组 EPS－WBC 的降低比对照组更明显。针灸和西药舍尼通对慢性非细菌性前列腺炎均有疗效,而总疗效比较,针灸组优于舍尼通组。现代研究也证明针灸有抗炎和抗变态反应、镇静止痛、扩张外周血管、改善微循环等作用,能较好地解除慢性非细菌性前列腺炎引起的腺管梗阻,有效地控制和消除炎症,使前列腺逐步恢复正常。

第八节　生殖系统疾病

　　不孕不育的医学定义为一年以上未采取任何避孕措施,性生活正常而没有成功妊娠。目前其发病率逐年上升,为了观察针灸治疗不孕不育的临床疗效,我们进行了临床研究。

一、不孕症

(一) 辨证针刺治疗不孕症临床随机对照研究[64]

　　不孕症是全世界共同关注的疑难病症。国家计划生育委员会(今国家卫生健康委员会)组织的全国计划生育与生殖健康抽样调查结果显示,我国原发性不孕症发生率高达 17.13%。亦有相关研究进行了区域性的不孕症患病率调查,结果显示这些地区的不孕症患病率从 0.19%～14.70% 不等,且城市地区患病率明显高于农村地区。随着生活水平的提高和医疗的现代化,现代女性的不孕症患病率并未下降,反呈明显上升趋势。

　　为了观察辨证针刺治疗不孕症的临床疗效,将 69 例不孕症患者随机分为治疗组(35 例)和对照组(34 例)。对照组予以促孕方口服,每日 1 剂,早晚分服。治疗组予以辨证针刺治疗,以曲泉、阴陵泉、地机、蠡沟、三阴交、足三里、子宫为主穴。观察治疗后妊娠情况、月经症状疗效及治愈时间。结果显示,治疗组、对照组妊娠率分别为 46.88% 和 34.38%。两组妊娠情况比较,差异无统计学意义($P > 0.05$)。治疗组、对照组月经症状总有效率分别为 87.50% 和 75.00%;组间月经症状疗效比较,差异无统计学意义($P > 0.05$)。疗程结束后,治疗组治愈时间比对照组较短,差异有统计学意义($P < 0.05$)。

　　本研究结果提示,辨证针刺治疗不孕症与中药疗法疗效相当,但治愈时间较短,尤其适合于那些无法使用药物治疗的患者,值得深入研究并推广应用。由于时间、条件等客观因素的限制,本研究还存在诸多不足之处,如样本量较小、临床观察时间较短、缺乏随访等,需要在今后的研究中进一步完善。

（二）针药结合补肾化痰活血法治疗多囊卵巢综合征不孕[65]

多囊卵巢综合征（polycystic ovary syndrome，PCOS）是引起无排卵性不孕的主要原因，在我国发病率高达 5%～10%，但 PCOS 患者经促排卵治疗纠正排卵缺陷后并不能相应地提高妊娠率，因其体内存在复杂的内分泌和代谢环境异常。针刺疗法具有独特的系统化调节途径，中医整体观、多靶点作用使其治疗该病存在一定优势，针药结合在改善 PCOS 患者内分泌代谢紊乱和受孕率方面都大有前景。

为了探究观察针药结合补肾化痰活血法治疗 PCOS 不孕的临床疗效，我们将 60 例 PCOS 不孕患者随机分为治疗组和对照组，每组 30 例。治疗组采用中医针刺联合中药治疗，对照组口服二甲双胍，2 组均治疗 24 星期。比较 2 组治疗后的妊娠率、2 组治疗前后体重、BMI、腰围、腰臀比、空腹血糖、空腹胰岛素及胰岛素抵抗指数 HOMA－IR。结果显示，治疗组妊娠率高于对照组（20%vs13.3%），但差异尚无显著性（$P > 0.05$）；2 组治疗后体重、BMI、腰围、腰臀比、空腹血糖、空腹胰岛素及 HOMA－IR 均较治疗前降低（$P < 0.05$），治疗组腰臀比、空腹胰岛素及 HOMA－IR 的改善情况明显优于对照组（$P < 0.05$）。

本研究结果提示，针药结合补肾化痰活血法在改善 PCOS 患者腹型肥胖方面显著优于二甲双胍，同时对患者 IR 的改善疗效也优于二甲双胍，可见中医针药结合补肾化痰活血法治疗 PCOS 具有其独特的优势。但目前研究结果显示在妊娠率的改善上仍然有限，可能与样本量偏少、观察周期较短有关，拟进一步观察该治法的远期疗效、探索该治法的具体作用机制。

二、不育症

（一）针药并用对改善男性不育患者精液质量的影响[66]

精液异常是精子数量减少、活动力低下、畸形率增高及精液液化不良等症的总称，也是引发男性不育最重要的因素之一，属男科难治病症。近年来由于全球环境的污染，受大量环境激素的侵害，以及社会日渐激烈的竞争导致精神长期紧张压抑等因素，男性精液质量呈大幅下降趋势，精液异常不育症的发病率明显上升。针药并用目前已逐渐被人们所重视，大有成为主流之势。

为了探究针药并用对改善男性不育患者精液质量的影响，我们将 37 例精液异常不育症的患者分为针灸加中药组（25 例）和针灸加西药组（12 例），针灸治疗取穴关元、大赫(双侧)、三阴交(双侧),以低频电针配合药饼灸的方法,针灸加中药组同时服用中药二仙汤水泛丸,针灸加西药组则口服枸橼酸克罗米芬,治疗 1 个疗程后,对两组患者治疗前后临床症状、精液常规指标和血中睾酮(T)、卵泡刺激素(FSH)、黄体生成素(LH)水平进行对比,通过统计学的方法观察治疗前后的变化情况及两组之间的疗效差异。结果显示,针灸加中药组疗效显著高于针灸加西药组($P < 0.05$),针灸加中药组患者治疗前后精液常规在密度、1 h 后存活率、活力得分、正常形态率上均有改善($P < 0.05$),针灸加西药组除精液量治疗后减少($P < 0.05$),其余各项变化均无统计学差异。治疗前后激素水平对比针灸加西药组 T、LH 均有显著升高($P < 0.05$),FSH 也有升高,但差异无统计学意义。而针灸加中药组三项指标变化均不明显。

本次研究结果提示,针灸与药物相互作用是一个复杂的生物学过程,疗效并不是两者的简单相加。本次试验采用的检测指标虽然直观,但是对精子的受孕能力以及治疗的作用靶点不能很好地反映,应在今后的研究中加以探讨。

(二) 针药结合治疗男性不育症的临床疗效观察[67]

精液异常是导致男性不育的主要因素之一,包括精子数量减少、活力低下、畸形率增加和精液液化不良。全球环境污染的加剧、环境激素的危害和长期的精神压力导致精液质量急剧下降,不育率显著增加。

为了观察针药结合治疗男性不育的临床疗效,将 37 例精液异常的男性不育患者随机分为两组:针药联合组(观察组,$n = 25$)和针刺联合口服克罗米芬胶囊组(对照组,$n = 12$)。然后分别观察两组治疗前后的临床症状、精液常规指标、T、FSH 和 LH 的变化。结果:针药联合组疗效明显优于针刺结合西药口服组($P < 0.05$)。治疗后,观察组精子密度、1 h 存活率、活力评分及正常形态率均有所改善($P < 0.05$),而对照组除精液量减少外,其余均无统计学差异($P < 0.05$)。此外,治疗后对照组 T、LH 值明显升高($P < 0.05$);尽管 FSH 升高,但没有统计学差异。观察组 T、LH、FSH 无明显变化。

本研究结果表明,针灸与药物的相互作用是一个复杂的生物学过程,疗效并非两者简单的相加。本次检测所采用的检测指标虽然直观,但不能反映精子的生育能力和治疗目标,应在今后的研究中加以探索。

第九节　皮　肤　病

┿┈┿┈┿┈┿┈┿┈┿┈┿┈┿┈┿┈┿┈┿┈┿┈┿┈┿┈┿┈┿┈┿┈┿┈┿┈┿

　　皮肤病是发生在皮肤和皮肤附属器官疾病的总称。皮肤是人体最大的器官，皮肤病的种类不但繁多，多种内脏发生的疾病也可以在皮肤上有表现。不仅影响健康，也影响美观。目前皮肤病治疗使用最多的是外用药。如果外用药选择或使用不当，往往无效，甚至使病情加重。

　　针灸治疗皮肤病常取得不错疗效，在治疗带状疱疹及后遗症方面方法多样，且疗效显著。我们采用麦粒灸治疗急性期带状疱疹进行临床研究，报道如下。

┿┈┿┈┿┈┿┈┿┈┿┈┿┈┿┈┿┈┿┈┿┈┿┈┿┈┿┈┿┈┿┈┿┈┿┈┿┈┿

带状疱疹

麦粒灸治疗急性期带状疱疹 40 例疗效观察[68]

　　带状疱疹是临床常见的病毒性皮肤病，以疼痛、皮肤发疹为主要表现。血清学研究表明，在普通人群中带状疱疹病毒的携带率高达 95％。带状疱疹常给患者带来极大痛苦，即使正规足疗程的治疗，仍有较高的后遗神经痛发病率，以致疼痛迁延难愈。临床上，阿昔洛韦联合卡介菌多糖核酸注射液是带状疱疹急性期常用的治疗方案，但多见胃肠道反应合并有一定程度的肾损害可能，且易出现后遗神经痛及瘢痕。本课题组临床实践发现，艾灸可以温通经脉，活血通络，从而起到"通则不痛"之止痛效果，同时艾灸还能提高机体的免疫功能以达到抗病毒的效果，而麦粒灸以艾炷小且可多灸的特点，配合外涂湿润烧伤膏保护皮肤防止烫伤，从而达到治疗较大面积皮疹且不留瘢痕的目的。

　　为了观察麦粒灸治疗急性期带状疱疹的临床疗效，我们将 65 例患者随机分为治疗组 40 例和对照组 25 例，分别采用麦粒灸与阿昔洛韦加卡介菌多糖核酸治疗。结果表明：治疗组总有效率 100％，痊愈率 77.5％；对照组总有效率 92％，痊愈率 36％，组间对照两组疗效有明显差异（$P<0.01$）。在起效时间上，治疗组明显快于对照组（$P<0.01$）。

本观察结果提示,针对急性期带状疱疹的治疗,麦粒灸疗程短,起效快,止痛效果好,不易出现后遗神经痛及瘢痕,在疗效与起效时间上明显优于阿昔洛韦加卡介菌多糖核酸注射液的对照组。从而表明麦粒灸对治疗急性期带状疱疹具有很好的疗效,值得进一步深入研究与推广。

第十节　肛肠类疾病

在肛肠类疾病中,术后疼痛常常影响患者术后恢复,影响患者生活质量,但是止痛药可能会造成一些不良反应。因此,我们常用针灸来防治痔疮术后疼痛,取得较好临床疗效。

痔疮术后疼痛

(一)针刺防治混合痔剥扎术后疼痛临床研究[69]

痔疮是临床中常见的肛肠疾病,由于便秘、久坐、妊娠子宫压迫等因素导致肛垫病理性肥大、肛周皮下血管丛血流瘀滞形成团块。手术是治疗痔疮的重要方式,混合痔剥扎术后患者极易引发水肿、肛门坠胀等并发症,给患者带来疼痛。临床术后多使用吲哚美辛栓消炎镇痛,但效果尚不理想。研究表明针刺治疗可以有效促进血液循环、清热解毒,减轻患者术后疼痛。

为观察针刺用于防治混合痔剥扎术后疼痛的临床疗效,我们选取行混合痔剥扎术的患者 80 例,随机分为试验组和对照组。对照组予以吲哚美辛栓术后纳肛,试验组予以针刺治疗。对比两组患者治疗前及治疗 1 星期后的主要症状评分、VAS 评分、主要症状消失时间。结果显示:两组患者治疗 1 星期后的水肿、肛门坠胀和疼痛评分显著低于治疗前($P < 0.05$);试验组治疗 1 星期后的水肿、肛门坠胀和疼痛评分显著低于对照组($P < 0.05$)。两组患者治疗后 1 日、3 日、5 日、7 日的 VAS 评分显著低于前一时间点($P < 0.05$);试验组治疗后 1 日、3 日、5 日、7 日的 VAS 评分显著低于对照组同一时间点($P < 0.05$)。试验组的水肿、肛门坠胀和疼痛消失时间显著短于对照组($P < 0.01$)。

本观察结果表明,针刺治疗混合痔剥扎术后患者具有显著的临床疗效,有效减轻患者术后疼痛症状,缩短水肿、肛门坠胀消失时间,减少止痛药物用量,减少并发症的发生,安全性较高。

(二) 电针八髎穴治疗肛肠术后疼痛和术后恢复的疗效观察[70]

肛肠疾病是常见病与多发病,主要包括混合痔、肛瘘、肛裂等病。手术是其主要的治疗方式,但由于肛周神经丰富,术后疼痛较为显著。术后肛肠切口由于创面水肿、排便污染或渗出物的覆盖等各种因素,极易导致尿潴留并发症的发生,严重影响患者的生活质量。临床上常用氨酚羟考酮等药物治疗,但其维持时间较短,且极易出现恶心、头晕等不良反应。本课题组临床实践发现,电针八髎穴具有起效快、维持时间长、不良反应少的特点,并能有效缓解术后尿潴留和创缘水肿。

为观察电针八髎穴治疗肛肠术后疼痛的临床疗效以及患者术后恢复情况,我们选取 2013 年 8 月—2014 年 6 月在我院行肛肠病手术患者 100 例,采用随机方法将患者分为试验组(采用电针八髎穴治疗)和对照组(用氨酚羟考酮来治疗)各 50 例,观察两组的临床疗效。结果显示:试验组术后 1 h、2 h、4 h、12 h、24 h VAS 评分低于对照组,差异有统计学意义($P < 0.05$),而术后 48 h、72 h VAS 评分与对照组比较,差异无统计学意义($P < 0.05$);试验组术后 24 h 尿潴留发生率低于对照组,差异有统计学意义($P < 0.05$);试验组术后创缘水肿发生低于对照组,两组术后创缘水肿发生差异有统计学意义($P < 0.05$);对照组术后有 8 例患者出现恶心症状,1 例出现头晕症状,而试验组术后未出现不良反应症状。

本观察结果提示,对肛肠疾病手术后患者采用电针八髎穴进行治疗具有较好的镇痛效果,减轻患者的疼痛,具有起效快,维持时间长,降低近远期不良反应的发生率,安全性较高的特点,且对术后尿潴留和创缘水肿有较好的缓解作用,值得在临床上进一步推广与使用。

第十一节 妇 科 疾 病

女性生殖系统的疾病即为妇科疾病,包括外阴疾病、阴道疾病、子宫疾病、输卵管疾病、卵巢疾病等。妇科疾病是女性常见病、多发病。但由于许多人对妇科疾病缺乏应有的认识,缺乏对身体的保健,加之各种不良生活习惯等,使生理健康每况愈下,导致一些女性疾病缠身,且久治不愈,给正常的生活、工作带来极大的不便。

针灸对于妇科常见的月经病,比如经期提前、经期延迟、闭经、痛经,还有多囊卵巢综合征、子宫肌瘤、子宫腺肌病等妇科疾病都有较好的治疗效果。我们对于子宫肌瘤、痛经、更年期综合征采用针灸进行了临床研究,均取得较好的临床疗效。

一、子宫肌瘤

(一)"四穴八针"针刺法治疗子宫肌瘤的临床观察[71]

子宫肌瘤又称子宫平滑肌瘤或子宫纤维瘤,是女性生殖系统最常见的良性肿瘤。可引起子宫内异常出血、盆腔压迫症状及疼痛,并影响生育能力,也是临床子宫切除的首要原因。本病症状明显时可采用性激素类药物进行治疗,但此类药物不良反应较常见;手术切除治疗对于生育期妇女而言,并不是理想的选择。本课题组临床实践发现,"四穴八针"针刺法治疗子宫肌瘤在解郁调气、活血通络方面优势显著。亦有相关研究认为,子宫肌瘤越早针刺治疗,疗效越好。

为了观察"四穴八针"针刺法治疗子宫肌瘤的临床疗效。我们将 98 例子宫肌瘤患者分为治疗组(50 例)和对照组(48 例)。对照组仅临床观察、随访,治疗组予"四穴(足三里、阴陵泉、地机、三阴交)八针"针刺治疗。两组疗程均为 3 个月,观察临床疗效、主要症状体征积分及瘤体体积的变化情况。结果显示:① 治疗组、对照组总有效率分别为 76%和 4.17%;组间临床疗效比较,差异有统计学意义($P < 0.05$)。② 治疗前后组内比较,治疗组瘤体体积差异有统计学意义($P < 0.05$),对照组差异无统计学意义($P > 0.05$)。组间治疗前后瘤体体积差值比较,差异有统计学意义($P < 0.05$)。③ 治疗前后组内比较,治疗组症状体征总分及各分项评分差异有统计学意义($P < 0.05$),对照组症状体征总分及各分项评分差异无统计学意义($P > 0.05$)。组间治疗后比较,症状体征总分及各分项评分差异有统计学意义,治疗组明显低于对照组($P < 0.05$)。

本观察结果提示,"四穴八针"针刺法治疗子宫肌瘤的临床疗效满意,可显著改善患者临床症状体征,缩小瘤体。此法仅取阴陵泉、足三里、地机、三阴交四个穴位,针刺穴位少而精,采用平补平泻法,方法简单易于掌握,且患者易于接受,依从性较强,故而值得临床推广。

（二）针刺治疗子宫肌瘤的疗效观察[72]

子宫肌瘤（myoma of uterus）是子宫平滑肌瘤的简称。笔者采用针刺方法治疗子宫肌瘤 30 例,现报道如下。

为了观察针刺治疗子宫肌瘤的疗效,我们对 30 例子宫肌瘤患者进行针刺前后临床症状、子宫体及子宫肌瘤体积的比较。结果显示,治愈 3 例,显效 19 例,有效 4 例,无效 4 例,总有效率为 86.7%。针刺前后子宫体及肌瘤体积有显著差异（$P < 0.05$）。

本研究显示针刺治疗子宫肌瘤有一定的疗效,对需要保留生育功能的年轻患者是一种理想选择。子宫肌瘤的病因尚不明了,多数医家认为与长期大量雌激素的作用有关。中医学认为子宫肌瘤属"癥瘕""积聚"的范畴,又有"肠覃""石瘕"之称。针刺足三里还具有降低血黏度、改善微循环作用。三阴交乃为血证要穴,除提高机体免疫功能之外,还具有很强的活血化瘀作用。阴陵泉具有健脾化湿、益气统血之效,研究证实该穴在活血化瘀方面具有相对特异性。地机为足太阴脾经的郄穴,具有和脾理血之功,为妇科病常用之穴。四穴相合共奏益气通络、活血化瘀之效。

二、原发性痛经

以地机为主穴针刺治疗原发性痛经 30 例[73]

痛经为伴随月经的疼痛,表现为月经前后或行经期出现腹痛,多伴有腰酸、下腹坠胀或其他不适,而原发性痛经是指无盆腔器质性病变的痛经。原发性痛经在我国有较高的发病率。1980 年抽样调查显示,我国妇女痛经发病率为 33.19%,其中原发性痛经占 36.06%,严重影响工作者占 13.55%。临床上常用布洛芬进行止痛,但布洛芬具有一定的肝肾毒性,同时对胃肠道有一定刺激,且治标不治本,并不是最佳选择。本课题组前期临床实践表明针刺地机穴治疗本病具有一定疗效。

为了观察以地机为主穴针刺治疗原发性痛经的临床疗效,我们将 60 例患者随机分为治疗组（30 例）和对照组（30 例）,治疗组以地机穴为主穴结合辨证取穴治疗,对照组口服布洛芬;两组均连续 3 个月经周期为 1 个疗程,观察症状体征积分变化情况,疗程结束 3 个月后统计临床疗效。结果治疗组、对照组总有效率分别为 96.7%、70.0%;组间临床疗效比较,差异有统计学意义（$P < 0.05$）。两组

治疗后症状体征积分均明显减少($P<0.05$);组间治疗后及差值比较,差异均有统计学意义($P<0.05$)。

针刺治疗原发性痛经有简、便、廉、效、无不良反应等优点。本病患者多为年轻女性,易紧张且较惧怕疼痛,而以往的针刺治疗取穴较多,患者难以接受,致使患者依从性差。地机为脾经的郄穴,是脾经经气所深聚的地方,是治疗月经的关键穴。同时,地机穴又是血中气穴,行气活血作用较强,止痛效果显著,是治疗痛经的要穴。因此本研究只选用地机穴和一个辅助穴位,患者较易接受,在临床上大大提高了患者的依从性。且本研究证实,以地机穴为主针刺治疗原发性痛经,疗效明显好于药物治疗,且简便安全,患者依从性好,易于临床推广。

三、更年期综合征

针刺治疗女性更年期综合征的临床研究[74]

更年期综合征是一种妇科的常见病、多发病,指妇女由育龄期过渡到老年期,因卵巢功能衰退直至消失,引起内分泌失调和自主神经功能紊乱而导致的一系列临床症状,中医称之为"经断前后诸证"。目前西医治疗仍无满意的疗效。为此,我们对不同证型的女性更年期综合征患者进行了针刺治疗观察,并对其作用机制进行了初步探讨。

为了观察针刺治疗女性更年期综合征的疗效,本研究依据中医治疗本病以肾为主的法则,取关元、中极、子宫、三阴交为主,治疗女性更年期综合征 30 例。结果发现,针刺治疗本病总有效率为 90%,其中显效率 57%,有效率 33%。并且发现针刺后患者的血清内分泌激素较针刺前有明显的改变($P<0.05$)。

本研究初步认为针刺对机体的神经内分泌系统可起到综合的调节作用;可以使紊乱的自主神经内分泌功能重新恢复到稳态,从而消除或减轻女性更年期的各种临床症状。

第十二节 儿 科 疾 病

五软、五迟,中医病名。五迟是指立迟、行迟、语迟、发迟、齿迟;五软是指头项软、口软、手软、足软、肌肉软,均属于小儿生长发育障碍病证。西医学上的脑发育不全、智力低下、脑性瘫痪、佝偻病等,均可见到五迟、五软证候。五迟以发育迟缓为特征,五软以痿软无力为主症,两者既可单独出现,也常互为并见。多数患儿由先天禀赋不足所致,证情较重,预后不良;少数由后天因素引起者,若症状较轻,治疗及时,也可康复。

针灸对于五迟五软的治疗,常可采用穴位刺激、穴位埋针及头皮针等方法,达到健脑、促进生长发育的作用。我们在儿童注意力、脑瘫等疾病进行了一系列的临床研究,现将结果报道如下。

一、儿童注意力

经皮穴位电刺激足三里穴对儿童注意力的影响[75]

注意力作为基本的认知功能存在于多个认知功能过程中,在大脑活动中尤为重要。注意力在儿童的学习过程中无处不在,学习过程如果没有注意力的参与,就不可能有对学习内容的感觉、知觉、记忆和思维。目前,临床上求治者以由注意力缺陷多动障碍、脑性瘫痪、智力障碍等病引起的儿童学习障碍居多。事实上,在儿童的学习过程中,很多儿童尚未达到上述疾病的诊断标准,仍然存在着记忆力不理想、注意力难以集中等问题。研究证明,穴位刺激可以调节和改善认知功能,而经皮穴位电刺激(transcutaneous electrical acupoint stimulation, TEAS)则综合运用了中医针灸疗法和物理电刺激疗法,具有安全无创、简捷方便有效的特点。

为了探究经皮穴位电刺激足三里穴对儿童注意力的影响,我们将 56 位儿童随机分为对照组(29 例)和观察组(27 例)。两组均取儿童双侧足三里与足跟非穴处,观察组进行经皮穴位电刺激,刺激频率为 1~2 Hz,波形使用疏密波,刺激强度峰值电流 3 mA。对照组不接通电流以行假刺激。两组均每日进行 1 次,每次 30 min,共 8 次。观察两组干预前后注意力网络总反应时及三项注意力网络效率(警觉网络效率、定向网络效率和执行控制网络效率)的变化情况。结果显示,干预后,观察组总反应时较干预前显著缩短($P < 0.05$),对照组总反应时缩短不明显($P > 0.05$),干预后,观察组总反应时较对照组显著缩短,具有统计学意义($P < 0.05$)。干预后,观察组警觉网络效率显著提高,警觉任务的效应时间显著延长,具有统计学意义($P < 0.05$);对照组警觉网络效率提高不明显($P >$

0.05)。两组干预前后定向网络效率无显著提高($P>0.05$)。干预后,观察组执行控制网络效率显著提高,解决冲突任务的反应时缩短,具有统计学意义($P<0.05$);对照组执行控制网络效率提高不明显($P>0.05$);观察组执行控制网络效率较对照组缩短,具有统计学意义($P<0.05$)。

本研究结果提示,经皮穴位电刺激足三里穴可以激活脑的大部分区域,增加去甲肾上腺素及多巴胺含量,通过对神经递质系统的调节作用,能帮助提高儿童注意力网络的警觉和执行控制效率。

二、脑瘫

(一) TCD 观察头皮针疗法对脑瘫患儿脑部血流动力学的影响[76]

小儿脑瘫是由于染色体异常、宫内感染、早产、难产、窒息等导致婴儿脑缺血、缺氧或由高热抽搐、脑震荡、脑积水等原因引起的疾病,是儿科较常见的疑难病症。主要表现为肢体运动功能的障碍,并多伴有神经精神改变和语言、视力及智力障碍。近年来,虽然运用头皮针治疗该疾病获得较显著的疗效,但机制尚不清楚。

为了探究头皮针治疗小儿脑瘫的机制,本文采用经颅多普勒检测(TCD)对31 例治疗有效的脑瘫患儿进行了头皮针治疗前后脑部血流动力学变化的观察,结果显示,右侧大脑中动脉的平均血流速度在针刺前为 97.135 ± 4.843,针刺后为 105.117 ± 5.454,$P<0.05$;左侧大脑中动脉的平均血流速度在针刺前为 98.561 ± 4.064,针刺后为 106.602 ± 4.297,$P<0.01$;右侧大脑前动脉的平均血流速度在针刺前为 80.525 ± 3.379,针刺后为 80.157 ± 3.647,$P<0.05$;左侧大脑前动脉的平均血流速度在针刺前为 80.157 ± 3.379,针刺后为 87.044 ± 3.383,$P<0.05$;右侧颈内动脉中末端的平均血流速度在针刺前为 82.790 ± 4.357,针刺后为 87.787 ± 4.385,$P>0.05$;左侧颈内动脉中末端的平均血流速度在针刺前为 79.944 ± 4.228,针刺后为 85.912 ± 4.754,$P>0.05$;基底动脉的平均血流速度在针刺前为 65.213,针刺后为 65.861 ± 3.292,$P>0.05$。

经过统计学处理,可以认为头皮针可加快大脑部分动脉的血流速度,增加脑部的供血供氧,从而促进大脑中枢神经系统的发育,提高智力,改善肢体的运动功能,并初步揭示了头皮针治疗脑瘫的部分机制,尤其是对大脑中动脉、大脑前动脉的血流动力学影响更为明显,大脑中动脉、大脑前动脉的平均血流速度均有显著提高($P<0.05$)。至于颈内动脉中末端、基底动脉的血流动力学改变不明显($P>0.05$),尚不能定论,可能系脑瘫之机制所致,亦可能由于例数少所致,或者可能与针刺选穴有关,具体机制需要进一步探究。

（二）头皮针结合关刺、恢刺、毛刺治疗脑瘫[77]

小儿大脑瘫痪是婴儿和儿童较为多见的综合征,发生原因很多,主要是分娩时产伤所引起颅内出血或颅内损伤。亦有分娩时,直接或间接原因引起胎儿或新生儿窒息造成脑缺氧,引起脑部中枢神经系统损害,常多见运动功能障碍,神经精神改变,语言、视力和智力发育障碍,中医学称五迟、五软、五硬。我们对32例应用头皮针加关刺、恢刺、毛刺综合治疗,以提高脑组织供血和调节机体运动系统的潜能,达到解除肌肉挛缩,提高智力,现将临床资料报告如下。

对于硬瘫患者,上肢的拘急挛缩应循照经络手阳明大肠经、手太阳小肠经、手少阳三焦经穴位,下肢则循照足厥阴肝经、足太阴脾经、足阳明胃经、足少阳胆经穴位以恢刺、关刺,达到松弛拘急挛缩,功能恢复。软瘫患者则以肌肉萎缩区域邻近之穴毛刺为主,用毫针轻轻点刺肌肉萎缩处皮肤,不入分肉,不留针,在胸神经、腰神经及颈丛和臂丛区域邻近之穴支配之肌肉起止点处循照督脉经、膀胱经第一、第二侧线,起到对躯干每一脊神经后根和神经节的纤维分布的皮肤区域间接作用从而恢复坐和站的能力。头针治疗则取运动区、足运感区、语言二区、语言三区、智力区。以45°角斜刺进入头皮下组织。每隔15 min捻转1次,留针1 h。治疗结果显示治愈5例,占16%;显效10例,占31%;有效16例,占50%;无效1例,占3%。

运用关刺、恢刺、毛刺,可使四肢拘挛较重的脑瘫患者避免手术治疗之痛苦,对于手术后运动功能未恢复者也可取得补偿的机会,达到疗效,因此比单纯采用头皮针治疗脑瘫有进步。但对待脑瘫婴儿应坚持三早,即早诊断,早治疗,早期对运动、功能和智力、语言的训练尤为重要。

（三）头皮针结合水针治疗小儿脑瘫[78]

小儿脑瘫是儿科较多见的疑难病症,多由染色体异常、宫内感染、早产、难产、窒息所致婴儿脑缺血缺氧,或由高热抽搐颅脑受伤、脑积水等引起脑部中枢神经系统损害。主要表现为肢体运动功能障碍,神经精神改变,语言、视力和智力障碍。中医属五迟、五软、五硬范围。近年来,以头皮针为主,结合水针对48例脑瘫患儿进行了治疗,现将临床资料报告如下。

头皮针取运动区、足运感区、智力区、语言二区、语言三区。快速进针,横刺5～8分深,与皮肤成15°角,每隔15 min,捻转数秒钟,然后留针1 h。水针用5 ml注射器抽取云南灯盏花注射液10 mg,胞磷胆碱0.25 g。软瘫患儿取仰卧位,足三里穴皮肤常规消毒后,分别注射两侧足三里穴各2 ml混合液。硬瘫患儿取俯卧位,承山穴皮肤常规消毒后,分别注射两侧承山穴各 2 ml 混合液。初期每日 1 次,2 个月后隔日 1 次。3 个月为 1 个疗程,共 2 个疗程。治疗结果显示治愈 8 例,占 17%;显效 16 例,占 33%;好转 22 例,占 46%;无效 2 例,占 4%。

脑性瘫痪是脑部病变所引起的运动障碍,头皮针见效快,大致 1~2 个疗程即能见效。应用 TCD 观察了针刺前后脑血流速度的变化,针刺后能增加大脑血流,改善大脑皮层缺血状态,提高大脑供血供氧,促进大脑中枢神经系统的发育,提高智力和大脑功能的健全,促进肢体运动功能的改善。弛缓性瘫痪及运动性失语即软瘫,预后较好。癫痫样发作与四肢痉挛畸形即硬瘫,预后较差。云南灯盏花注射液是较强的活血化瘀药。胞磷胆碱具有营养脑细胞的功能。患儿后期进步较慢,配合穴位注射,可以提高疗效。

（四）头针疗法对脑瘫患儿脑血流影响的 TCD 检测[79]

脑性瘫痪(cerebral palsy,CP)是出生前到出生后 1 个月内非进行性脑损伤所致的综合征。我国发病率在 1.8%~4%,是儿童主要的致残疾病之一。许多文献曾报道中医能够治疗该病,但其疗效评价一般都局限在临床症状的观察方面。本文采用彩色经颅多普勒超声测量仪(TCD)检测头针治疗前后脑血流的改变,试图在 CP 治疗疗效评估方面提供客观的检测手段。

为研究头针疗法对脑瘫患儿脑血流的影响,我们随机选择 42 例患儿于头针治疗前后做 TCD 检查,结果发现治疗后大脑前、中、后动脉及椎基底动脉的收缩峰流速(Vs)、舒张期末流速(Vd)、平均流速(Vm)均有不同程度的增加,与治疗前比较,$P < 0.01$。说明大多数患儿脑动脉血流流速均有不同程度的增加。现代医学认为,当血压稳定,血管内径不变时,血流速度加快即表明血流量增加。头针针刺使局部血流加速、脑动脉血流加快,即增加了脑循环的血流量,从而可改善其组织缺氧和能量代谢,起到健脑作用。

本项观察表明,头针治疗后即刻 TCD 检测大脑各动脉血流流速的增加,可作为 CP 患儿疗效观察的检测指标之一。由于 TCD 检测无创伤性,操作简便,能对患儿进行长期连续的动态观察,更能早期监测和提供其他技术所检测不到的血流动力学的变化数据。

（五）头针治疗小儿脑性瘫痪[80]

小儿脑瘫是由于出生前后或出生过程中多种原因造成脑部病变而引起的运动功能障碍,多伴神经精神改变,语言、视力、听力和智力障碍,属中医学"五迟""五软""五硬"范畴。在临床治疗过程中,发现头皮针对小儿脑瘫确有较明显疗效。本研究将头皮针治疗脑瘫 18 例总结如下。

本研究选取病例共 18 例,其中男孩 16 例,女孩 2 例;年龄最大 5 岁,最小 10 个月;患者因生产过程中窒息 4 例,吸入羊水窒息 1 例,产伤 2 例,产后高热引起 1 例,产后因脑血管畸形而致出血引起者 3 例,其他原因 7 例。头针针刺区域选足运感区、运动区、语言 2 区、语言 3 区、智力区(百会穴向后透刺 50 mm)用快速捻转法。隔日或每日 1 次,留针 1 h 以上,90 日为 1 个疗程。

治疗结果表明:18 例中,治愈 5 例,占 28%;显效 3 例,占 17%;有效 9 例,占 50%;无效 1 例,占 5%。总有效率为 95%。

小儿脑瘫主要特点是脑部病变引起的运动功能障碍,多伴精神和神经改变,因此也为治疗确定了方向。运动发育与肌肉发育,尤其与中枢神经系统发育有密切关系,而运动发育反过来又影响大脑的中枢神经系统发育。语言是人类特有的一种高级神经活动形式,即第二信号系统,语言的发育使小儿高级神经活动进入了一个质变阶段,在语言影响下改变了小儿认识过程的特性。针刺运动区、足运感区、语言 2 区、语言 3 区,正是促进小儿运动及语言功能的发育。从现代医学理论来看,智力开发能促进大脑皮质功能发育,而分析综合能力的稳定就可以使患儿利用第二信号系统来形成条件反射,而且大脑功能的健全,又可进一步促进运动功能的改善。从临床治疗观察来看,患儿往往是对事物理解、认知出现先于语言的出现,并且当这种对事物理解、认知出现后,患儿独立或行走等运动功能会较前有较大改变。由此可见,以上诸区配合针刺,的确能起到改善运动功能,增进智力发育的作用。另外,我们发现,若患儿在针刺治疗同时,配合推拿,可加快运动功能的恢复。若患儿能独立行走,但行走时双下肢迈步很小,跨不开步,则可能是内收肌挛缩,会造成腓肠肌痉挛,这就必须手术治疗,否则就会影响小儿运动功能锻炼。

第十三节　癌　症　管　理

目前癌症的发病率越来越高,西医常采用放化疗,但是副作用明显。越来越多患者接受替代疗法治疗。针灸就是其中之一。我们前期针对癌症相关疾病进行了大量临床研究,报道如下。

一、癌痛

针药并用治疗中重度癌性疼痛的临床研究[81]

世界卫生组织（WHO）相关统计表明,全世界每年有超过 1 000 万的新发癌症患者,50％癌症患者和约 75％晚期恶性肿瘤患者都伴有疼痛,其中 30％为中、重度疼痛,全世界约有 1/3 癌痛治疗不足,癌痛未能良好地控制是普遍现象。目前治疗癌痛多遵循 WHO 三阶梯止痛疗法,但癌痛未能良好控制是普遍存在的现象,表现为起效慢、镇痛不全、止痛持续时间短等,止痛药的诸多副作用也是癌痛控制不理想的因素之一。

为了观察电针配合止痛药物治疗中重度癌性疼痛的疗效,我们将 47 例中、重度癌性疼痛患者分为药物组（23 例）和针药组（24 例）。药物组口服止痛药,起始剂量为中度疼痛（4≤NRS 评分≤6）者口服氨酚羟考酮（泰勒宁）5 mg,每日 3 次;重度疼痛（7≤NRS 评分≤10）者口服硫酸吗啡控释片（美施康定）10 mg,每 12 h 1 次。针药组在药物组治疗的基础上加针刺治疗,主穴取合谷、内关、足三里、三阴交,配穴取相应病变脏腑的背俞穴、募穴、郄穴,行平补平泻法,得气后接电针采用疏密波（4/20 Hz,周期 6 s）,强度以患者耐受为宜,留针 30 min,每日治疗 1 次。治疗 1 星期后观察患者 NRS 评分及外周血内啡肽含量变化情况。结果显示针药组完全缓解率为 69.6％,高于药物组缓解率 54.2％（$P > 0.05$）;针药组平均起效时间较药物组短,且具有统计学意义（$P < 0.05$）;针药组治疗后外周血内啡肽含量较药物组含量高,具有统计学意义（$P < 0.05$）。

本研究发现针药并用控制中重度癌痛疗效显著,镇痛全,起效快,持续时间长,可减少癌痛患者痛苦;另外针灸价廉,操作简便,也无成瘾等副反应,故临床中易为患者接受,有较高的实用价值。

二、大肠癌

（一）针刺治疗对大肠癌化疗患者骨髓抑制及生存质量的影响[82]

随着全球经济的发展和生活方式的转变,大肠癌的发病日益增多,一项全球恶性肿瘤发病率排行中,大肠癌位列第三位。鉴于大肠癌的高发病率及预后不良,其治疗方法成为学界探索的热点。化学疗法即化疗,是治疗大肠癌最重要的方法之一。然而,由于化疗药物的特异性较低,在抑制、杀伤肿瘤细胞的同时,几乎所有化疗药物对正常细胞和组织都有一定的毒性作用,尤其是其骨髓抑制、消化道毒性、神经毒性、免疫抑制、脱发、肝肾功能受损等全身毒副反应,一直困扰着患者,对患者的生理和心理健康都具有较大的负面影响,严重降低了患者的生存质量,以致使患者的依从性降低,影响后续治疗。

为了探讨针刺治疗对大肠癌化疗患者骨髓抑制及生存质量的影响,我们将63例大肠癌患者随机分为对照组(31例)和治疗组(32例)。两组患者均给予FOLFOX4方案:奥沙利铂 85 mg/m^2 + 亚叶酸钙 200 mg/m^2 + 5 - 氟尿嘧啶 400 mg/m^2,药用途径均为静脉滴注维持 2 h,续予 5 - 氟尿嘧啶 600 mg/m^2 静脉推注,连续化疗 2 日。治疗组患者在化疗基础上同时采用针刺穴位治疗。取气海、关元、双侧足三里、双侧内关,直刺 1.0～1.2 寸,施平补平泻手法,以得气为度,留针时间为 30 min,每日 1 次。针刺治疗从化疗第一日开始,共 5 日。观察两组患者的骨髓抑制情况,采用 Karnofsky 功能状况(KPS)评分及肿瘤患者生存质量(QOL)评分评价患者的生存质量。结果表明,化疗后两组患者的白细胞、中性粒细胞、血小板计数水平较化疗前均明显降低,具有统计学意义($P<0.05$),且治疗组患者的白细胞计数水平明显高于对照组,具有统计学意义($P<0.05$)。化疗第三日、第五日,两组患者的 KPS 评分比较,差异均具有统计学意义($P<0.05$),治疗组患者化疗后的功能状况优于对照组。化疗后,两组患者的 QOL 评分较化疗前均明显降低,具有统计学意义($P<0.05$),且治疗组患者的 QOL 评分高于对照组,具有统计学意义($P<0.05$)。

本研究发现,针刺治疗能够减轻大肠癌患者化疗后的白细胞降低程度,并在改善患者健康功能状况及生存质量方面有一定优势,从而提高了患者对化疗的依从性及耐受性。

(二)针刺治疗对大肠癌化疗患者胃肠道毒副反应的疗效[83]

大肠癌是临床上常见的消化道恶性肿瘤,结肠癌和直肠癌是大肠癌中最常见的类型,2005 年我国学者对大肠癌发病部位的统计发现,直肠癌、结肠癌的发病比例分别为 66.9%、30.5%。鉴于大肠癌的高发病率及预后不良,其治疗方法日渐增多,化学药物治疗是目前治疗大肠癌最重要的方法之一。然而,化疗药物作为治疗手段是把双刃剑,一方面可遏制肿瘤细胞的增长,另一方面对人体健康具有一定的伤害力,即具有一定的毒副反应。化疗药物的毒副反应包括许多方面,其中以胃肠道毒副反应最为常见。

为了探究针刺治疗对大肠癌化疗患者胃肠道毒副反应的疗效,我们选择大肠癌(包括结肠癌和直肠癌)患者 63 例,随机分为对照组 31 例和治疗组 32 例。

所有患者均给予一线大肠癌化疗方案治疗,对照组患者在化疗前 30 min 给予盐酸托烷司琼注射液静脉滴注,治疗组患者在化疗前 30 min 给予盐酸托烷司琼注射液静脉滴注,同时采用针刺穴位治疗。观察周期为 5 日。观察两组患者化疗后的消化道毒副反应,比较两组患者的呕吐持续日数及追加止吐药剂量。结果显示,化疗第一日,两组患者的呕吐、恶心程度比较,差异无统计学意义($P >$ 0.05);化疗第二日至第五日,两组患者的呕吐、恶心程度比较,差异均有统计学意义($P < 0.01$,$P < 0.05$),治疗组患者的呕吐、恶心程度较对照组明显减轻。两组患者的呕吐持续日数及追加止吐药剂量比较,差异均有统计学意义($P < 0.01$,$P < 0.05$),治疗组患者的呕吐持续日数及追加止吐药剂量明显少于对照组。

本研究结果表明,在缓解化疗后呕吐、恶心症状方面,治疗组疗效优于对照组,同时治疗组患者的呕吐持续日数及追加止吐药剂量明显少于对照组。由此可见,中医针刺结合西药治疗能够更好地缓解化疗后恶心、呕吐的症状,缩短呕吐持续日数,减少止吐药物的剂量,降低因使用止吐药物而发生副作用的概率。因此,针刺联合托烷司琼治疗大肠癌化疗患者,能有效缓解患者化疗后胃肠道的毒副反应,进而提高化疗依从性及耐受性。

第十四节 其 他

除上述研究外,我们还进行了其他方面的临床研究。现报道如下。

(一)头颅柔性线圈在功能性磁共振成像中的应用[84]

射频线圈在磁共振成像过程中起着发射射频脉冲、接收信号的作用,是磁共振系统中的重要组成部分。目前头颅磁共振成像均采用硬质线圈,为保证绝大多数检查者适用的原则,头颅线圈的内径必须大于绝大多数检查者的头颅,这就使得成像目标与线圈间存在一定的距离。因此本课题组设计了可以调节线圈内径的头颅柔性线圈,降低头颅与线圈间的距离,以充分提高图像的信噪比。

为了检验与头颅 16 通道(HNC16)、24 通道硬质线圈(HC24)比较,确定头颅 14 通道柔性磁共振线圈(AHC14)的成像效果。在血氧水平依赖功能磁共振成像（blood oxygen level dependent functional magnetic resonance imaging，BOLD fMRI）中的价值，我们首先对三个线圈进行物理测试，之后招募 10 例正常健康志愿者，分别采用同一磁共振仪、同一成像序列，先后采用 AHC14、HC24、HNC16 进行头颅成像，成像序列包括横断位 T1WI、T2WI 和弥散加权成像。对图像质量进行主观评分，测量及计算图像信噪比，并进行统计学分析。结果显示，在 T1WI、T2WI 图像中，AHC14 线圈图像信噪比高于 HC24 线圈、HNC16 线圈，差异具有统计学意义（$P < 0.05$）。在 DWI 图像中，AHC14、HC24 线圈图像信噪比相仿，均高于 HNC16 线圈。在图像的主观评分方面，T2WI、DWI 图像评分差异不具有统计学意义。

本次探究结果提示，头颅柔性 14 通道线圈通过降低线圈与成像物体间的距离提升信噪比，可以获得与 24 通道硬质线圈相仿的图像质量，并可进行相关的 BOLD fMRI 磁共振检查，获得理想的成像效果。

（二）艾灸大骨空穴治疗霰粒肿临床观察[85]

霰粒肿是由于睑板腺出口阻塞，腺体的分泌物潴留在睑板内，对周围组织产生慢性刺激而引起的睑板腺特发性、无菌慢性肉芽肿性炎症。霰粒肿切除术能迅速减轻患者眼部症状及体征，疗效确切，是目前治疗霰粒肿最有效的方法，但复发率高。本研究通过对霰粒肿患者大骨空穴的艾灸治疗，观察其疗效及预后，以期寻找出一种简便有效并不易复发的治疗方法。

本研究根据是否愿意及适合接受霰粒肿切除术，将患者分为两组，艾灸组 30 例（36 只眼），手术组 30 例。艾灸组患者取坐位，双手微握拳，虎口向上置于桌上，取艾绒捏 3 cm 高艾炷放于大骨空穴，点燃后以患者自觉皮肤烫为准熄灭，双手各灸 5 壮，每星期 3 次，10 次为 1 个疗程，疗程结束后随访 3 个月。手术组患者行霰粒肿切除术，术后随访 3 个月。通过测量治疗后及术后霰粒肿囊肿的直径，记录每一次霰粒肿囊肿的直径变化，比较有效率及 3 个月内的复发率。结果显示：艾灸组治疗总有效率为 97.2%，接近手术组；艾灸组治疗后霰粒肿患者囊肿明显缩小（$P < 0.01$）；艾灸组随访 3 个月患者复发 1 例，复发率 4.5%，低于手术组的复发率 20.0%。

本次研究显示，艾灸组总有效率为 97.2%，接近手术组；艾灸组霰粒肿患者治疗后囊肿明显缩小（$P < 0.01$）；艾灸组复发率为 4.5%，明显低于手术组。说明艾灸可以减少患者手术的痛苦及风险，且该法简单易操作，适合临床应用。

（三）"巨刺""缪刺"的临床实验研究[86]

巨刺、缪刺的共同特点是左病右治，右病左治。而刺激正常肌群及病变肌群时的具体治疗效果,值得进一步深入研究。

本文选取肌电发放时所显示图像作指标,进行实验观察。在 104 组正常肌群和病变肌群穴位刺激记录肌电发放现象。其中有双侧均为正常肌群、双侧均为病变肌群和一侧正常肌群、另一侧为病变肌群。研究结果显示,针刺一侧肢体得气时,对侧肢体相应肌群有肌电变化;而对 104 组肌群先作正常侧肌群针刺穴位"得气",观察对侧肢体相同肌群上的肌电位现象,再在病侧肢体肌群针刺穴位"得气",观察对侧肢体相同肌群上的肌电位现象,同时还观察针刺穴位得气时,对侧肢体上分布于阴经肌群上穴位,无肌电位变化,也不能改变痛性肌电位。当针刺健侧穴位时,可使对侧病变肌电位转变为正常肌电位。而在 42 例病变肌群观察中,得到改变为正常肌电位有 37 例,占 88.1%,有 5 例病变肌群未能转化为正常肌电位,占 11.9%。

实验结果表明,不但在健侧穴位刺激时有肌电发放而患侧相对应的穴位处没有刺激的肌群上亦有相同的肌电发放,同时使患侧相应肌群上的肌紧张肌电发放得到减弱、改善,直至消失,处于静悬肌电位。病变的肌电发放特征是肌紧张电位成纤颤性电位,当改变为正常肌电图时,痛性肌电位消失后呈现为静悬肌电位。"巨刺""缪刺"法在针灸临床治疗中,也是提高疗效的一个很好途径,值得进一步探讨、研究。

(四) 针刺太阳、头维对颅内血供的即刻效应[87]

30 多年来,脑血流图已广泛应用于脑血管及其有关疾病的生理、病理、诊断及观察药物疗效等方面。在诊断脑动脉硬化、血管性头痛及血管活性药物的作用方面具有一定意义。临床对于脑血供不足引起的头晕、头痛患者常取太阳、头维二穴;临床实践中,二穴也为治头晕、头痛的经验效穴。根据中医经络腧穴理论,头维穴乃足阳明、少阳两脉之会,而《玉龙赋》谓治头痛要穴。太阳穴乃经外奇穴,又名当容,出《千金》《大成》。两穴相伍可宣泄头额气血郁滞,疏经泄气,活血定痛。那么,头维、太阳治疗头晕、头痛之功,是否与改善脑血供有关呢? 有鉴于此,我们对临床诊断为脑血供不足的患者进行了实验观察。

我们选取本院门诊及住院病例共 30 例,其中男性 19 例,女性 11 例,年龄为 32～82 岁。诊断为血管性头痛 11 例,脑梗死 12 例,脑动脉硬化 7 例。在选择病例中 12 例为脑缺血所致脑梗死,均经 CT 证实。7 例为脑动脉硬化,临床有脑血供不足之表现,部分且经核素脑血流量测定证实。其余 11 例为血管性头痛,经筛选后将血管扩张型所致者剔除,均属血管收缩型之患者。上述病例均采用平刺、捻转 30 s,酸、胀得气后留针 10 min 后起针的治疗方法。分别于针刺前与起针时采用上海产 RG‑ZB 型电桥式血流图仪描记脑血流图,观察波形、重搏波、上升时间及波幅的变化。研究结果表明,除个别病例由三峰型或转折型转变为陡直型,重搏波略有改善外,大多数无改变,与之密切相关之上升时间也无变化。针刺前两组波幅均值都低于正常,针刺后两组波幅均值都已达正常范围,前后对比具有统计学意义。

在该研究中,我们未观察到脑血流图的波型及上升时间的变化,表明针刺对脑动脉弹性及脑动脉固有之退行性改变没什么作用,而反映脑血管充盈度之波幅则在针刺上述穴位后明显升高,说明脑部血供情况有显著改善。这种情况在血管性头痛患者尤为突出。多数学者认为该病之发病机制与头部血管舒缩障碍有密切关系。由此可知,针刺太阳、头维两穴具有扩张血管、改善血供之作用,研究中发现少数原来波幅正常或接近正常的病例,针刺后改变也不明显,说明针刺的调节作用在病理状态下更为突出。另有研究对于血管扩张型头痛的针刺效应其结果与我们相反,提示针刺对血管舒缩的调节作用具双相性。然而,本研究局限于针刺前后对脑血流改变的即刻效应,有关针刺对脑动脉供血不足的长期效应尚待进一步观察。

(五)针刺治疗视神经萎缩的临床研究[88]

视神经萎缩是一种严重影响视力甚至导致失明的慢性眼科疾患,系由多种病因引起视神经纤维变性和传导功能障碍所致。目前西医对本病疗效不甚理想。国内一些中医工作者探索用针刺治疗本病,迄今已有的报道中,有效率在 60%～90%,显示针刺是一种很有希望的治疗手段。有关针刺治疗视神经萎缩的疗效和机制研究已有报道,但缺乏评定针灸疗效的准确定量指标。我们在临床上引入视觉电生理检查结合视力、视野、眼底观察对比针刺治疗前后患者的症状改变,探讨了针刺睛明、球后穴治疗视神经萎缩的疗效。

我们将 45 例患者随机分成常规针刺组、输刺加电针组。常规针刺组选取四白、太阳、风池、上天柱、合谷、曲池、蠡沟、太冲、足三里、光明,留针 30 min,每日 1 次。输刺加电针组取穴在上述穴位基础上加睛明、球后穴,针法采用深刺法,深度 1.5 寸左右,加以电针疏密波刺激,强度以患者感觉舒适为宜,留针 30 min,每日 1 次。治疗 2～4 个月。通过比较治疗前后视力、视野、眼底情况及视觉电生理的变化,探讨针刺睛明、球后穴治疗视神经萎缩的疗效。结果显示两组总有效率和显效率及裸眼视力改善比较,输刺睛明、球后加电针显著优于常规治疗。

针刺治疗后视觉诱发电位 P1 波潜伏期缩短,振幅增高,视网膜电图 α、β 波振幅均增高。然而,两组患者治疗前后眼底变化改变不明显。经针刺治疗后,5 例存在视野病变的病例,1 例显效,3 例有效,1 例无效。通过比较不同病程、不同年龄、不同疗程、不同病因患者的治疗效果,发现如下规律:① 随着疗程增加,针刺疗效增加,本病的治疗一般应连续进行 3～4 个疗程。② 针刺对儿童患者疗效较佳,成年患者疗效相对较差。③ 发病后 2～6 个月进行针刺,显效率最高,而病程越长,疗效越差。④ 外伤所致视神经萎缩疗效最佳,视神经炎所致疗效次之,青光眼型和其他型疗效较差。

既往对针刺治疗视神经萎缩疗效的研究,多局限于视力、视野、眼底等临床观察水平,本文初次引入视觉电生理检查,具有一定的先进性和客观性。检查结果显示,针刺可有效提高裸眼视力,并在一定程度上可能纠正视神经萎缩的视野病变,针刺治疗后 P1 波峰时缩短,振幅增高,α、β 波振幅都比治疗前增高,表明针刺不但能提高视神经的传导速度和幅度,而且能改善视网膜功能。另外,外伤、视神经炎所致者疗效佳,病程短,疗程长,患者年龄小者疗效佳,反之疗效较差。这与以前的工作结论相吻合。

（六）输刺睛明、球后治疗视神经萎缩[89]

视神经萎缩分为原发性和继发性两大类,引起视神经萎缩的原因相当复杂。临床表现为患眼外观正常,但视力下降、视物模糊,直至失明。目前普遍认为,视神经萎缩是不可逆转的顽疾之一。在历代医书记载中,目区的睛明、球后穴位进针多在 5～25 mm,而笔者在治疗视神经萎缩中发现输刺睛明、球后具有独到的疗效,是值得研究开拓的新途径。临床采用进针可至 25～60 mm,也是对传统针灸理论的一种新探索。下面是采用输刺睛明、球后穴治疗视神经萎缩 30 例的观察报道。

30 例均为门诊患者,男性 21 例,女性 9 例。年龄最小为 3 岁,最大 65 岁;病程最短 30 日,最长达 30 余年;针前视力各患者差异亦较大,最差为光感,最好为 0.4。根据病因分类,视网膜色素变性所致者 4 例,青光眼所致者 6 例,视神经炎所致者 6 例,外伤所致者 2 例,黄斑变性者 2 例,肿瘤放疗后 2 例,脑血管疾病所致者 1 例,原因不明者 9 例。治疗方法:① 选穴原则:主穴,睛明、球后。配穴,气虚配足三里、曲池、合谷,气阴两虚配太冲、蠡沟透光明。② 操作过程:患者平卧,穴位常规消毒,主穴选用 40 mm 或 75 mm 毫针,直刺 25～50 mm,平补平泻;配穴选用 40 mm 毫针,快速进针,均以得气为度。各穴留针 20～30 min,每日或隔日 1 次,3 个月为 1 个疗程。治疗结果显示 30 例患者中,治愈 2 例（6.67%）,显效

6 例(20%),有效 20 例(6.7%),无效 2 例(6.67%),总有效率为 98.33%。

输刺手法,最早见于《灵枢·官针》,即深刺至骨,也是传统针灸的一种手法。输刺睛明、球后又是传统针灸中极少见的手法,笔者通过研究摸索发现,输刺进针可达 25～60 mm,经临床观察,总有效率达 93.33%,在治疗视神经萎缩中是个相当高的比率。在输刺睛明、球后同时,如配合远道取穴足三里、曲池、合谷或蠡沟、光明、太冲等交替使用,则效果更佳。

（七）关于 Kellgren 实验性深部痛模型若干性质的研究[90]

1938 年 Kellgren 等人首次使用 6% 高渗 NaCl 溶液注入骨骼肌建立深部痛和牵涉痛的模型。随后,这种致痛方法被运用到肋膜、骨膜、韧带等部位。1939年 Kellgren 将 NaCl 溶液注入脊间韧带形成了左右侧对称的深部痛和牵涉痛区,并详细研究了这种痛区节段性分布。若干年来,这个模型被研究内脏牵涉痛的工作者所重视,并有相当数量的工作,研究了深部痛和牵涉痛的机制。然而,这方面研究工作在我国尚未曾有过报道,且对于这种痛本身的性质、特点、分布以及变化的规律则缺乏深入的研究,遗留下许多有待解决的问题。本文拟就这个模型的深部感觉的性质以及分布规律作进一步的分析和研究。

本研究选择 116 名自愿接受试验的健康人,其中男性 55 名,女性 61 名;年龄在 20～44 岁;所有受试者都具有中等以上的文化水平,并能明确诉说自己的感觉及其性质和变化。试验在安静的条件下进行,室温调节在 21～25℃,相对湿度为 60%～80%。高渗 NaCl(6%)针剂,系由曙光医院制备。注射部位选择在 C_2～S_1,脊间韧带,脊中线旁开 5 mm 处,一次注射量为 0.5 ml。受试者的主诉由双道录音机记录,受试者被要求用右手示指指示深部痛和牵涉痛的范围,主试者之一随之在覆贴于受试者背部的透明塑料纸上作出记录。研究结果表明,在 116 例共 352 次的试验中,仅有 5 例(占 4.31%)报告在注射高渗 NaCl 之后产生了单纯的痛觉,其余受试者(占 95.69%)多是以一种胀痛为主,酸、胀、痛和重感混合的感觉。随着高渗 NaCl 的浓度降低,所引起深部和牵涉感觉面积逐渐减小,深部感觉持续的时间也缩短。能够引起深部感觉的 NaCl 阈浓度为 2.17%～1.86%。牵涉痛的节段分布与所形成牵涉面积有关。牵涉面积在同一个体虽然变化不多,但是在不同个体上,差异很大,一般变动在 20～60 cm²,116 例受试者中有 4 例(占 3.45%)牵涉面积甚至超出 100 cm²,变动于 100～120 cm²。

（八）胃大部切除患者耳壳痛觉敏感点变化规律的研究[91]

中医学将人视为一整体,认为经络的存在使体表与内脏具有相关的联系。

有"十二经脉者,内属于腑脏,外络于肢节"的记载,这种体表与内脏相联系的观点,既是临床诊断的依据,也是中医药学理论重要的组成部分。以针刺麻醉而言,中国传统医学观点看来,亦不外是脏腑经络活动的表现。"内脏与体表相联系"是我国中医学的重要理论。本文对这一理论作了试验性的验证和分析。

本文选择了149例住院接受胃大部切除术患者,对其在进行术前、术中、术后的耳郭敏感点测定,从而探讨胃及十二指肠溃疡病患者耳郭敏感点生成及变化规律。测试结果表明,正常人单侧(左侧)耳壳敏感点之均数为 16.6 ± 7.3;十二指肠溃疡患者左侧耳壳敏感点之均数为 137.7 ± 43,超出正常人均数的 8 倍以上。更引起我们注意的是不同患者敏感点的多寡差别十分巨大。病理检查结果发现:溃疡病灶面积及胃壁黏膜受炎症浸润的广度和耳壳敏感点的增长具有极为密切的关系。由此可见敏感点的多寡直接和接受刺激的面积及强度有关。另外,为了了解术中敏感点之增长是否与针刺麻醉手术有关,本项目组随机选测了5例患者,在药物麻醉条件下进行手术并做测定,测定的结果表明:耳甲腔、耳甲艇及下耳背等不同区之敏感点具有不同程度增长,其中以耳甲腔增长最为明显,而其余各区敏感点数目均有下降,其中以上耳背及中耳背敏感点的下降最为明显,并具有统计学上的定义($P < 0.05$);可见敏感点数目的这种变化,可能和手术区接受刺激之向中传导途径受阻有关。

本文研究了149例胃大部切除术患者,并测定了87名正常人及18名骨科患者耳壳,测得耳壳敏感面积平均为 $1.56 \pm 0.58 \mathrm{~mm}^2$,导电量为 $10 \sim 50 \mathrm{~mA}$ 不等。十二指肠及胃溃疡患者耳壳敏感点主要分布在耳甲腔、耳垂、耳舟、三角窝及耳甲艇等部分。敏感点在这些区域的出现率及总数超过正常人,以耳甲腔、耳垂及耳舟三部分差别最为显著。这种广泛的分布和认为内脏在耳壳上具有固定的投射区域的观点是根本不一致的。敏感点在不同患者耳壳上数量不等,有的成片存在。根据病理解剖检查的结果发现,这种数量的差别和溃疡的面积大小,特别是黏膜层及黏膜下层受到炎症损害的程度有关,这促使我们设想黏膜感受器及其他神经末梢可能受到刺激,因而激起更多的向中冲动,成为耳壳敏感点出现的原因。胃切除手术过程中耳壳敏感点出现增多现象,示以耳甲腔,耳垂及耳背最为明显,与术前对比具有明显差异。敏感点集中部分与已有的有关耳壳神经组织学工作报道的细小分支的分布并无明显的相关迹象。很可能是由于这些细小的分支的集中地方和其末梢的分布区域还有相当的距离。有关支配耳壳各种神经在敏感点形成中的作用有待进一步研究。

第五章

实验、机制研究

第一节　循环系统疾病

在前期临床研究中,我们发现,针刺改善患者体循环情况,从而发挥脏器保护作用。但是其作用机制目前并未阐明,因此我们又进一步进行实验研究,以探讨针刺发挥心脏保护作用的机制。

（一）电针在体外循环中通过 apelin/APJ 信号通路对心脏的保护作用[92]

针灸,尤其是电针(EA),可以改善体外循环(CPB)患者的临床结局,然而其机制仍不清楚。本研究旨在探讨电针预处理对 CPB 后心肌损伤的影响及其潜在机制。主要方法:将雄性 SD 大鼠进行 CPB,并分为对照(sham-operated)组、CPB 组和 CPB＋EA 组。在电针组中,大鼠在进行 CPB 前在"PC6"穴位用电针治疗 30 min。检测 CPB 后 0.5、1、2 h 血浆心肌肌钙蛋白 I(cTnI)、乳酸脱氢酶(LDH)、髓过氧化物酶(MPO)活性、TNF－α、IL－1β、还原型谷胱甘肽(GSH)、氧化型谷胱甘肽(GSSH),测定心肌组织中 GSH/GSSH 的值。末端脱氧核苷酸转移酶 dUTP 缺口末端标记(TUNEL)染色检测细胞凋亡。通过免疫荧光测定裂解的 caspase－3 的表达。使用蛋白质印迹法测定 apelin、APJ、AKT、p－Akt、ERK1/2 和 p－ERK1/2 的表达。主要结果:与 CPB 组相比,EA 组的心肌损伤标志物水平、心肌细胞凋亡、氧化应激和炎症反应降低。电针组 apelin、APJ、p－Akt/AKT 表达水平升高,p－ERK1/2/ERK1/2 水平降低。

意义：本研究表明电针预处理可以保护心脏免受 CPB 后的损伤，这可能主要是通过 apelin/APJ 信号通路介导的。

（二）针刺对大鼠体外循环肺损伤的保护作用[93]

体外循环（CPB）引起的急性肺损伤增加了心脏手术后的死亡率。我们以往的临床研究表明电针（EAc）在 CPB 期间具有保护作用，但其机制尚不清楚。因此，我们设计这项研究来探讨 EAc 对 CPB 诱导的肺损伤的影响及其潜在机制。将雄性 SD 大鼠随机分为对照组、CPB 组和 CPB＋EAc 组。CPB 手术建立肺损伤模型作为 CPB 组，CPB＋EAc 组在 CPB 前使用 EAc（2/100 Hz）。在 CPB 后 0.5 h、1 h 和 2 h 收集肺组织。测定肺 MDA 浓度以及 SOD、髓过氧化物酶（MPO）和 caspase－3 活性。通过蛋白质印迹分析肺中的 c－Jun N－末端激酶（JNK）、ERK、p38 和裂解的 caspase－3。CPB 组和 CPB＋EAc 组大鼠血清处理 A549 细胞，荧光免疫组化检测裂解的 caspase－3 活性。与对照组相比，CPB 显著增加 MPO 活性、MDA 含量、细胞凋亡、caspase－3 活性和磷酸化 p38，但降低 SOD 活性。EAc 在 0.5 h 和 2 h 显著增加 SOD 活性（与 CPB 组相比 $P<0.01$）并减少 CPB 诱导的组织学变化、1 h 和 2 h 的 MPO 活性（与 CPB 组相比 $P<0.05$）、2 h 的 MDA 含量（与 CPB 组相比 $P<0.05$），1 h 的 caspase－3 活性（与 CPB 组相比 $P<0.05$），并在 CPB 后 0.5 h 磷酸化 38 和 JNK。与 CPB＋EAc 组相比，CPB 组的血清中检测出更多的裂解的 caspase－3 阳性染色细胞。EAc 逆转了 CPB 诱导的肺部炎症、氧化损伤和细胞凋亡；该机制可能涉及 p38 磷酸化降低以及 caspase－3 活性的激活。

（三）电针通过 ROS／Nrf2／NLRP3 炎性通路改善体外循环诱导的肺细胞凋亡[94]

目的：电针（EAc）在体外循环（CPB）期间具有肺保护作用，但其分子机制包括炎症小体激活信号通路尚不清楚。

材料与方法：雄性 SD 大鼠分为对照组、CPB＋EAc 组和 CPB 组。CPB＋EAc 组采用 CPB 治疗建立肺损伤模型，并在 CPB 前进行 EAc 治疗（2/100 Hz）。在两个时间点（0.5 h，2 h）收集肺组织，通过 21 种 ELISA 试剂盒确定细胞因子释放，并通过蛋白质印迹确定蛋白质表达。在两个时间点（0.5 h，2 h）从 CPB 和 CPB＋EAc 处理组收集的血清用于 NR8383 细胞以确认 EAc 的作用。

主要结果：与对照组相比，CPB 显著增加炎症介质、组织学损伤和炎症小体相关蛋白的表达和细胞凋亡。与 CPB 相比，CPB＋EAc 治疗组 TNF－α、白细胞介素 18(IL‑18)和 IL‑1β 的水平随着组织学变化显著降低。此外,EAc 抑制 Nod 样受体蛋白 3(NLRP3)炎症小体复合物、caspase‑8 和激活的 NF‑E2 相关因子 2(p‑Nrf2)的激活。此外,来自 CPB+EAc 组的血清阻止了 CPB 诱导的炎症小体和相关介质的激活,减少了 NR8383 巨噬细胞中 ROS 的产生和凋亡。

意义:这些发现表明 EAc 通过抑制 ROS/Nrf2/NLRP3 炎症小体途径具有关键的抗凋亡作用。EAc 可能是 CPB 诱导的急性肺损伤的一种可能的治疗方法。

第二节　内分泌疾病

在前期临床研究中,我们发现,针刺对于肥胖症具有较好的临床疗效,但是其作用机制目前并未阐明,因此我们设计实验观察针刺治疗后小鼠的体质量、血清瘦素水平、糖脂代谢以及精液质量的变化,从而探讨针刺干预对 Y123F 雄性肥胖不育小鼠的体质量、糖脂代谢及精子活动率的影响。

肥胖

针刺对 Y123F 雄性肥胖小鼠糖脂代谢及瘦素的影响[95]

通过观察针刺治疗后小鼠的体质量、血清瘦素水平、糖脂代谢以及精液质量的变化,探讨针刺干预对 Y123F 雄性肥胖不育小鼠的体质量、糖脂代谢及精子活动率的影响。

将 11 只 Y123F 雄性成年小鼠随机分为实验组($n=6$)和对照组($n=5$)。所有小鼠均用相同方式固定,实验组选取中脘和双侧后三里穴进行连续 13 日的针刺治疗,对照组不针刺。每日记录小鼠饮食量、饮水量,实验后酶联免疫法检测血清总胆固醇(TC)、甘油三酯(TG)、高密度脂蛋白(HDL‑C)、低密度脂蛋白(LDL‑C)、血糖、瘦素含量、血清瘦素。结果显示:实验组小鼠的体质量、饮食量、饮水量、血糖、精子活动率、血清瘦素水平与对照组比较,均有统计学差异($P<0.05$);而 HDL - C、LDL - C、TG 以及 TC 水平与对照组比较,则无统计学差异。

　　本研究结果表明,针刺干预能够有效地降低 Y123F 小鼠的血糖水平,小鼠的体质量、饮食量、饮水量有降低趋势,但脂代谢相关指标,TC 含量、TG 含量、LDL - C/ HDL - C 含量,与对照组比较则无统计学差异,目前考虑与样本量太小有关。

第三节　神经系统疾病

　　在前期临床研究中,我们发现,针刺对于神经系统疾病具有较好的临床疗效,但是其作用机制目前并未阐明,因此我们又进一步进行实验研究,以探讨针刺发挥作用的机制。

一、中风后抑郁

　　(一) 基于 Shh - Gli1 信号通路探讨电针对中风后抑郁大鼠海马神经元凋亡的保护作用[96]

　　通过观察大鼠糖水实验及旷场实验行为、大鼠海马神经元病理学形态、大鼠海马 Bcl - 2、Bax 的表达、大鼠海马 Shh、Gli1 的蛋白表达及大鼠海马 *Shh*、*Gli1* 的基因表达,探究电针对中风后抑郁大鼠海马神经元凋亡的保护作用与 Shh - Gli1 信号通路是否相关。

　　将 40 只雄性 SD 大鼠随机分为正常组、模型组、电针组、电针＋环巴胺组。采用 MCAO 术和 CUMS 法建立 PSD 模型。观察大鼠糖水实验及旷场实验行为,尼氏体染色法观察大鼠海马神经元病理学形态,免疫组化法检测大鼠海马 Bcl - 2、Bax 的表达,免疫印迹法检测大鼠海马 Shh、Gli1 的蛋白表达,荧光定量 PCR 法检测大鼠海马 *Shh*、*Gli1* 的基因表达。结果显示,PSD 大鼠较正常组的糖水偏爱比、旷场移动次数减少($P<0.01$),海马神经元减少($P<0.01$),Bax 增

高($P<0.01$)、Bcl - 2 和 Bcl - 2/Bax 降低($P<0.01$)，Shh、Gli1 蛋白和 *Gli1* 基因降低($P<0.05$，$P<0.01$)；电针组大鼠较模型组的糖水偏爱比、旷场移动次数上升($P<0.01$)，海马神经元增加($P<0.01$)，Bax 降低($P<0.05$)、Bcl - 2 和 Bcl - 2/Bax 升高($P<0.01$)，Shh、Gli1 蛋白升高($P<0.01$)；电针＋环巴胺组大鼠较电针组的糖水偏爱比、移动次数降低($P<0.01$)，海马神经元减少($P<0.01$)。

本研究结果表明，电针对海马神经元凋亡有保护作用，进而改善 PSD 的抑郁症状，其与激活海马区 Shh - Gli1 信号通路，增加 Bcl - 2 表达、减少 Bax 表达并增加 Bcl - 2/Bax 数值有关。

（二）针刺对脑卒中后抑郁大鼠血清丙二醛、超氧化物歧化酶、谷胱甘肽表达的影响[97]

通过探究针刺对脑卒中后抑郁（PSD）大鼠血清 MDA、SOD、谷胱甘肽（GSH）表达的影响，探讨针刺治疗 PSD 的可能机制。

将 SD 大鼠随机分为正常组、模型组、针刺组，每组 8 只。采用中脑动脉闭塞（MCAO）和慢性不可预知应激法（CUMS）建立 PSD 模型。针刺组针刺百会、神庭，每日 1 次，共治疗 28 日。观察大鼠糖水偏爱比及旷场实验行为；Elisa 法检测大鼠血清 SOD、MDA、GSH 含量。结果显示：与正常组比较，模型组大鼠的糖水偏爱比($P<0.01$)，移动次数显著减少($P<0.001$)，MDA 表达水平显著上升($P<0.05$)，SOD 表达水平显著降低($P<0.05$)；与模型组相比，针刺组大鼠的糖水偏爱比($P<0.01$)、移动次数显著上升($P<0.001$)，MDA 表达水平显著减少($P<0.05$)，SOD、GSH 表达水平显著升高($P<0.05$)。

本研究结果表明，针刺能够通过增加抗氧化物 SOD、GSH 水平，同时减少氧化产物 MDA 的产生来减少氧化应激损伤，从而减轻 PSD 的抑郁症状。其与抑制炎症反应以及调节 HPA 轴的作用可能相关，有待未来进一步的研究。

（三）电针对脑卒中后抑郁大鼠血清白细胞介素-1β、白细胞介素-6 和肿瘤坏死因子-α 表达的影响[98]

通过探究电针对 PSD 大鼠血清白细胞介素-1β（IL - 1β）、白细胞介素-6（IL - 6）和 TNF - α 表达的影响，阐明电针治疗 PSD 的可能机制。

将 SD 大鼠随机分为正常组、模型组、电针组，每组 8 只。采用大脑中动脉闭塞（MCAO）和慢性不可预知应激法（CUMS）建立 PSD 模型。电针组针刺百会、神庭,每日 1 次,治疗 1 个月。观察大鼠糖水偏爱比及旷场实验行为;酶联免疫吸附(ELISA)法检测大鼠血清 IL-1β、IL-6 和 TNF-α 含量。结果显示:与正常组比较,PSD 模型大鼠的糖水偏爱比、移动次数显著减少($P<0.01$),IL-1β、TNF-α、IL-6 表达水平显著增加($P<0.05$ 或 $P<0.01$);与模型组相比,电针组大鼠的糖水偏爱比、移动次数显著上升($P<0.01$),IL-6、TNF-α、IL-1β 表达水平显著下降($P<0.05$)。

本研究结果表明,电针能够通过减少促炎症因子 IL-1β、IL-6 和 TNF-α 表达来减轻 PSD。有关电针是否通过调节 HPA 轴从而减少促炎症反应来改善 PSD 的抑郁症状需要进行进一步的实验研究。

(四)基于 Sonic Hedgehog 信号通路探讨电针对卒中后抑郁大鼠的抗抑郁、抗炎和抗氧化作用[99]

卒中后抑郁(PSD)是卒中后最常见的心理后遗症。电针(EA)治疗对 PSD 疗效显著。该研究旨在阐明 EA 在 PSD 大鼠模型中的抗抑郁作用机制。方法:采用大脑中动脉闭塞法建立 PSD 大鼠模型。采用糖水偏好实验和自发活动测试评价大鼠抑郁样行为。酶联吸附试验(ELISA)法检测 MDA、GSH、SOD、IL-6、IL-1β、TNF-α 和 5-HT。免疫印迹试验(WB)评估海马 Shh 信号通路。结果:电针显著降低 PSD 大鼠的糖水偏好和自发活动,降低 IL-6、TNF-α,增加 GSH,上调 5-HT,并略微降低 IL-1β 和 MDA。免疫印迹试验显示 Shh 信号通路被 EA 激活。这些改变被 Shh 通路抑制剂环巴胺抑制。结论:电针通过激活 Shh 信号通路抑制炎症和氧化应激,有效缓解 PSD 的抑郁样行为。

(五)电针通过 IDO 介导的色氨酸降解途径缓解 LPS 诱导的大鼠抑郁样行为[100]

背景:抑郁症是一种常见的精神疾病,表现为情绪低落、兴趣低下、精力减退、注意力不集中等。抑郁症会导致身体功能恶化、高致残率、生活质量下降,以及自杀风险显著增加。根据 WHO 统计,抑郁症约占全球疾病负担的 4.3%,预计到 2030 年占比将排名第一。这样的发现促使研究人员从更广泛的角度探索抑郁症的发病机制,寻找更安全、更有效的治疗方法。神经炎症是抑郁症的重要病理机制,这会导致吲哚胺-2,3-双加氧酶(IDO)活性增加和 NMDAR 活化。本研究旨在观察电针对脂多糖(LPS)诱导的大鼠抑郁样行为的影响及其机制。

方法：选用 Wistar 大鼠连续 7 日腹腔注射 LPS(0.5 mg/kg)建立抑郁模型。每日注射 LPS 后 1 h 进行电针治疗。采用旷场试验(OFT)、强迫游泳试验(FST)和糖水偏好试验(SPT)对抑郁样行为进行评价。采用 ELISA 测定 IL-1β、IL-6、TNF-α 水平；超高效液相色谱-串联质谱法(UPLC-MS/MS)检测色氨酸、5-HT、犬尿氨酸(Kyn)和喹啉酸(Quin)；免疫印迹试验(WB)和实时荧光定量 PCR(RT-qPCR)检测 NMDAR 蛋白和 mRNA。

结果：结果表明，电针治疗成功地纠正了 LPS 诱导的抑郁样行为，降低了血液和海马中的炎症因子(IL-1β、IL-6 和 TNF-α)水平，防止 IDO 过度激活，恢复了 LPS 刺激后 NR2B 的表达。

结论：电针治疗对 LPS 诱导的抑郁样行为具有保护作用，其相关机制可能与抑制炎症反应、调节 IDO 介导的色氨酸降解途径、抑制 NR2B 活化有关。

二、中风

脑卒中患者 T 淋巴细胞亚群及神经元特异性烯醇化酶变化与临床的关系[101]

通过测定脑卒中急性期外周血 T 淋巴细胞亚群和 NSE 及神经功能缺损评分，探讨脑卒中患者机体免疫功能、神经功能损害与预后的关系。

选取脑卒中 3 日患者 60 例，正常对照 20 例，采血应用直接免疫荧光染色法测 T 淋巴细胞亚群，酶联免疫分析法测血清神经元特异性烯醇酶(NSE)，按斯堪的纳维亚卒中量表(SSS)标准进行神经功能缺损评分。结果显示：脑卒中患者 CD3+、CD4+ 和 CD4+/CD8+ 均明显低于对照组($P < 0.05$)，血清 NSE 明显高于对照组($P < 0.05$)，脑卒中急性期(3 日)血清 NSE 与 SSS 呈正相关($P < 0.01$)。

本研究结果表明，脑卒中早期即有 T 细胞免疫功能低下和平衡失调，血清 NSE 与神经功能损害之间具有明显相关性。

三、痴呆

(一) 针灸对拟痴呆大鼠记忆功能及皮层胆碱能系统的影响[102]

通过测定大鼠大脑皮层乙酰胆碱酯酶(AChE)活性及 M-RT 值，观察针灸对拟痴呆大鼠记忆功能及皮层胆碱能系统的影响，以探讨针灸改善记忆功能的机制。

将 SD 大鼠随机分为模型组(10 只)、针刺组(12 只)、艾灸组(12 只)与空白对照组(10 只)。采用 AlCl₃ 中毒法建立拟痴呆大鼠动物模型,运用 Morris 迷宫作为检测工具,分别观察对照组、模型组、针刺组、艾灸组游泳时的差异及针刺、艾灸对拟痴呆大鼠大脑皮层组织中胆碱能 M-受体结合容量、AChE 的影响。结果显示:治疗后游泳时间比较,针刺组、艾灸组与模型组大鼠比较,差异有显著性($P<0.01$);大鼠大脑皮层 AChE 活性比较,模型大鼠大脑皮层中 AChE 的活性较对照组明显升高,针刺组、艾灸组大鼠大脑皮层中的 AChE 活性明显低于模型组($P<0.01$);大鼠皮层胆碱能 M-RT 值比较,模型组大鼠皮层胆碱能 M-RT 较对照组明显降低,而针刺组、艾灸组大鼠皮层中的 M-RT 明显高于模型组($P<0.01$)。

本研究结果表明,通过对拟痴呆大鼠的记忆力、皮层 M-受体结合容量及 AChE 活性的观察,证明针灸有防止脑功能减退、改善记忆的功能。

(二)针灸对拟痴呆大鼠记忆功能的影响[103]

记忆功能衰退是阿尔茨海默病的一个最重要的表现与主要特征。然而目前有效的针对性地治疗记忆功能衰退的药物少见。因此,研究改善记忆功能的有效方法显得十分迫切与需要。针灸作为一种传统的中医治疗手段,其疗效确切。本研究通过运用 Morris 迷宫对拟痴呆大鼠在针灸治疗前后记忆功能的测试,观察针灸对拟痴呆大鼠记忆功能的影响。

将 SD 大鼠随机分为模型组(10 只)、针刺组(12 组)、艾灸组(12 只)、空白对照组(10 只)。采用 AlCl₃ 中毒法建立拟痴呆大鼠动物模型,运用 Morris 迷宫作为检测工具,分别观察造模组、针刺组、艾灸组、正常组游泳时间的变化。结果显示,正常组与模型组大鼠游泳时间差异十分显著,提示游泳时与记忆有直接的关系,针刺组、艾灸组与模型组比较,游泳时间亦有显著差异。

本研究利用 AlCl₃ 作为造模材料,造成大鼠获得性痴呆模型,经使用改良 Morris 迷宫对其记忆损害程度的测试,证明此模型是可信的。本研究利用拟痴呆大鼠模型,通过对拟痴呆大鼠的记忆力的观察,证明针刺、艾灸能改善拟痴呆大鼠的记忆功能。本文通过动物实验证明了针灸治疗阿尔茨海默病的有效性,为针灸治疗本病提供了实验基础。

四、焦虑

电针对于焦虑大鼠模型 HPA 功能水平变化的影响[104]

焦虑障碍严重影响患者生活质量,针灸对缓解该病有明确疗效,但作用机制尚不清楚。内源性大麻素系统在应激焦虑发生中起重要作用,海马有高密度表达的大麻素受体,下丘脑-垂体-肾上腺皮质(hypothalamic-pituitary-adrenal,HPA)轴是人体应激反应的关键通路,其活动受海马精细调控。目前公认的机制是 HPA 轴功能持续亢进,体内糖皮质激素(glucocorticoid,GC)水平过度升高,从而导致相应部位的病理损伤。因此推测:海马内源性大麻素系统调控HPA 轴在电针治疗应激所致焦虑障碍中发挥重要作用。本研究探讨电针作用后海马内源性大麻素系统变化,阐明其对 HPA 轴相关神经内分泌因子和受体的调节以及在电针缓解应激所致焦虑行为改变中的作用。

本研究采取 4～8 星期 SPF 级雌性 SD 大鼠 72 只,建立单次延长应激法焦虑模型,分为六组,每组 12 只。包括对照组(正常饲养不做处理);模型组(单次延长应激法建立焦虑模型);假电针组(穴位附近刺浅表,留针不通电);电针组(针刺百会、神门、内关、印堂,2 Hz,1 mA,持续 15 min);AM251(按照 1 mg/kg体重计算剂量,针刺前 30 min 腹腔注射)+电针组(穴位同电针组);AM251+假电针组(方法同假电针组)。并进行行为学检测,酶联免疫吸附试验检测 GC、促肾上腺皮质激素释放激素(CRH)、促肾上腺皮质激素(ACTH)、皮质醇(CORT)含量。研究结果显示,与对照组比较,模型组大鼠边缘区域运动时间延长,开放臂停留时间缩短,差异有统计学意义($P < 0.05$)。与模型组比较,电针组中可见边缘区域运动时间缩短而开放臂停留时间明显延长($P < 0.05$)。与电针组比较,假电针组、AM251+电针组大鼠边缘区域运动时间延长,开放臂停留时间缩短,差异有统计学意义($P < 0.05$)。相对于对照组,模型组血清 ACTH、CORT、CRH、GC 蛋白释放明显增加,差异有高度统计学意义($P < 0.01$)。与模型组比较,电针组可以明显抑制上述蛋白在血清中表达,差异有高度统计学意义($P < 0.01$)。与电针组比较,假电针组、AM251+电针组血清 ACTH、CORT、CRH、GC 蛋白释放明显增加,差异有高度统计学意义($P < 0.01$)。电针可以有效缓解单次延长应激法大鼠的焦虑,通过调控 CB1 受体下调 HPA 轴对 ACTH、CORT、CRH、GC 蛋白影响,从而降低焦虑发生。

本研究探讨电针作用后海马内源性大麻素系统变化,通过构建单次刺激大鼠模型,采用旷场实验及高架十字迷宫实验行为学试验检测大鼠术后焦虑变化,并对其分泌蛋白的表达水平进行检测,证明了此通路在大鼠焦虑发生中的重要作用。本研究下一步继续扩大实验样本量,加深机制方面研究,深入探讨电针减轻焦虑的机制。

第四节　皮肤疾病

在临床治疗中,我们发现穴位贴敷治疗可能会导致皮肤起疱,为了探讨穴位贴敷治疗与烫伤所导致的水疱内液体中的蛋白质组差异,我们进行了实验研究,结果如下。

水疱

穴位敷贴治疗与烫伤所致水疱内液体蛋白质组学差异研究[105]

通过蛋白质组学分析方法,比较慢性支气管炎患者穴位敷贴过程中产生的水疱与被高温烫伤的患者水疱内液体中的蛋白质组差异。

收集 15 例慢性支气管炎采用穴位敷贴治疗后起疱患者和 20 例被高温烫伤的患者疱内液体,进行双向电泳及质谱分析差异蛋白表达。结果显示:确定穴位敷贴组与烫伤组差异蛋白质点 14 个,最终成功鉴定 13 个。其中同一个蛋白对应 6 个不同的差异蛋白点,有一个差异蛋白点匹配到 2 个不同的蛋白,因此共得到 9 个差异表达蛋白,其中 5 个蛋白表达上调,4 个蛋白表达下调。与烫伤组发疱内容物相比,穴位敷贴发疱治疗组的纤维蛋白原 β 链、纤维蛋白原 γ 链、半乳凝素-10、触珠蛋白、甲状腺激素结合蛋白的表达较烫伤疱液上调,α_1-抗胰蛋白酶、α_2-HS 糖蛋白、α_2 巨球蛋白、簇蛋白的表达下调。

本研究结果表明,穴位敷贴治疗与烫伤所致水疱内液体蛋白质成分存在显著差异,差异蛋白主要涉及抗凝血、免疫调节、抗炎、抗凋亡等作用。这提示穴位敷贴发疱可能使机体具有较强的凝血功能、免疫功能、自我修复能力及抗炎抗感染能力,这可能是敷贴发疱治疗呼吸系统疾病的部分物质基础。但药物作用于人体后,免疫系统、外周血等机体的整体反应更为重要,相应的作用机制值得今后进一步研究。

第五节　眼　科　疾　病

临床研究中,针刺能够治疗患者的眼科疾患,但是其机制并不明确,为了探讨针灸治疗慢性高眼压的临床机制,我们进行了实验研究。

慢性高眼压

(一) 针刺对慢性高眼压后兔模型视网膜细胞凋亡及 ERK1 和 MAPK9 的影响[106]

通过监测针刺对细胞凋亡的影响,并检测控制细胞适应、增殖、分化、存活和凋亡生理过程的 MAPK 家族的重要成员细胞外调节蛋白激酶- 1(ERK1)、丝裂原活化蛋白激酶- 9(MAPK9),探讨针刺治疗对慢性高眼压后兔模型视网膜神经节细胞的保护作用及可能的作用机制。

选择 30 只 SPF 级新西兰兔,采用随机数字表法随机将 8 只设为正常组,剩余 22 只造模。再次采用随机数字表法将造模成功后 16 只随机分为模型组、针刺组,每组 8 只兔。其中模型组与针刺组以复方卡波姆诱导建立慢性高眼压后兔模型。造模 2 星期后,针刺组给予毫针合谷(LI4)、睛明(BL1)、球后(Ex - HN07)穴治疗,隔日 1 次,每星期 3 次,共治疗 4 星期;正常组和模型组不予处理。干预结束后,取各组兔眼球内视网膜组织,采用流式细胞仪测视网膜细胞凋亡情况,并以免疫组化法检测神经生长因子(NGF)信号通路下游通路的 ERK1、MAPK9 蛋白表达。结果显示:与正常组比较,模型组左上象限晚期凋亡细胞占总细胞的百分比明显增高($P < 0.05$);与模型组比较,针刺组晚期凋亡细胞占总细胞的百分比明显降低($P < 0.05$)。与正常组比较,模型组与针刺组 ERK1 积分光密度水平均明显下降($P < 0.01$);模型组 MAPK9 积分光密度水平有所上升,而针刺组明显下降($P < 0.05$)。

本研究结果表明,针刺作用于慢性高眼压后兔模型,可在一定程度上降低视网膜细胞的凋亡率,且对 MAPK 下游信号分子 MAPK9 的表达有减弱作用。由此推测 NGF-Trk A-PI3K-AkT 通路为针刺保护视网膜神经节细胞的主要作用通路,为针刺治疗青光眼提供实验依据。

（二）针刺对慢性高眼压后兔模型 NGF-TrkA 及 AKT 的影响[107]

通过观察内源性 NGF-Trk A、p75 及下游通路的分子基因转录特点,探讨针刺治疗对高眼压后兔视网膜神经节细胞的保护作用。

选择 30 只新西兰兔,采用随机数字表法随机将 8 只设为正常组,剩余 22 只造模。再次采用随机数字表法将造模成功后 16 只随机分为模型组、针刺组,每组 8 只兔。模型组与针刺组以复方卡波姆诱导建立慢性高眼压兔模型。造模 2 星期后,针刺组开始给予毫针"合谷(LI4)、睛明(BL1)、球后(Ex-HN07)"穴治疗,每星期 3 次,隔日 1 次,共治疗 4 星期(12 次);正常组和模型组不予治疗。治疗结束后,取 3 组兔眼球,行视网膜 HE 染色观测组织内形态学变化;采用 RT-PCR 法检测视网膜内神经生长因子信使核糖核酸(NGF mRNA)、神经生长因子受体酪氨酸激酶信使核糖核酸(TrkA mRNA)和神经营养素受体信使核糖核酸(p75 mRNA)的转录水平;以 Western Blotting 法检测视网膜内 NGF 信号通路下游分子 AKT(p-AKT)的表达水平。结果显示:在治疗过程中,针刺组眼压均值波动在 20.86～22.23 mmHg,模型组眼压波动在 23.82～25.49 mmHg;造模后模型组、针刺组各时间点眼压与正常组比较,差异均有统计学意义($P <$ 0.05)。模型组视网膜整体结构有明显变化,内核层、外核层均排列混乱且两层之间边界不清,且内核层的双极细胞和外核层的视杆细胞、视锥细胞数量有所减少,神经节细胞层显示细胞核间距增大,数量有所减少。与模型组相比,针刺组内核层双极细胞数量稳定,内核层与外核层之间边界尚清,神经节细胞层细胞核间距减小,数量有所增加。视网膜内 NGF mRNA、TrkA mRNA 转录水平均增强,p75 mRNA 转录水平降低,下游信号分子 AKT 表达针刺组较正常组增强,针刺组较模型组增强。

本研究结果表明:① 针刺作用于慢性高眼压后兔模型,能稳定眼压,可以使视网膜病理损害减轻,稳定神经节细胞数量,有效保护慢性高眼压后兔模型的 RGC。② 针刺可以提升 NGF-TrkA 在慢性高眼压兔模型视网膜组织内的转录水平,降低 p75 在慢性高眼压兔模型视网膜组织内的转录水平,提升下游信号分子 AKT 的磷酸化水平。

第六节 其   他

此外,我们还探讨了其他一些疾病的机制,结果如下。

（一）Opiorphin 在肛肠手术模型大鼠针刺镇痛调节效应中的作用[108]

在肛肠手术切口痛模型大鼠中,通过观察各组大鼠的热痛反应时间、血清阿片类物质(opiorphin,OPI)及脑啡肽的表达水平,探索 OPI 蛋白的镇痛效应机制及其在穴位电针镇痛效应中的调节作用。

我们将大鼠随机分为空白对照组、模型组、电针组、OPI 组、纳洛酮组、纳洛酮＋电针组,除空白对照组外,其余 5 组均建立手术切口痛模型,实施相关干预,于 1 h 后观察各模型大鼠的热痛反应时间,观察结束后将空白对照组、模型组、电针组及 OPI 组大鼠麻醉猝死后取血清,并用 ELISA 检测大鼠血清 OPI 蛋白及脑啡肽的表达水平。结果显示各组大鼠的热痛反应时间在组间比较中差异具有统计学意义($P<0.05$);模型组大鼠的热痛反应时间明显短于空白对照组大鼠,差异有统计学意义($P<0.001$)。模型组、纳洛酮组和纳洛酮＋电针组的热痛反应时间明显短于电针组和 OPI 组大鼠,差异有统计学意义($P<0.05$,$P<0.01$,$P<0.001$);模型组大鼠的血清脑啡肽表达较空白对照组显著增加,差异具有统计学意义($P<0.05$),电针组血清 OPI 蛋白较模型组显著增加,差异具有统计学意义($P<0.05$)。

本研究结果表明,电针组及 OPI 组大鼠的热痛反应时间明显延长,但其镇痛效应可被纳洛酮所阻断,电针干预可能通过促进血清 OPI 蛋白释放,进而通过阿片受体参与及介导电针对手术切口痛大鼠的镇痛效应,血清脑啡肽在其中的作用有待更进一步的研究确认。

（二）基于 fMRI 的合谷穴功能特异性研究[109]

通过研究利用功能磁共振成像技术观察针刺合谷穴在大脑的反应区,从神经科学角度探讨合谷穴功能的特异性,以期揭示“面口合谷收”的实质内涵。

将 20 例健康右利手志愿受试者扫描序列分为对照序列和针刺序列。对照序列采用合谷穴与非经穴贴皮电刺激,针刺序列采用针刺合谷穴与非经穴贴皮形成电刺激。针刺受试者左合谷穴或右合谷穴,通过 Bold - fMRI 观察针刺合谷穴在大脑皮层的激活区域。采集 fMRI 大脑扫描数据进行分析得出脑功能图像。结果显示:针刺左侧合谷可激活右侧额内侧回、右侧颞上回、右侧颞中回、右侧岛叶、左侧尾状核,双侧额下回;针刺右侧合谷可激活:左侧额内侧回、左侧颞中回、左侧额下回、右侧辅助运动区。

本研究结果表明,针刺合谷穴可激活颞中回,颞中回的功能包括听觉相关、语言反应、面部反应等,与合谷穴功能基本吻合。传统经络穴位理论对合谷穴在听觉相关方面的认识不多,在排除磁共振环境噪音引起的颞中回激活的因素后,发现针刺合谷穴确实可激活颞中回,其在听觉系统中的应用有待进一步探讨。

(三)放血疗法对奥沙利铂所致周围神经毒性的缓解作用[110]

通过观察放血对奥沙利铂所致周围神经病变的大鼠机械刺激痛觉敏化及皮肤血流灌注的影响,以明确放血疗法对奥沙利铂所致周围神经毒性的缓解作用。选择 30 只大鼠,采用随机数字表法随机取 10 只大鼠作为正常组,其余造模成功的 20 只大鼠随机分为模型组、放血组,每组 10 只。模型组和放血组隔日腹腔注射奥沙利铂溶液 2 mg/kg,共 4 次,正常组注射等体积 5% 葡萄糖溶液。造模后第二日起,放血组予双后足井穴放血治疗,隔日 1 次,共 10 次。大鼠于造模前(d0)、造模结束后(d7)、第五次治疗后(d16)和第十次治疗后(d26)30 min,进行机械性痛觉敏化测试;第十次治疗后(d26),测定大鼠后足背皮肤血流灌注情况。结果显示:造模前(d0)各组大鼠 15 g、4 g VonFrey 刺激阳性反应率差异均无统计学意义($P > 0.05$)。造模结束后(d7),15 g、4 g VonFrey 刺激模型组和放血组阳性反应率均高于正常组($P < 0.05$),且模型组和放血组之间差异无统计学意义($P > 0.05$)。第五次治疗后(d16)和第十次治疗后(d26)后,模型组、放血组大鼠 4 g、15 g Von - Frey 刺激阳性反应率均高于正常组($P < 0.05$);放血组阳性反应率显著低于模型组($P < 0.05$)。第十次治疗后(d26),正常组大鼠后足背皮肤血流灌注多于模型组和放血组,放血组多于模型组。

本研究结果表明,放血疗法可以降低大鼠奥沙利铂所致痛觉过敏和超敏反应,提高皮肤血流灌注而缓解奥沙利铂诱导周围神经病理性疼痛,对奥沙利铂致周围神经毒性有一定的保护作用。

(四)艾灸减轻大鼠局灶节段性肾小球硬化模型损伤[111]

评价艾灸肾俞(BL23)和膈俞(BL17)穴位对局灶节段性肾小球硬化(FSGS)

大鼠模型的治疗作用。方法：采用单肾切除加多柔比星重复注射建立 FSGS 大鼠模型。将 FSGS 大鼠随机分为模型组、氯沙坦（阳性对照组）、肾俞灸组、膈俞灸组。监测肾功能和肾脏病理变化的分子指标。结果：氯沙坦、肾俞、膈俞灸干预 12 星期后，尿蛋白、血肌酐、尿素氮、血尿酸显著降低。肾 α - SMA、FN 和 TGF - β 也减少，而 podocin 和 nephrin 蛋白和 mRNA 增加。三种治疗均明显减轻肾组织的病理损伤，提示艾灸治疗 FSGS 的疗效可能与氯沙坦相似。结论：艾灸可减轻 FSGS 大鼠模型足细胞损伤，抑制肾间质纤维化，从而延缓肾小球硬化的进展，改善肾功能。

（五）针刺胃俞、足三里抗急性应激性损害的实验研究[112]

应激性胃肠黏膜损害作为全身适应性症候群的三大基本变化之一，临床上颇为普遍。但针刺防治这类疾病的实验研究，特别是以胃肠电活动作为功能指标的报道，尚不多见。本工作旨在探讨针刺能否缓解应激性胃肠黏膜损害及其伴随的胃肠电活动变化。

我们选用 SD 大鼠，在胃窦及十二指肠前部浆膜埋植 Ag - Agd 电极及浆膜电位引导以记录胃肠电活动变化，术后 24～28 h 开始下一步应激实验，分为对照组、应激组、电针预处理组，对照组不予应激处理，应激组的应激方式采用束缚—旋转应激和束缚—冷冻应激，电针预处理组在采用上述应激方式前 30 min 对双侧足三里、胃俞穴以电针预刺激，持续至应激撤除。各组大鼠处理后对胃肠活动进行 4～8 h 连续观察。实验结束后，检查胃和十二指肠始段 2 cm 长的黏膜损害面积密度并取样制作 HE 切片镜检及摄影。研究结果显示，对照组体表胃肠电图的波幅和波宽变化较大，应激组胃肠电活动表现为明显抑制，电针预处理组无论是胃电或肠电的波幅、频率、周期、快波的数目或串长，均未见明显变化，表明针刺可翻转应激所致的胃肠电活动的抑制。胃肠黏膜损害面积密度的测量结果为，应激组黏膜呈现弥漫性出血点者 11 例，平均损伤面积密度为 15.8%～27.7%，严重充血者 1 例，两者共占 63.2%，电针预刺激组仅 1 例见有黏膜出血点，损伤密度为 1.7%，黏膜充血者 2 例，两者共占 16.7%。镜检结果显示，应激组均见程度不等的胃窦和十二指肠血管扩张、充血或血管破裂、淋巴细胞聚集、绒毛破碎、腺细胞肿胀、上皮脱落；电针预刺激组，虽也可见上述病理表现，但程度轻微。在本实验条件下，经束缚—旋转后，动物仍清醒，呼吸、心率基本正常，全身状况尚佳，但 80% 以上个体的胃肠电处于明显抑制状态，与正常对照组及应激组和电针预刺激组的个体对照形成鲜明的对比。与此同时，近 2/3

的个体呈现 15.8%～27.7% 的黏膜损伤,这表明动物被控制在警觉反应期,避免了抵抗期或衰竭期所可能造成的复杂性。因此,可以说束缚—旋转是简便易行,尤其适合于引入针刺效应研究的一个较好的应激模型。关于针刺对胃肠电的影响已有不少报道,结果不尽一致。本实验未能肯定针刺对正常胃肠电活动的影响,但本实验结果已表明,针刺胃俞、足三里能减轻应激性的胃肠黏膜损害,并伴随着对于抑制性胃肠电反应的明显的去抑制作用。这是确切无疑的。这亦与传统中医理论一致。中医理论认为:胃俞是足阳明经气输注于背腰部的郄穴,足三里是胃腑之气合于下肢的下合穴,《素问·长刺节论篇》曰:"迫脏刺背。"《灵枢·邪气脏腑病形》载:"合治内腑。"可见这两穴对胃腑有着特定作用。从现代医学理论阐述,针刺系通过其调整机制而起作用,这提示针刺对于病理过程的影响,可能要远大于对生理状态的效应。进一步研究针刺如何启动胃肠黏膜的保护机制以对抗应激所致的损害,将为临床提供一种可供选择的防治胃肠应激疾患的手段和理论依据。

（六）人工胃溃疡对形成家兔耳壳低电阻点的影响[113]

随着针刺麻醉科研工作的开展,天津、福建、北京相继报道采用不同方法损伤动物内脏造成耳壳低电阻点增加的病理模型,有些工作已经涉及敏感点生成理论的重要方面。联系在临床观察的结果,本文主要从动物耳壳低电阻点的特性和它生成的基本规律进行研究。

实验在 59 只成熟家兔及 6 只出生 3 日的同胎幼兔上进行,逐个对双耳低电阻点进行测定。实验表明家兔耳壳很可能即是所谓压痛点或是痛觉敏感点。耳壳低电阻点在耳壳各个部分的分布不同。初生家兔耳壳表面电阻值的增长是一个过程,一般年龄在 2 个月以上时,耳壳的电阻值才逐渐达到 30～100 kΩ,接近成熟的健康家兔水平。在环境因素影响之下,或是产生某些病理变化时,局部电阻值降低,产生导电量增高的所谓低电阻点。通过在动物腹侧胃壁黏膜下层注入 0.2 ml 石炭酸形成人工溃疡。本实验发现注射之后 24 h 在动物耳壳的两面即可测得大量低电阻点,说明由石炭酸造成的人工胃溃疡是低电阻点出现的主要原因。通过注射不同剂量的石炭酸形成大小程度不同的人工溃疡,观察耳壳低电阻消退速度,发现低电阻点消退的迟缓是与胃溃疡创伤严重程度有关。

研究表明低电阻点的数目和人工溃疡的面积大小成正比例关系。这些低电阻点的分布不是局限在一定的区域,更多的低电阻点通常出现在耳轮和耳背。病理组织学的研究证明石炭酸主要灼伤了黏膜层及黏膜下层。低电阻点的广泛分布表明这可能不是某种单一的外周神经活动的结果。

（七）颈交感神经对耳壳低电阻点形成影响的研究[114]

临床观察的结果表明，十二指肠及胃溃疡患者在耳壳上产生大量的痛觉敏感点，这种敏感点在耳声的分布不局限于某一个区域之内，而且出现的数量同溃疡面积和胃黏膜受炎症侵及的广度有关。相似的结果在接受人工溃疡手术的家兔实验中得到了证实。本研究通过对家兔进行相关实验，阐述颈交感神经对耳壳低电阻点形成的影响及意义。

本实验使用 38 只成熟家兔，体重为 2～3 kg，所有动物在实验前均经过耳壳低电阻点的测定，被选择的动物单侧耳壳低电阻点一般在 10 点以下。实验中对不同动物施行人工胃溃疡手术和颈交感神经切除术，并记录实验过程中电阻值的变化。研究结果表明，切除一侧颈交感神经后，手术侧耳壳的电阻值与术前以及术后对侧相比，并无明显差异（$P > 0.05$）。双侧颈交感神经切除后，家兔耳壳低电阻点出现的高峰是在术后第七日，落后于单纯施行人工溃疡手术的对照侧 3～4 日之久。其次，两组动物在耳壳低电阻点形成的数量上亦有甚大变化，术后第一日，人工胃溃疡动物的耳壳低电阻点的均数达 340 点，而切除双侧颈交感神经的耳壳低电阻点均数还不到 100 点，以两组动物术后 5 日之内双侧耳壳低电阻点均数相比，以方差分析方法进行数据处理（$P < 0.01$），两组之间的差异具有极其显著的意义。

本文通过对 38 只成熟家兔进行术前术后耳壳电阻值的比较，阐明切除颈交感神经后，在 5～7 日，没有发现正常家兔耳声的阻抗产生明显的变化。双侧颈交感神经切除，使人工溃疡所引起的耳壳低电阻点出现和消退的时间推迟 3～4 日，低电阻点形成的数量亦有减少。施行人工胃溃疡手术的同时，单侧切除颈交感神经，两侧耳壳低电阻点出现的时间有明显差异，手术侧耳壳低电阻点出现和消退均较对侧迟缓，数量亦有减少。实验结果说明，交感神经参与耳壳低电阻点的形成过程，并具有一定的作用，但不是唯一的因素，有关低电阻点形成的外周途径仍有待进一步深入的研究。

第六章

文 献 综 述

第一节　呼吸系统疾病

肺系统外感病证以支气管哮喘、慢性支气管炎、慢性阻塞性肺疾病（COPD）和小儿反复呼吸道感染等为代表，是呼吸道常见病，因其患病人数多，病情反复，已成为一个重要的社会公共卫生问题。

针灸治疗疗效显著，现做作一综述。

肺系统外感病证

逆针灸防治肺系统外感病证研究进展[115]

逆针灸是我国古代"治未病"主要手段之一，是指在机体无病或疾病发生之前，预先应用针灸方法，激发经络之气，增强机体的抗病与应变能力，从而防止疾病的发生、减轻随后疾病的损害或保健延年的方法。

逆针灸治疗支气管哮喘多选夏季，主要方式包括穴位敷贴、针刺、穴位注射等。研究表明逆针灸疗法可明显提高疗效，通过调整阴阳、激发经气达到标本兼治的作用。逆针灸治疗慢性支气管炎以三伏贴为主要方式。多组数据表明，逆针灸可以健脾化痰、温肺散寒，有助于改善肺功能、降低炎症反应。逆针灸治疗COPD多选取疗程较长或者刺激量较大的治疗方式，包括穴位注射、穴位埋线以及天灸等，通过疏通经络、活血通脉、调节脏腑、提高机体免疫力从而防治

COPD。逆针灸治疗小儿反复呼吸道感染以敷贴治疗为主,选方多以白芥子为主要成分,干预疗程以 3 年为多见。研究表明,逆针灸有助于散寒逐饮、益气扶正,对于帮助患儿提高免疫力、防止复感效果显著。

《内经》云:"正气存内,邪不可干。"强调正气是决定疾病是否发生发展的关键。逆针灸可扶助正气,提高人体免疫能力、改善肺功能、减少炎症反应及发作次数、改善患者生活质量,具有重要的临床意义。但目前研究仍具有一定不足,应当进行大样本、多中心、高质量的临床研究试验,采用权威的诊断及疗效标准,有利于提高研究结果的真实可靠性,使逆针灸在防治肺病上发挥更大的作用,以更好地服务于临床。

第二节　循环系统疾病

冠心病属于中医学"胸痹"的范畴,以经络腧穴理论为指导的针刺、艾灸、推拿等中医外治法对冠心病的治疗具有一定疗效。但由于古代医家地域、流派及传承的差异,导致冠心病的治疗取穴难以标准化,影响了其临床应用和疗效评估。

现将针灸治疗冠心病的取穴特点和规律进行研究,以期为该疾病的临床选穴提供参考。

冠心病

基于数据挖掘的古代文献中冠心病治疗经穴运用规律研究[116]

冠心病属于中医学"胸痹"的范畴,以经络腧穴理论为指导的针刺、艾灸、推拿等中医外治法对冠心病的治疗具有一定疗效。但由于古代医家地域、流派及传承的差异,导致冠心病的治疗取穴难以标准化,影响了其临床应用和疗效评估。

本研究通过检索《中华医典》第五版,采用数据挖掘的方法对冠心病治疗的取穴特点和规律进行研究,以期为该疾病的临床选穴提供参考。方法:以"心痛""真心痛""厥心痛""胸痹""怔忡""心悸"共 6 个冠心病对应的古代病名为检索词,在《中华医典》第五版收录的 1 156 部中医古籍中进行文献检索,收集数据,建立数据库,运用关联分析数据挖掘技术,分析古代文献中冠心病治疗的经穴运用特点及其规律。结果:检索所得古代文献数据元素 347 条,涉及十二正经及任、督二脉,经穴使用频次共计 625 次。其中,任脉经穴选用最多,其次为手厥阴心包经。中脘穴为使用频次最多经穴,最常用经穴配伍前 3 位为然谷-太溪、中脘-上脘及曲泽-大陵。

结论提示,古代文献中冠心病的治疗以任脉及手厥阴心包经为主,配穴重视特定穴中五输穴的配合运用,曲泽-大陵经穴配伍适用于治疗冠心病合并负性情绪。

第三节　消化系统疾病

消化系统疾病是常见的临床疾病之一。临床表明,针灸可以改善患者肠道菌群,具有保护胃黏膜的作用,同时还可治疗呃逆。现将针灸治疗相关疾病展开综述。

一、肠道生物钟

肠道生物钟调节宿主代谢功能的相关性研究进展[117]

肠道菌群可调节宿主的营养吸收、能量代谢、免疫等生理过程,是人体的重要"器官"。研究发现,肠道菌群丰度呈昼夜节律震荡,且肠道菌群昼夜节律(肠道生物钟)失调可导致肠道菌群及代谢物质变化,对宿主的代谢功能产生深远影响。本文对肠道菌群及肠道生物钟对宿主代谢的作用机制及影响因素进行综述。

肠道菌群调节宿主代谢功能信号通路包括短链脂肪酸代谢通路、氧化三甲胺代谢通路、脂多糖代谢通路。目前昼夜节律失调导致代谢功能障碍的机制尚未被阐明,但是肠道菌群的变化是代谢功能障碍的相关反应之一。肠道生物钟紊乱的影响因素包括性别、饮食等。目前较多研究揭示肠道菌群失调及生物钟都与机体代谢功能障碍相关。而近期研究发现肠道上皮细胞与肠道菌群本身存在昼夜节律特点,与中枢生物钟有着密切联系,但两者具体作用机制尚不清楚。中枢生物钟系统如何协同外周生物钟调控一系列下游基因及相关生理反应,并最终导致肠道菌群失调,引发代谢功能障碍均有待进一步探索,这一过程的发生机制是肠道菌群组及生物钟组研究的方向,具有巨大的挖掘价值。

二、胃黏膜保护

电针足三里对胃黏膜保护机制的研究进展[118]

针刺复合麻醉下脏器保护的理念受到广泛重视。胃黏膜在围手术期极易发生应激性损伤,从而导致多脏器功能障碍综合征的发生,其严重性日益引起人们的关注。研究证实,针刺足三里可增强胃黏膜防御技能、减弱胃黏膜损伤因素、调节胃动力功能等途径,起到保护胃黏膜的作用。动物实验证实,电针"足三里"可以通过调节胃肠激素、提高胃黏膜血流量、调控体液因子、清除氧自由基以及增厚胃黏膜屏障等手段对胃黏膜起到保护作用。电针通过调节机体的上述各方面功能达到保护胃黏膜的作用,本文以中医文献为理论基础,结合近年来临床试验及基础实验研究,就电针足三里对胃黏膜的保护机制展开综述。电针足三里对胃黏膜损伤具有一定的保护作用,其机制可能是通过减少胃酸分泌、增加胃黏液层和胃黏膜厚度、抑制炎性介质反应、调节胃动力和胃电活动、促进胃黏膜损伤修复,以及调控机体内源性 ET－1/NO 和 CGRP/PGE2 水平等来实现的。

三、呃逆

针灸治疗呃逆的临床探析[119]

呃逆是以气逆上冲,喉间呃呃连声,声短而频,令人不能自制为主症的疾病,西医称为膈肌痉挛。我们分析文献中关于针灸治疗呃逆的记载,结合李国安治疗呃逆的临床经验及经络理论,在李国安的指导下对应用气街理论治疗呃逆进行了初步的探讨。

李国安擅长用位于肘关节附近肺经上的非经穴点治疗呃逆,这个穴位位于尺泽与侠白之间,尺泽上方二寸许。李国安应用此非经穴点治疗呃逆往往收效迅速,针下呃止。探及理论渊源,李国安认为呃逆一证的辨证取穴,除了根据经络循行、脏腑表里相关选穴外,还可以根据气街理论选穴治疗。《灵枢·卫气》篇中将人体从上至下分别为头、胸、腹、胫四气街,而膈正是胸气街与腹气街的分隔处,因此呃逆一证与胸腹气街有关。上肢为胸气之街与腹气之街的分布范围,这样就可以解释应用上肢穴位治疗胸腹部脏腑疾病。根据这一理论,李国安所取穴位正好与膈肌相平,且位于肺经上。从经络理论来说,肺经"起于中焦,下络大肠,还循胃口,上膈属肺",从气街理论上来说,气街是脏腑和诸经气血横向输注的捷径。李国安取的穴位离膈最近,针刺产生的调节信号可以通过气街迅速地到达病变部位,故收效快捷,针下而呃逆止。

从目前针灸治疗呃逆的情况看,常远道取穴,在此基础上根据气街理论选用乳根穴,或是选用李氏"止呃穴",应能进一步加强对顽固性呃逆的疗效,对于针刺不效或者畏针的患者,选用乳根施以直接灸法,也极有可能收到奇效。

第四节　内分泌疾病

内分泌系统疾病常常是困扰患者临床疾病之一。临床表明,针灸对于肥胖患者具有奇效且无明显副作用,受到广大患者好评。同时针刺还可改善患者胰岛素抵抗。现将相关报道进行综述。

一、肥胖

穴位埋线治疗单纯性肥胖的 Meta 分析[120]

肥胖是 2 型糖尿病、心血管疾病、癌症等疾病的主要风险因子之一,肥胖问题在我国日益凸显。穴位埋线是将可被人体吸收的生物蛋白线埋入相应穴位,持续刺激穴位而达到治疗目的。穴位埋线因其长效、便捷和经济的优势,广泛应用于临床。

本研究对穴位埋线治疗单纯性肥胖的随机对照临床试验进行 Meta 分析,对其疗效进行综合定量分析,以期为循证医学及临床应用提供依据。通过检索 VIP、CNKI、万方及 PubMed、Springer、Medline 数据库 2013 年 1 月—2017 年 11 月发表的有关穴位埋线治疗单纯性肥胖的临床随机对照试验(RCTs)文献,筛选符合纳入标准的RCTs,采用RevMan5.3对其疗效及相关指标(体重、BMI、腰臀围、总胆固醇)进行Meta分析。共纳入16项RCTs,包括1 284例单纯性肥胖患者。Meta分析结果显示,穴位埋线治疗组与对照组相比,临床疗效$[OR = 2.59, 95\%CI(1.89, 3.55), Z = 5.92, P < 0.000\ 01]$、体重减轻$[MD = 2.16, 95\%CI(0.94, 3.38), Z = 3.46, P < 0.000\ 1]$、BMI降低$[MD = 0.84, 95\%CI(0.42, 1.25), Z = 3.96, P < 0.000\ 1]$、腰围$[MD = 1.97, 95\%CI(0.79, 3.15), Z = 3.28, P = 0.001]$及臀围$[MD = 2.07, 95\%CI(0.82, 3.33), Z = 3.23, P = 0.001]$有显著性差异,穴位埋线的治疗效果优于其他疗法;而总胆固醇$[MD = 0.09, 95\%CI(0.01, 0.17), Z = 2.17, P = 0.03]$改善没有显著性差异。

本研究结果提示,穴位埋线治疗单纯性肥胖的临床疗效显著,优于其他疗法。但尚存在不足,还需多中心、大样本、高质量的临床随机对照研究证实。

二、胰岛素抵抗

中医药对胰岛素抵抗相关信号通路影响的研究进展[121]

2型糖尿病以葡萄糖和脂类代谢异常为特征,与遗传因素及生活方式密切相关,主要表现为胰岛素分泌相对不足和(或)胰岛素抵抗(insulin resistance, IR)。引起胰岛素抵抗的信号通路纷繁复杂,每一条信号通路都有其自身的特点,其异常或激活都会导致胰岛素抵抗。目前中药及针灸对相关通路的研究取得了一定的成果,可以明确某些中药及针灸可改善相关异常的信号通路,以改善胰岛素抵抗,为中医药领域治疗糖尿病的现代化探索做了基础与理论支持。虽然每条信号通路都有自身的路径引起胰岛素抵抗,但是不同通路之间往往又会产生交互作用和影响,这或许是中药及针灸通过多通路多靶点改善胰岛素抵抗的基础和综合疗效所在。众多研究也表明中药及针灸可以同时干预多条通路以进行综合调节,如苦瓜、地骨皮、翻白草提取物改善IR的机制是可同时激活AMPK和PI3k/Akt途径,活化的AMPK和Akt促进并加强GLUT4转位,加快葡萄糖利用,进而改善胰岛素抵抗。此外,mTOR信号通路、MAPK家族成员中的JNK和p38MAPK信号通路、Toll样受体4(TLR4)/NF-κB信号、经典Wnt/β-cat通路、Nrf2/抗氧化反应元件(ARE)信号通路在胰岛素信号转导及胰岛素抵抗中亦发挥重要作用。但是关于mTOR信号通路的中医研究多是有关调控细胞生成或凋亡、抗肝纤维化、脂代谢异常及抗肿瘤等领域,p38MAPK信号通路致糖尿病病变的中医药研究也主要集中在糖尿病肾病、糖尿病周围神经病变及糖尿病血管病变等方面,但尚少发现中药或针灸干预该类信号通路防治胰岛素抵抗的研究,关于中医药调节 mTOR、JNK 和 p38MAPK 等通路以改善胰岛素抵抗的研究仍亟待关注。

第五节　神经系统疾病

　　针灸临床疗效在多种疾病的改善和治疗中被肯定。在神经系统疾病中,针刺可发挥抗焦虑作用,治疗失眠、中风、中风后遗症、中风后认知功能障碍、阿尔茨海默病、面瘫等收效显著,可现通过查询国内外相关文献,对其临床运用及实验机制做一定归纳总结。

一、焦虑

　　针刺抗焦虑作用的研究进展[122]

　　针刺抗焦虑作用明确,可广泛运用于焦虑症及多种其他疾病引起的焦虑。现通过查询国内外相关文献,对其临床运用及实验机制做一定归纳总结。

　　针灸临床疗效在多种疾病的改善和治疗中被肯定。头皮针在广泛性焦虑障碍、急性惊恐、创伤后应激障碍中均有重要临床意义。也有研究人员观察到针刺有增强记忆、降低焦虑的效果。电针可用于治疗各种类型的疼痛、抑郁、焦虑。耳针和肌肉放松训练要联合运用可缓解患者焦虑或抑郁状态。有研究表明,针刺可降低药物副作用,明显改善患者焦虑情绪。针刺在脑卒中后的运用,不但能提高脑卒中患者的生活质量,而且有助于脑卒中后神经功能的恢复。针刺选穴原则根据系统评价文献搜索,总结出百会、内关、神门、印堂穴等使用频率最高的调神穴,本研究团队发现此 4 穴在临床上运用抗焦虑效果较好。其抗焦虑作用的机制与大脑内海马和大脑皮质、杏仁核胃动素的关系密切。针灸也可能通过HPA 轴的调节通路改善焦虑状态。

　　本研究表明,针灸治疗焦虑已在国内外广泛开展运用和机制研究,疗效明确,且可广泛运用于焦虑症及多种其他疾病引起的焦虑状态,包括广泛性焦虑障碍、急性惊恐、创伤后应激障碍、脑卒中后焦虑障碍、经前期焦虑等，为临床运用打下坚实基础。

二、认知功能

足三里穴对认知功能影响的研究进展[123]

足三里穴是足阳明胃经的合穴，是胃经脉气之所入，可运化水谷、生精化血、养荣脏腑。其治疗疾病的范围非常广泛，具有调理脾胃、补中益气、调理气血、温中升阳、疏通经络、镇静醒神、强精健脑、扶正祛邪等功效。笔者总结了近 10 年来关于足三里穴对认知功能影响的文献资料，探讨认知功能与针灸临床相关性、认知功能与穴位相关性、认知功能与经络相关性。整理研究发现分子生物学、神经影像学、生物信息学等多种技术手段已被选用深入揭示足三里与认知功能的相关性。其中足三里穴的 fMRI 研究有着逐年增多的趋势，并在实验设计方案方面取得了一定的进展。研究发现针刺或刺激足三里穴对大脑皮层及边缘系统有广泛的激活效应，一定程度上揭示了穴位—经络—中枢—脏腑的相关性以及脑功能区可能存在复杂网络的协调作用参与针刺效应。此外，还有通过 EGG、MEG、PET 等方式探讨针刺足三里穴与认知功能的相关性。

中医理论中"脑"主要强调的是有认知功能活动，那么如何选择合适的技术手段进行针刺足三里穴的脑功能研究，应该首先绘制出针刺足三里穴作用在人脑不同作用的功能区，在以往的脑功能中发现，针灸的作用机制均使脑曲发挥了积极的变化，但仍存在着不少的问题。首先，人的大脑有不同的脑区来完成不同的生理功能，对人体进行任何形式的任务均是多个脑区的协调行动后整合共同完成的。而针刺足三里穴后虽然能使脑内多个区域激活，通过结合相关脑功能区域的解剖形态特征和生理功能特点，可以来推测针刺足三里穴位治疗疾病的机制，但这仅仅反映是针灸足三里穴后所激活脑区的定位功能，无法解释各个脑区之间是如何相互作用的。其次，如何用科学完整的理论来解释针刺足三里穴对认知功能的影响，尚需克服诸多的问题，如实验者针刺手法不同、被试得气的强弱、仪器的稳定性和参数设置的不同，这些都有可能导致实验数据的差异。

三、面神经功能

面神经功能评价方法研究进展[124]

面神经在十二对脑神经中是较为容易发病的，最常见的为面神经炎。面神经疾病的诊断、治疗过程中,最需要对神经功能进行评估。目前,临床上常用的有神经功能量表、电生理等方法,但使用的范围和合理性尚有欠缺。为系统整理面神经的功能评价方法,从而指导临床医师准确运用,及时、准确地评估病情、判断预后,现就目前国内外面神经功能评价方法进行述评。

面神经功能量表是目前临床最常用的面神经功能评价方法,其中最常用的是 House-Brackmann 分级法(HBGS),但依靠人工观察面部运动和面瘫并发症来积分从而进行分级的方法极容易产生误差,研究人员在面神经疾病的临床研究中使用这个评价系统时应尽量做到规范化,以减少误差,使用其他系统时也应该同时与 HBGS 对比,以便进一步完善 HBGS 或者形成一种新的评价系统。

目前已有部分临床研究运用电生理方法进行面神经功能的客观评价。单纯的肌电图(EMG)对于病情预后无明确帮助。神经兴奋性测定(NET)是在病变早期能确定面神经有无变性的相对简便的方法,但若面神经受损超过 72 h 致轴突断裂,则无法应用。瞬目反射(BR)在病程早期诊断面神经麻痹较 ENoG 敏感,ENoG 在病程中后期诊断面神经麻痹优于 BR,而 F 波是唯一反映面神经近段的电生理指标,且对预后的判断优于 ENoG,故三者联合使用能更好地反映面神经全程的病变过程。表面肌电图是唯一无创的神经传导检测方法,且与HBGS 相关性好,值得临床推广应用。

运用数字影像技术评价面神经功能的方法虽然客观,但是对操作周围环境的要求非常严格,且操作软件相对复杂,临床应用诸多不便。

MRI 是目前应用于临床的唯一较好地显影面神经的影像技术,但通过观察面神经 MRI 信号强度的改变来判断病情预后的研究仍处于初级阶段,有待更多临床数据的支持。通过红外热成像仪测得的面部穴位温度不对称系数可以成为面瘫病情的分级与临床疗效评估客观指标,但热成像仪的精确度、测试环境、拍摄角度对数据影响较大,其与中医证型的相关性值得进一步研究。

四、卒中后情感障碍

针灸治疗卒中后情感障碍的中西医机制研究进展[125]

卒中后情感障碍主要表现为卒中后抑郁和焦虑两大症状,其发病率逐年增高。大量临床文献表明针灸治疗卒中后情感障碍疗效确切,但其作用机制尚未定论。现就近 20 年来中文数据库中报道的有关针灸治疗卒中后情感障碍的中西医临床和基础研究行归纳分析,从中医和西医两个方面对针灸治疗卒中后情感障碍的机制研究做一总结。

卒中的主要病变部位在脑。脑统帅五脏之神,五脏不调可导致七情失调,因此卒中后情志障碍的基本病机是五脏功能失调。针灸治疗卒中的机制主要有醒脑开窍法、通督调神法、调肝扶脾法、心胆论治法四种。醒脑开窍法主治卒中后痰瘀蒙蔽脑窍的患者;通督调神法是基于"病变在脑,首取督脉"的学术思想以针刺督脉来通调神志的疗法;调肝扶脾法主治卒中后情感障碍,主要病机为肝失疏泄、肝郁乘脾、脾虚失健的患者;心胆论治法是基于心调则五脏六腑和,脏腑和则情志畅达,同时胆肝互为表里,肝气郁结则胆气不利的理论。

西医机制研究显示,卒中后情感障碍的发病与中枢单胺类神经递质系统功能失调密切相关。卒中病变还可导致氨基酸类神经递质发生改变,从而加重情志障碍的症状。卒中后情感障碍可导致下丘脑-垂体-肾上腺轴的调节功能发生紊乱。脑源性神经营养因子与卒中后情感障碍存在明显相关性。已有研究表明血清同型半胱氨酸可破坏 NE 能神经元及 5 - HT 能神经元,导致神经毒性产物增多并影响神经细胞的正常功能,进而加重卒中后情感障碍的症状。

针灸治疗卒中后抑郁的临床疗效确切而持久的特点已被大量临床研究证实,然而针灸治疗卒中后情感障碍的机制研究较少,其作用机制尚不明确。

五、卒中后的神经内分泌功能失调

卒中后的神经内分泌功能失调[126]

卒中后患者可出现多种内分泌功能异常。研究证实,这些内分泌功能异常可直接造成神经细胞死亡、血管痉挛和脑水肿等,可能会加重神经功能缺损,影响卒中患者的预后。文章综述了下丘脑-垂体-肾上腺轴激素、性激素、转化生长因子-β_1(TGF - β_1)、可溶性细胞间黏附分子-1(sICAM - 1)、精氨酸血管加压素(AVP)、瘦素和内皮素(ET)等因素在卒中患者病理改变中的作用及其机制。

脑梗死时,下丘脑-垂体-肾上腺轴激素分泌失衡,血中某些激素的含量明显增加并呈现昼夜节律的变化,致使病情进展,表现为运动、认知和行为功能失常。性激素水平的变化与缺血性脑血管病有一定联系。男性急性脑梗死患者雌二醇水平增高,而女性患者则以雌二醇水平降低为主。TGF - β_1 具有保护脑组织作用,卒中后 TGF - β_1 水平降低可加重脑损伤;sICAM - 1 是一种损伤性炎症因子,卒中患者 sICAM - 1 水平增高具有损伤作用。AVP 在下丘脑的分泌改变可影响脑损伤的严重程度和预后,其损伤机制可能与下丘脑前部损伤、颅内压升高和神经递质的调节有关。有研究表明卒中患者血中瘦素水平明显升高,是预测脑出血的重要指标;同时瘦素可通过改善微循环降低血压,从而预防脑血管病。ET 是一种具有强烈血管收缩效应的多肽,对控制血压和局部血流有重要作用。研究表明,ET 参与了脑缺血和脑水肿的病理生理学过程,可增加脑组织内水、钠含量,促进缺血性脑水肿的发生和发展,ET 还可能直接影响神经元或胶质细胞而促使卒中的发生。

六、失眠

失眠的危害及针灸治疗失眠的效果[127]

失眠是现代社会的常见疾病,随着经济社会的快速发展,职场和其他方面的竞争日趋激烈,使其雪上加霜。睡眠障碍可导致血清生物标志物的改变和机体免疫力下降,同时可引起抑郁症和心脏病等疾病以及其他许多躯体症状。治疗上,常用西药容易导致成瘾等不良反应,而针灸可以缓解失眠症状。本文就失眠的相关危害及针灸在其治疗中的运用做一综述。此外,作者还介绍了一种有效且低成本的针灸治疗失眠方法。

我们的综述表明,失眠对心理健康构成重大威胁,而焦虑和抑郁是其中涉及的两种主要的负性情绪。不仅如此,失眠对患者的血清成分、心脏功能和免疫系统有直接的影响,可能导致生理紊乱。失眠是许多疾病的潜在危险因素。正确地治疗失眠将大大减少其他疾病的发生或降低其严重程度,并有利于其他症状的治疗。针灸在治疗失眠及其并发症方面具有显著的优势。例如,针灸治疗可以平衡情绪,增加活力感。免疫功能、血清氧自由基和心脏病均对针刺反应良好。申脉(BL62)、照海(KI6)是经络理论八个汇合点中的两个,在治疗失眠方面具有独特的作用。此外,治疗失眠多采用百会(DU20)、四神聪(EX6)、安眠(Extra)、神门(HT7)、足三里(ST36)、三阴交穴(SP6)。调理阴阳五脏的针灸处方对顽固性失眠疗效更佳。因此,针刺可以成为治疗失眠及其并发症的一种建设性的补充方法。

七、面瘫

对影响针灸治疗面瘫疗效若干环节问题的分析[128]

目前业内对针灸治疗面瘫的诊断、治疗方法、疗效评价等问题存在较多的争议和分歧。本研究综述了针刺介入的时机、穴位的选择、针刺方法、针灸治面瘫是否需要辨证及如何辨证、是否需要配合类固醇类激素及抗病毒药、辅助面部肌肉训练方面的进展,并提出:针刺应该在急性期介入;穴位的选择、针刺补泻等具体术式、刺激量意义重大且尚待进一步研究;面瘫病的辨证尚需规范;类固醇类激素而不是抗病毒药对于中度以上患者意义重大;针灸应该配合面部肌肉训练等观点。

首先,周围性面瘫发病原因是多方面的,不再局限于过去认为的寒冷刺激和病毒。要判断一个患者的具体病因还较为困难和复杂,但这也是未来研究的方向之一,明确病因有利于顺应人类环境与疾病的改变,更好地拟定更具针对性的治疗。其次,针刺治疗面瘫总体上是有效的,但目前尚缺乏强有力的循证医学证据支持,大样本多中心的临床研究及其结果仍然值得期待。再次,面瘫的病变程度、位置是影响针刺疗效的内在因素,并且从根本上决定了疾病的预后。因此,针灸治疗前应对患者进行有效的神经功能评估,包括量表评分和面神经电传导的检测,以筛选适合针刺治疗有效的患者类型。而对于针灸治疗可能无效的患者,应给予其他治疗方法,而不是一味地拉长治疗时限、盲目追求疗效。同时,针刺的介入时机和实施方法,包括针刺部位的选择、针刺补泻手法、电针的应用、互刺、浅刺等特殊方法的运用等会直接影响针刺疗效的发挥,具体的参数选择、不同环节的叠加效应,是非常值得研究的重点问题,也是针灸治疗面瘫应解决的核心问题。最后,对治疗结局的判定,需要结合影像学或电生理检测的数据,但仍应以患者症状、体征的改善为主依据。

八、中风

刺络拔罐疗法防治中风高危因素的应用概况[129]

刺络拔罐为沪上名医杨永璇推崇,"刺罐结合"堪称独创,是海派中医的特色疗法。该文通过刺络拔罐疗法防治中风高危因素相关文献的整理,以期能为刺络拔罐的临床应用及研究提供帮助。

高血压属中医"眩晕""头痛""肝风"等范畴,其发生与风、火、痰、虚、瘀有关,亦属血瘀证范畴。而刺血拔罐疗法遵循"宛陈则除之"理论,通过刺激皮表,使"血出邪尽,血气复行",以达化瘀、逐邪、活血、通络,以血调气,进而调整和恢复脏腑气血功能。研究表明刺络拔罐能够调节全血黏度、红细胞沉降率及血脂,以及降低交感神经活性,提高迷走神经张力,从而达到调节血压的目的。对于原发性高血压、急进性高血压、颈性高血压均有效。糖尿病属中医"消渴"范畴,基本病机为阴津亏耗、燥热偏盛,进一步发展可导致血瘀。刺络拔罐能够达到祛瘀生新、泄热的作用。现代研究也证实刺络拔罐能够调节体内糖代谢,改善外周组织对胰岛素的敏感性,降低胰岛素抵抗,降低血中胰岛素含量。高脂血症属中医"脂""膏"范畴,病因为"痰浊""血瘀",肝失疏泄、脾失健运、痰湿偏盛是该病的基本病机。而刺络泻血具有祛瘀生新功效,能够良性调节血液成分,降低血液黏稠度,纠正脂质代谢异常,减轻和延缓内皮细胞损伤。肥胖指人体脂肪组织过度蓄积导致机体正常生理功能不同程度损害的一种病理状态。刺络放血可疏通经络中壅滞的气血,协调虚实,调整紊乱的脏腑功能。

综上可见,刺血疗法具有改善人体血液循环、调节血脂、调节糖代谢、提高免疫力等作用,对高血压、糖尿病、高脂血症和肥胖等脑血管疾病的高危因素有较好的预防缓解作用。因此,需在刺络拔罐防治中风高危因素方面进行深入广泛的临床应用及作用机制研究,同时对相同病证的不同刺络深度和次数、留罐时间、出血量、治疗频率及不同穴位等是否有疗效差异进行探索研究。

九、中风后抑郁

（一）卒中后抑郁和卒中复发和死亡风险：荟萃分析和系统评价方案[130]

许多观察性研究表明,卒中后抑郁会增加卒中结局的风险。有一项荟萃分析表明,卒中后抑郁是全因死亡的危险因素。本文报告了系统评价和荟萃分析方案,以阐明卒中后抑郁与卒中复发和死亡率的关联,以便根据从相关观察性研究中提取的数据确定卒中后抑郁是否是卒中结果的预测因素。

将采用 Medline、Web of Science 数据库、EMBASE、Cochrane 中央对照试验登记册、Cochrane 系统评价数据库进行检索。以英文撰写的已发表研究将纳入其中。对纳入系统审查或 Meta 分析的研究有偏倚的风险将由纽卡斯尔-渥太华质量评估量表评估。95% CI 的脑卒中复发和死亡率的 HR 将作为主要结果。将进行分组分析和 Meta 回归。

PSD 作为卒中复发和死亡的预测因子仍有待更新的荟萃分析证实,因为据我们所知,最后一项研究是在 5 年前进行的。因此,我们将设计一个荟萃分析和系统综述,以确定卒中复发和死亡结果的风险是否在 PSD 患者中相对较高。关于卒中后抑郁是否为卒中复发和死亡率的预测因子的系统评价的结果将在同行评审的期刊上发表。

（二）卒中后抑郁与卒中复发和死亡风险：系统评价和荟萃分析[131]

卒中后抑郁是一种重要的神经精神疾病,预后不良。已有多项研究探讨卒中后抑郁与卒中复发/死亡的关系,但结果并不一致。

评估卒中后抑郁与卒中复发风险和死亡率之间关联的观察性研究的系统评价、荟萃分析和荟萃回归。文献检索使用 Medline(通过 PubMed)、Web of Science 数据库、EMBASE、Cochrane Central Register of Controlled Trials 和 Cochrane Database of Systematic Reviews 进行,检索至 2018 年 8 月(含)之前发表的文章。我们提取并汇总了观察性研究的风险比,这些研究报告了患有或不患有抑郁症的中风幸存者中风复发和死亡率的风险估计。审查的样本包括 15 项前瞻性队列研究,涉及 250 294 名参与者、139 276 名患者,随访期为 1~15 年。荟萃分析结果表明,卒中后抑郁和全因死亡率的风险比为 1.59(95% CI,1.30~1.96),但迄今为止的研究不足以确定卒中后抑郁与卒中复发之间的关联。

本 Meta 分析有力地证明 PSD 是卒中后全因死亡的危险因素,但迄今为止关于 PSD 与卒中复发关系的研究尚不充分。考虑到 PSD 的患病率和发病率较高,建议对有脑卒中病史的患者进行定期评估和管理是合理的,尽管与不良结局因果关系需要进一步明确,干预措施可能改变风险升高的程度也是如此。

(三)针灸治疗卒中后抑郁症:系统评价和荟萃分析[132]

针刺治疗卒中后抑郁症(PSD)研究一直在不断深入,但其疗效仍存在不确定性。为了评估针灸治疗 PSD 的随机对照临床试验(RCT)的临床疗效,我们通过综合 RCT 得出证据。

检索日期从建库到 2020 年 4 月 19 日,对 7 个电子数据库进行文献检索,确定关于这一主题的系统评价和 Meta 分析。纳入 SRs/Mas 中的主要 RCT。同时,我们还对从 2015 年 1 月 1 日至 2020 年 5 月 12 日发表的 RCT 进行了补充搜索。由两位评价者分别提取数据,并用 RevMan 5.3 软件提取数据。证据质量用 GRADE 系统进行严格评价。

本研究共纳入 17 个 RCT,涉及 1 402 例患者。Meta 分析显示,接受针灸和常规治疗的受试者在 HAM - D_{17}、HAM - D_{24} 和 HAM - D 量表评分显著低于接受常规治疗的受试者(MD,-5.08 [95% CI,-6.48 to -3.67],$I^2=0\%$)(MD,-9.72 [95% CI,-14.54 to -4.91],$I^2=65\%$)和(MD,-1.55 [95% CI,-4.36 to 1.26],$I^2=95\%$)。但在 HAM - D_{17}、HAM - D_{24} 和 HAM - D 量表上,结果表明针刺与抗抑郁药无显著性差异(MD,-0.43 [95% CI,-1.61 to 0.75],$I^2=51\%$)(MD,-3.09 [95% CI,-10.81 to 4.63],$I^2=90\%$)和(MD,

-1.55 [95% CI, -4.36 to 1.26], $I^2 = 95\%$)。对于不良事件,针刺与抗抑郁药(RR, 0.16 [95% CI, 0.07 to 0.39], $I^2 = 35\%$)相比,不良事件的发生较少,但针刺与常规治疗相结合与常规治疗(RR, 0.63 [95% CI, 0.21 to 1.83], $I^2 = 38\%$)相比,不良事件的发生无显著差异。由于纳入研究之间存在很大的异质性,证据质量为低到极低。

本综述增加了针灸可以降低 PSD 程度的证据。然而,仍然缺乏中等和高质量的证据来支持这一结论。为了评估针灸对 PSD 的影响,需要进一步进行方法学严格且有足够效力的初级研究。

十、中风后肌张力增高

针灸推拿治疗中风后肌张力增高的研究进展[133]

中风(急性脑血管病)是危害人类健康的最重要的疾病之一,我国死于脑血管病者多于心脏病及癌症,脑血管病居三大死因之首。中风之发生是由于正气虚弱,加之饮食不节、情志过极、内伤积损而致。病位在脑,与心、肝、脾、肾关系密切。阴阳失调,气血逆乱,上犯于脑为其基本病机。肌张力增高是中风常见的并发症,它在很大程度上影响了肢体功能的恢复,严重影响了患者的日常生活自理能力。

现代医学对中风后肌张力增高确切的发病机制仍不十分清楚,各种治疗方法虽然疗效肯定,但西药治疗不良反应较多,且其远期疗效有待进一步验证,外科治疗难度大,对技术要求高,不易普及和推广。针灸推拿治疗研究较多,疗效较好,已取得了一定的进展。对于中风后肌张力增高,针灸疗法包括体针疗法、体针配合头针、体针配合皮肤针、电针疗法、艾灸疗法、针灸并用、针灸综合疗法及刺络拔罐等。

综上所述,针灸方法治疗中风后肌张力增高是一种较好的治疗方法,在临床治疗中可取得较好的疗效,其方法也多种多样,多采用综合疗法,但缺乏一个标准的治疗方案,也没有明确的适应证范围,各人对取穴、手法、针刺时机等不尽相同,观察结论也各有不同,需要通过进一步深入研究来证实。

十一、阿尔茨海默病

针灸干预阿尔茨海默病的机制研究进展[134]

阿尔茨海默病(AD)是痴呆的常见类型,多发于老年人,其病因尚不明确,且无治愈方法。针灸作为一种中医治疗手段,可调畅人体气机,广泛用于 AD 的防治。研究证实针灸可减轻神经功能障碍,改善认知功能,然而对于其中的机制研究尚无统一定论,本文就近年来针灸治疗 AD 的效果及相关机制研究作详细论述。

Aβ 的清除障碍可导致认知障碍,并引发一系列涉及脑血管变化的级联反应,包括海马血管内皮病变、异常的蛋白表达、Aβ 沉积及清除异常等,有研究表明针刺和艾灸可以减少脑内 Aβ 沉积。微管相关 Tau 蛋白过度磷酸化形成的神经纤维缠结是 AD 的一个典型的病理特征,且与 Aβ 类似,大脑中神经纤维缠结的密度与 AD 患者的认知障碍程度正相关,研究表明针灸并用对抑制 Tau 蛋白过度磷酸化作用明显。细胞凋亡与 AD 所表现的学习记忆障碍密不可分。神经细胞凋亡会加重 AD 患者神经细胞缺失,破坏神经网络结构,与 AD 的疾病进展关系密切。电针百会可改善小鼠认知障碍,抑制神经细胞凋亡,并使 BDNF 及其前体(proBDNF)表达增加。中枢胆碱能神经系统与学习记忆等认知功能紧密相关,胆碱能系统功能缺陷与 AD 密切相关。多项研究表明电针单个穴位及穴位组合均能对中枢胆碱能神经系统发挥作用,从而促进中枢神经传递,进而改善学习记忆能力。大脑局部的代谢紊乱与认知功能障碍有关,AD 患者的糖代谢和 ATP 水平显著降低,改善大脑能量代谢可有效防止及改善认知障碍,有研究表明针刺可能通过提高大脑局部的糖代谢水平而改善认知。

针灸干预 AD 的作用机制主要体现在减少 Aβ 沉积、抑制 Tau 蛋白过度磷酸化、抑制神经细胞凋亡、促进中枢神经传递、改善能量代谢、调节氧化应激以及调控炎性反应等方面,这表明针灸可通过多途径、多靶点改善 AD 动物模型的学习记忆能力,这与中医所强调的整体观念及综合调治相呼应。相对于西药治疗,针灸防治 AD 有着独特的优势。

第六节　运动系统疾病

骨关节疾病是全球范围内中老年人的多发常见病,中医药在治疗骨关节疾病中发挥着重要的作用。近年来许多学者运用中医药治疗骨关节疾病取得了相应疗效。现将结果作一综述。

一、骨关节炎

骨关节炎的中药治疗现状[135]

骨关节炎是全球范围内中老年人的多发常见病,中医药在治疗骨关节炎中发挥着重要的作用。中医学无明确的骨关节炎病名,有关此类疾病的症状描述多见于"痹"或"痿"的范畴,历代医家论治此类疾病各有特色,近年来许多学者运用中医药治疗骨关节炎取得了相应疗效。中医学是通过四诊合参、审证求因的整体性把握来认识和治疗疾病的,治疗骨关节炎也同样遵循着"药以方成、方从法出、法随证立"的思路。

本研究应用计算机检索 PubMed 1966 年 10 月至 2005 年 10 月的相关文章,检索词为"osteoarthritis, degenerative arthritis, traditional Chinese medicine, Chinese medicine, Chinese botanical medicine, Chinese phytotherapy",并限定文章语言种类为英文。同时计算机检索万方数据库 1979 年 10 月至 2005 年 10 月的相关文章,检索词为"骨关节炎,退行性骨关节炎,中医,中国植物药,中国植物药疗法",并限定文章语言种类为中文,共收集到 284 篇相关文献,排除 186 篇内容陈旧或重复的文献后,符合纳入标准的 98 篇文献中,69 篇涉及痹证类的病因病机、治法或方药近况,29 篇涉及痿类的病因病机、治法或方药近况。最终,我们选用其中的 31 篇作为参考文献,通过证、法、方、药的写作顺序就中医药治疗骨关节炎作一综述。我们得出结论:中医多从痹证或痿证的角度治疗骨关节炎,运用相应的祛邪、补肾、健脾、柔肝药及虫毒类药。目前相对缺少按照循证医学原则要求设计的随机、对照临床试验。

二、骨质疏松症

中医药防治骨质疏松症的优势与不足[136]

骨质疏松症,现代医学认为是由于骨代谢失衡,骨的丢失大于骨的重建,结果导致骨量丢失,骨小梁的结构破坏,骨强度下降,而导致骨折风险升高的一种全身代谢障碍的退行性骨骼疾病。有研究表明,在 60～70 岁的女性中大约三分之一有骨质疏松症,80 岁以上者则增加到三分之二;即使是 50 岁的女性也有发生骨质疏松性骨折的严重危险性,多达二分之一的妇女一生中可能发生骨质疏松性骨折。在医疗发达的美国、欧洲和日本的数据显示,骨质疏松症的发病率亦很高。目前,骨质疏松症防治药物有两大类,即抑制骨吸收和促进骨形成的药物。近年来,我们在中医药防治骨质疏松症方面开展了大量工作,对骨质疏松症的认识及中医药在防治中的优势与不足进行了探讨。

中医学虽没有骨质疏松症的概念,然而包括骨质疏松在内的各种与骨代谢相关疾患的临床表现和发病机制在多部中医典籍中有记录。当代中医研究把它归属"虚劳""骨痿""骨枯""骨痹""腰痹"等范畴,认为多由肝肾不足,精血不能濡养筋骨而致。骨质疏松症的证候特征应辨别"松"与"痛",治则常分"肾"与"脾"。然而,无论是健脾还是补肾,单味药还是复方,只要辨病和辨证相结合,中医药都能起到一定的治疗效果。

综上可见,中医药无论是单味药的有效成分提取物还是复方,无论是健脾还是补肾,只要将辨病和辨证相结合,都能起到一定的治疗效果;其次,中医药对骨质疏松症的治疗除了能增加骨量、改善肌力、增强抗骨折的能力外,还能改善其他全身症状,包括对 SOD、血脂水平等的改善,而全身调节正是中药最能表现出其优势的地方。当然在中医药防治骨质疏松症过程中还存在观察时间不够等问题,如国外许多研究都已经有近 10 年的随访,而国内的许多研究只停留在半年时间,同时也缺乏进一步的随访,最长的观察也只有 2 年时间。因此,中医药对骨质疏松症的研究和发展还任重而道远。

三、中医针刺及相关技术治疗神经根型颈椎病的临床研究概述[137]

神经根型颈椎病(cervical spondylotic radiculopathy, CSR)是临床中颈椎病发病率最高的一个类型,占颈椎病发病率的 50%~60%。因颈椎间盘病变、颈椎节段性病变、颈椎骨质增生及颈椎骨赘等所导致的颈椎管内或颈椎连接处神经根刺激和压迫而形成。西医学认为,CSR 的发生大多是在颈椎原发性退行性病变的基础上产生继发性改变,常见的症状为根性痛,即疼痛范围与受压的椎节脊神经区域相符合的疼痛、麻痹等不适症状。中医认为 CSR 属于传统中医学"眩晕""痹证""痛证"等范畴,治疗多从疏通经络、通痹止痛着手。近年来,随着工作环境和生活方式的改变,CSR 的患病率不断上升,且年轻化趋势日益明显。目前,西医治疗神经根型颈椎病存在手段单一、手术费用高、风险大等局限性,而中医则具有一定的临床优势。目前针刺治疗已经成为神经根型颈椎病的重要手段,本综述就中医针刺及相关技术的开展与临床研究进行概述。

目前常用的中医针刺及相关技术有针刺、温针灸、电针、絮刺火罐疗法、穴位埋线、小针刀疗法、穴位注射及综合疗法。

综上所述,中医针刺及相关技术在治疗神经根型颈椎病方面具有廉价高效、副作用小等优势,在临床治疗上疗效明确。但从临床研究报道中也发现中医针刺在治疗 CSR 还存在很多不足:① 临床研究者尚未有较统一的取穴标准及原则。② 各临床研究报道疗效评估标准不统一,且临床上较多关注短期疗效,缺乏对长期治疗效果的观察。③ 大多临床研究以主观评价指标为主,缺乏更具说服力的实验研究、机制研究及客观指标。因此在以后的临床研究中,应加强机制研究及客观指标的设定,使中医针刺的治疗手段朝更科学、更有效、更安全的方向发展。

第七节　泌尿系统疾病

　　压力性尿失禁主要表现为咳嗽、喷嚏、大笑、提重物甚至走路均会发生漏尿。目前本病无特效治疗方法,药物无法根治,且会产生一定的不良反应;手术创伤大、适应证范围小,患者接受度低,临床患者更倾向于行为治疗和物理治疗。目前临床上针刺治疗压力性尿失禁已广泛运用,通过刺激经络腧穴发挥治疗作用。

压力性尿失禁

　　针灸结合生物反馈训练在产后压力性尿失禁患者中的临床运用进展[138]

　　压力性尿失禁主要表现为咳嗽、喷嚏、大笑、提重物甚至走路均会发生漏尿。产后压力性尿失禁是指女性妊娠或分娩后出现尿失禁,主要由于阴道分娩期间直接损伤肛提肌与盆底组织,从而导致盆底肌松弛。本病一般多见于产后 1 年内的女性,严重影响患者的身心健康。据流行病学调查报道显示,女性尿失禁患病率为 31.9%～53.1%,其中压力性尿失禁的发病率为 49.6%,且经产妇的尿失禁发生率远高于初产妇。因此,如何有效地防治女性压力性尿失禁,成为我们社会目前需要迫切解决的问题。

　　目前本病无特效治疗方法,主要采用药物治疗、手术治疗、行为治疗与物理治疗。而药物无法根治,且会产生一定的不良反应;手术创伤大、适应证范围小,患者接受度低,也非满意的治疗方法,临床患者更倾向于行为治疗和物理治疗。目前临床上针刺治疗压力性尿失禁已广泛运用。针灸通过刺激经络腧穴,可增强尿道周围组织紧张度,增高尿道括约肌张力,改善局部组织营养,促进肌肉及神经组织再生能力,恢复膀胱功能。针灸与康复理疗联合盆底肌锻炼治疗产后早期压力性尿失禁效果较佳,有助于快速改善尿失禁症状,提高盆底肌力,降低肌疲劳,具有积极的临床意义。

本研究提示,针灸结合生物反馈训练治疗产后压力性尿失禁具有较佳的临床疗效,且安全无副作用、操作简便、治疗费用低、容易被患者所接受,但是治疗过程中要注意及时与患者沟通。对于该治疗方法的远期疗效有待进一步观察研究。

第八节　生殖系统疾病

不孕不育症目前发病率逐年升高,我们通过总结国内外治疗不孕不育的临床及文献研究,发现中医治疗显示出明显优势。

一、弱精子症

中医治疗弱精子症研究进展[139]

弱精症又称为精子活力低下,本病的病因病机非常复杂,现代医学认为遗传、内分泌、线粒体呼吸作用紊乱、微量元素、精索静脉曲张、感染、放射线、化学品接触等均对精子的生成和成熟有一定程度的影响,从而导致男性不育。其中,男性不育患者的精液异常主要表现为弱精症。在性功能正常的不育男性中,约45%的病例是由于精子活动能力缺陷所致,当精子结构异常和(或)精浆异常时,精子的运动、获能和顶体反应受到影响,均会导致精子的活动力减弱。

本文总结了近5年来中医治疗弱精症的临床研究文献,按经典方加减及自拟方疗法、中成药疗法、针灸疗法和综合疗法等4个方面进行归纳和评述,以此了解中医治疗弱精症的应用情况。经典方加减及自拟方疗法多以补肾益精为主，兼以活血化瘀；中成药疗法对比传统汤药，中成药以其便利优势，更适用于临床广泛使用，且患者依从性较好；针灸治疗选穴以足太阳膀胱经为主，辅以任督及肝经、脾胃经，多取温补肾阳、滋补肝肾、活血通络效用穴位；综合疗法结合两种及以上传统疗法，具有双重优势，与单种疗法相比，治疗效果更佳。

我们发现，目前中医在治疗男性弱精症已显示出了令人满意的疗效，能有效提升精子活动力，改善男性不育症状。但中医治疗注重因人制宜，强调辨证论治，施治过程中，难免因患者的个体差异影响组方的治疗效果。故临床报道虽频繁，因缺乏随机、双盲、规范化的对照组、多中心研究而造成研究结果的可信度和可重复性较小。因此，今后可从如何建立规范的中医治疗弱精子症诊疗和评价体系，为统一临床治疗效果判定提供标准和依据以及对于传统医学治疗不育症的机制研究方面着手深入研究，为临床治疗提供更多的理论依据。

二、不孕症

针灸治疗难治性不孕症的研究进展[140]

根据不完全统计，世界上 8%～12% 的已婚育龄妇女患有不孕不育症，随着生活水平的提高，工作压力的增加，生活环境的改变，这种疾病的发病率呈上升趋势。难治性不孕症是指结婚 5 年后未怀孕，并接受 2 年以上专科治疗仍未孕。难治性不孕症通常由原发性卵巢功能不全（POI）、多囊卵巢综合征（PCOS）、子宫内膜异位症（EM）、宫腔粘连（IUA）等疾病以及辅助生殖技术（ART）失败引起。导致难治性不孕症的主要原因与排卵障碍、子宫内膜容受性不足和免疫功能障碍有关。针灸作为一种辅助手段，一直被用于难治性不孕症的治疗。

近年来，针灸疗法越来越多地被使用在难治性不孕症的治疗中，并且取得了一定的疗效。研究发现针灸能有效改善卵巢功能不全、多囊卵巢综合征、子宫内膜异位症、宫腔粘连等。本文就针灸治疗这一疾病的研究现状进行综述。以期为进一步的研究确定方向和奠定基础。

针灸治疗不孕不育症日益受到重视，其临床疗效已得到验证。尤其是针灸作为一种辅助治疗手段，已广泛应用于临床治疗难治性不孕症。通过对针灸疗效的长期观察，针灸治疗不孕不育症的机制有待进一步探讨。因此，针灸临床治疗不孕不育症的机制研究将是进一步研究的方向。

第九节 免疫系统疾病

手术过程中创伤、疼痛、出血等因素均可产生明显的免疫抑制作用,尽管研究表明这种免疫抑制是暂时的、可逆的,但是其恢复时间受诸多因素影响,长短不一。针刺对手术所致免疫抑制有明显的调节作用。现将结果作一综述。

免疫抑制

针刺对手术所致免疫抑制的调节作用[141]

手术过程中创伤、疼痛、出血等因素均可产生明显的免疫抑制作用,尽管研究表明这种免疫抑制是暂时的、可逆的,但是其恢复时间受诸多因素影响,长短不一。一般而言,患者病情重、基础情况差或手术创伤大者,抑制时间会较长。而针刺可通过对免疫系统内不同免疫细胞和免疫分子的作用,调节这种免疫抑制状态,使机体失衡的免疫功能趋向正常。本文仅就此作一论述。

手术对机体的免疫抑制是多方面的,手术过程中造成机体免疫抑制的因素是多方面的,手术对机体免疫系统内不同免疫细胞和细胞因子的抑制程度也是不同的。其不仅包括对淋巴细胞、单核吞噬细胞、中性粒细胞、红细胞等免疫细胞的抑制,还包括对免疫球蛋白、细胞因子、白细胞分化抗原等一些免疫分子的抑制作用。

针刺对手术所致免疫抑制有明显的调节作用。且与手术所致免疫抑制相对应,针刺对手术所致免疫抑制的调节也是多方面的,既包括对不同免疫细胞的调节作用,也包括对各种免疫分子的调节作用。

此外,大量研究多是围绕细胞免疫相关指标展开,这与细胞免疫抑制的大量存在以及细胞免疫在免疫系统内的重要性密不可分。首先,不少临床和实验证实肿瘤患者本身即存在免疫系统功能紊乱,其中细胞免疫抑制最为常见。对于这类患者来说,降低或消除免疫抑制显得尤为重要。其次,细胞免疫在控制术后感染,促进手术愈后和控制术后肿瘤细胞扩散方面具有重要作用。此外,研究者对细胞因子也有较多研究。但对体液免疫方面,如免疫球蛋白等则研究较少。目前多数研究集中在相关免疫细胞和免疫分子在机体内的变化水平,对于针刺对手术所致免疫抑制的调节机制研究较少,有待于进一步研究。

第十节　妇科疾病

临床研究表明针灸可治疗子宫内膜容受性低下,卵巢储备功能及多囊卵巢综合征,现将相关研究作一综述。

一、子宫内膜容受性低下

子宫内膜容受性低下的针灸治疗现状[142]

子宫内膜容受性(endometrial receptivity,ER)低下是胚胎着床失败的重要因素,改善子宫内膜容受性是提高临床妊娠率,治疗不孕症的关键。文章就针灸治疗该病的研究现状作一综述,以期为进一步研究明确方向、奠定基础。

ER 低下的证型特点与治则治法如下。中医自古就有对子宫内膜容受性的认识,《女科经纶·种子篇》中述:"妇科论种子……一曰择地,二曰养种……腴地也不发瘠种,而大粒亦不长硗地。"清代名医傅青主云"精满则子宫易于摄精,血足则子宫易于容物",精血充足是受孕的先决条件。肾藏精,精血同源,肾气充足才能化生气血,充盛任冲二脉,为孕育胚胎提供物质基础。肾气亏虚,则一方面无以养胎,另一方面无力推动气血运行,致使胞脉瘀阻而不孕,即"七七任脉虚,太冲脉衰少,天癸竭,地道不通,故形坏而无子"。因此"肾虚血瘀"是 ER 低下不孕的主要病机。

研究表明,针刺、电针、经皮电刺激、艾灸、耳针疗法对于改善 ER 均有一定疗效。在治疗方法的选择上,目前针灸治疗 ER 低下的临床研究以联合治疗为主,大部分文献报道中治疗方案为针刺联合理疗、针刺联合艾灸(包括温针灸)、针刺联合中药等,单项针灸方法用于 ER 低下的研究很少。而经皮穴位电刺激用于改善 ER 疗效肯定,且已形成专家共识,那单纯针刺或艾灸是否能治疗 ER

低下,针刺的疗效与无创的经皮穴位电刺激(TEAS)相比如何等都是值得进一步研究和探讨的问题。

在选穴原则上,目前应用针灸改善子宫内膜容受性多选用中极、关元、子宫等胞宫附近的腧穴,远道取穴则以三阴交最为常见。在目前的研究中,普遍根据ER低下"肾虚血瘀"的证型特点辨病论治,个别研究提到兼症的选穴处理,缺乏进一步的辨证论治,辨证论治在针灸治疗ER低下的运用中具有怎样的意义、怎样的针灸处方既便于标准化推广又能保证疗效都还需更多的研究来探讨。

在治疗时机的选择上,大部分医家针灸干预的时间从卵泡期(月经干净第一日/月经第五~第十日)开始,到排卵后停止治疗,也有个别医家的方案中干预时间持续至胚胎着床窗口期(排卵后第七日/移植日)或者从促排卵时开始至移植日停止。治疗时机的选择对针灸改善ER有怎样的影响、在患者月经周期的不同阶段是否可以实施不同的针灸干预方案等,都有待进一步研究。

二、卵巢储备功能

卵巢储备功能评估的研究进展[143]

卵巢储备功能是指卵巢内存留卵泡的数量和其发育成熟生成优质卵泡的能力,反映女性的生育潜能。近年来,随着内外环境因素的影响及女性生育年龄的推迟,越来越多的女性因卵巢储备功能低下(diminished ovarian reserve,DOR)引起不孕。据文献报道,DOR在人群中的发病率为10%左右。因此,尽早、精确地评估卵巢储备功能,为患者提供合理的建议、选择合适的治疗方案,具有重要意义。本文就卵巢储备功能评估方法的研究进展作一综述。

月经模式是女性内分泌的外在表现,月经模式的改变是卵巢功能衰退的标志。抗缪勒管激素(anti-mullerian hormone,AMH)是转化生长因子-β家族的一员,主要由窦前卵泡和少量窦卵泡的颗粒细胞分泌并释放于卵泡腔内的糖蛋白,其水平能够反映原始卵泡池的储备状况,且能在外周循环中检测到。窦卵泡计数(antral follicle count,AFC)及卵巢体积(ovarian volume,OV)也是国际上广为应用的评估卵巢储备功能的指标。FSH是垂体受下丘脑促性腺激素释放激素刺激而释放的性激素,同时受雌激素和抑制素B(inhibin B,INH-B)的负反馈调节。INH-B是由窦前卵泡和窦卵泡分泌的糖蛋白类激素,随着年龄增大,卵母细胞数目减少,INH-B水平下降。INH-B对FSH具有负反馈调节作用,INH-B的下降是先于FSH增高的,能更早地反映卵巢储备功能的减退。

此外,白细胞介素 21(interleukin‐21,IL‐21)/沉默信息调节因子 2(sirtuin‐2,SIR‐2)、脆性 X 智力低下 1 基因(fragile X mental retardation 1,FMR1)相关酶类等均可作为卵巢储备功能的标志物,但并没有哪一项指标具有 100% 的敏感性和特异性,临床中常运用生化指标和形态学指标来提高预测卵巢储备功能的准确性。AMH 和 AFC 被认为是最佳的评估指标。

临床医学需要经济、准确的预测指标来评估卵巢储备功能,年龄、既往病史和月经模式是较易获得的首要资料,AMH 和 AFC 是目前被认为较有效的检测指标,联合检测的意义还有待进一步研究确定,IL‐21、SIRT1 等更多新检测指标的评估价值正在探讨之中,未来基因检测也可能加入到常规的卵巢储备功能筛查中来。

三、多囊卵巢综合征

针灸与西药治疗多囊卵巢综合征疗效比较的 **Meta** 分析[144]

多囊卵巢综合征(PCOS)是生育年龄妇女常见的一种复杂的内分泌及代谢异常所致的疾病,主要临床表现为月经周期不规律、不孕、多毛和(或)痤疮,并伴有随年龄增长而日益明显的胰岛素抵抗、高胰岛素血症和高脂血症,是引起女性不孕的最主要的原因,对家庭造成了严重的影响。且 PCOS 在生育年龄妇女中发病率为 5%～10%。而目前一线西药的治疗方法,会导致卵巢增大、多胎妊娠、卵巢过度刺激症等不良反应。针灸作为传统的中医疗法,在治疗 PCOS 方面有疗效确切、无不良反应等独特的优势,被广大患者的认可。针灸治疗 PCOS 的临床研究日益增多。

我们采用 Meta 分析的方法比较针灸与西药对 PCOS 的治疗作用。方法:电子检索 1980—2013 年公开发表在国内外杂志的以针灸为主治疗 PCOS 的相关文献。在排除重复、无关及非随机对照试验后,筛选出符合纳入标准的针灸治疗 PCOS 的随机对照试验,用 Jadad 评分对这些文献进行质量评价,疗效评价采用 Review Manage 5.0 软件。以 RR 值作为效应指标计算针灸相对于西药对排卵障碍性不孕症的治疗优势,并进行异质性检验,并根据异质性检验结果采用固定或随机效应模型合并 RR 值,P 值 95%CI。结果:符合本次纳入标准的随机对照文献 10 篇,共计 823 例患者。针灸组与西药组相比较,相对危险度(relative risk,RR)=1.54,95%CI 可信区间为(1.27,1.86),总体效应检验 $Z=4.38$,$P<$ 0.000 01,差异有统计学意义,提示针灸组优于西药组。针灸加中药组与西药组比较,合并效应量 $RR=1.48$,95%CI 可信区间为(1.25,1.76),总体效应检验

$Z=4.49,P<0.0001$,差异有统计学意义,提示针灸联合中药组优于西药组。

现有的证据表明,针灸为主治疗多囊卵巢综合征的疗效优于西药,这对相关医务工作者今后的临床决策可起一定的作用,因此 PCOS 针灸治疗是今后发展的方向,应加大研究力度,但需要更准确地针灸治疗多囊卵巢综合征的循证依据来指导临床治疗。

四、子宫肌瘤

李国安针灸治疗子宫肌瘤经验[145]

子宫肌瘤是子宫平滑肌组织增生形成的良性肿瘤,多发于卵巢功能旺盛的育龄妇女(30～50 岁),是女性生殖系统中最常见的肿瘤。肌瘤引起的不孕率为 20%～30%,自然流产率较正常人群高出 4 倍,严重影响妇女身心健康。目前子宫肌瘤的治疗方法主要有保守治疗、手术治疗和微创治疗 3 种。

李国安主任医师从事针灸临床工作 30 余年,善于治疗内妇科疑难杂症,尤擅治疗子宫肌瘤,其诊疗方案独具一格,疗效显著。现在李国安指导下总结其诊治思路,供同道参考。李国安认为本病致病原因众多,但以内因为主,多为情绪失调所致,主要病机有气滞血瘀和气虚血瘀两种,且以后者为多见。结合足太阴脾经地机穴的切诊,把握病情;治疗常用针刺足三里、地机、阴陵泉和三阴交等法,以调气通络、活血化瘀,或针药同用,并结合心理疏导。

李国安指出,针刺治疗本病,对于需要保留生育功能的年轻患者是一种理想选择,可免除手术之苦,对于采用肌瘤剔除治疗方式的手术后患者可有效预防术后复发,对于围绝经期的患者也可以通过针刺,使其顺利绝经,防止并发症的发生,因此针刺治疗子宫肌瘤具有广阔的前景。

第十一节　癌　　痛

癌痛是中晚期癌症患者的主要临床表现之一,其严重影响着患者的生存质量。临床系统评价表明,针刺在癌性疼痛的镇痛方面疗效显著,并证明针刺可有效缓解肝癌及肠癌患者的癌痛症状。现将相关研究作一综述。

癌痛

（一）基于中医传承辅助平台的针刺治疗癌痛选穴规律数据挖掘研究[146]

癌痛是中晚期癌症患者的主要临床表现之一,其严重影响着患者的生存质量。临床系统评价表明,针刺在癌性疼痛的镇痛方面疗效显著,并证明针刺可有效缓解肝癌及肠癌患者的癌痛症状。尽管针刺治疗癌痛的疗效确切,但目前中医界针对针刺治疗癌痛选穴规律的研究较少,本文就此作相关论述,为临床针刺治疗癌痛提供新思路。

通过检索 2016 年 6 月 30 日前中国知网数据库(CNKI)及万方医学网收录的针刺治疗癌痛的临床研究文献,将癌症病名、疼痛部位、穴位处方等信息录入中医传承辅助平台,利用软件集成的数据挖掘工具,分析针刺治疗癌痛的选穴规律。结果表明,针刺治疗癌痛的类型分布多集中在癌痛的原发病方面,排在前 3 位的原发病分别为肝癌、胃癌、肺癌;总体穴位应用频次由高到低依次为足三里、内关、三阴交、合谷、阿是穴等。肝癌癌痛应用穴位出现频次由高到低依次为足三里、三阴交、肝俞、期门、太冲等;最常见且关联度较高的配穴有"足三里—三阴交""三阴交—期门"及"三阴交—期门—章门"等。胃癌癌痛应用穴位出现频次由高到低依次为足三里、中脘、三阴交、内关、合谷等;最常见且关联度较高的配穴有"足三里—中脘""足三里—三阴交""足三里—内关"等。肺癌癌痛应用穴位出现频次由高到低依次为内关、肺俞、孔最、阿是穴、合谷等;最常见且关联度较高的配穴有"肺俞—合谷""肺俞—内关""内关—孔最"等。肝癌癌痛新处方为太冲、心俞、三阴交、行间、肝俞;胃癌癌痛新处方为合谷、手三里、内关、阴陵泉、胃俞;肺癌癌痛新处方为阿是穴、尺泽、手三里、孔最、肾俞。

中医传承辅助平台作为一种数据挖掘、探析隐匿临床信息规律的重要辅助工具,能较好地总结出临床针刺治疗癌痛的配穴规律,且系统生成的新处方可为临床针刺治疗癌痛提供新思路。

（二）癌痛的中西医外治法现状分析与展望[147]

癌痛绝大多数是指由肿瘤直接引起的疼痛,是造成晚期癌症患者主要痛苦的原因之一,一般以中西医药物治疗为主,药物治疗分内服和外治。根据 WHO《癌症疼痛诊疗规范》的三阶梯止痛原则,药物内服法治疗癌痛有一定的临床疗效,但仍未理想地控制所有癌痛,同时也存在一定的不良反应。外治法治疗癌痛有诸多方法,与癌痛的内治法相比,具有操作简便、疗效好、见效快、不良反应少的优点。本文通过检索国内外数据库的相关文献,就中西医外治法治疗癌痛现状分析与展望作相关论述。

癌痛的西医外治法包括贴剂、激光、射频、超声、热疗、放射、经皮电刺激等;癌痛的中医外治法包括外敷(中药膏剂、中药散剂、中药贴剂、中药酊剂、中药巴布剂)、针灸(单纯针刺、电针、穴位敷贴、穴位埋线、穴位注射、穴位按摩、艾灸、耳穴、其他针法、灌肠)等。中西医外治法治疗癌痛的方法诸多,从近4年来所有中西医外治法治疗癌痛的文献中治疗后总有效率皆超过80%来看,无论是单一疗法治疗癌痛还是2种或2种以上疗法联合治疗癌痛都取得较为理想的疗效。无论是外治法还是内外治法联合治疗,中西医综合治疗癌痛比单纯西医疗法治疗癌痛的止痛疗效持续力更强、不良反应更少。

同时,从检索的文献报道来看,中西医外治法治疗癌痛的临床研究中亦存在一些问题,例如缺乏大样本、多中心、双盲法的临床实验研究、缺乏统一的疗效评价标准、研究角度较为单一等,这些问题仍待进一步研究解决。

经上文总结近几年来中西医外治法治疗癌痛的所有方法和手段后,在今后的研究中亦可对各种疗法权衡利弊,通过进一步的临床验证并总结归纳出一套外治法治疗癌性疼痛的标准化治疗方案以供临床参考。

（三）针灸治疗原发性肝癌疼痛的临床研究进展[148]

原发性肝癌即起源于肝脏的上皮或间叶组织的肝脏恶性肿瘤,其发病率远远高于继发性肝癌。癌性疼痛为其最常见的症状和体征。目前临床研究文献表明针灸联合其他疗法可有效缓解原发性肝癌疼痛的症状并减轻西药止痛的副作用,改善和提升原发性肝癌患者的生存质量。本研究以"原发性肝癌疼痛""针灸""针刺""灸"等为关键词检索和筛选近20年(1996—2016)所有针灸治疗原发性肝癌疼痛的临床研究文献,就针灸治疗原发性肝癌疼痛的疗效和机制作相关论述。

从中医病因病机来说,古代文献对肝癌疼痛的描述见于《证治要诀》记载:"痞积在胃脘,大如覆杯,痞塞不通,背痛心痛。"文中的"痞积"和"痞塞"即气血不畅而形成的结块,"背痛心痛"即结块进一步阻滞气血而作痛,此乃肝癌疼痛的核心病因病机。从中医辨证分型来说,原发性肝癌疼痛作为癌性疼痛的常见类型,其中医辨证分型有相通之处,主要分为气机郁滞证、瘀血阻滞证、痰湿凝聚证、毒热蕴结证、气血亏虚证、正虚瘀结证等。从针灸取穴处方来说,针刺处方数据中共使用穴位35个,出现的总频次为151次,频次和支持度最靠前的7个穴位依次为足三里、内关、肝俞、曲泉、阳陵泉、太冲、心俞。从针灸治疗手段来说,针灸疗法针对原发性肝癌疼痛的中医病因病机,可疏经通络、活血化瘀、扶正祛邪、养营和血,使其通则不痛、荣则不痛,在临床实践中获得了理想的疗效,同时减轻了镇痛药的副作用。针灸治疗原发性肝癌疼痛的疗法分为单一针灸疗法和复合针灸疗法。前者在临床上应用较多、疗效肯定,适用于中晚期肝癌疼痛;后者即两者或两者以上的单一针灸疗法组合而成,其被使用的频率逐年递增,疗效显著。

虽然针灸治疗原发性肝癌疼痛疗效肯定,但目前的临床研究还是存在一些问题,主要体现在取穴机制缺乏研究,针灸方法多样但没有使用标准,缺少大样本、多中心、高可信度的临床证据支持,针灸治疗癌性疼痛的机制尚未完全挖掘,需要在今后的研究中加以完善和改进以更好地指导临床。

第十二节　其　　他

针灸治疗多种疾病的临床疗效已逐年显现,通过对国内外相关研究结果作一综述,探讨针刺的相关作用。

（一）针刺调控神经系统疾病中细胞凋亡机制的研究进展[149]

细胞凋亡,又称程序性细胞死亡,在神经系统疾病的发病机制中起着重要作用。这些疾病中的大多数都可以通过针灸治疗得到明显的缓解。目前的研究表明,针灸对这些疾病的疗效与其抗凋亡能力密切相关。

本文主要根据针刺在脑缺血再灌注损伤、阿尔茨海默病、抑郁症或应激相关模式、脊髓损伤等常见神经系统疾病中的抗凋亡作用,得出针刺治疗神经系统疾病的抗凋亡作用明显体现在 Bcl-2、Bax 或 caspase 表达的变化上,其结果是通过调节线粒体或自噬功能障碍,以及减轻氧化应激和炎症的结论。

针刺抗细胞凋亡的机制可能与一系列下游信号通路和神经营养因子的表达上调有关。阐明针灸治疗神经功能障碍的确切机制具有重要意义。

（二）基于文献研究的穴位按压疗法力度相关参数聚类分析[150]

关于穴位按压的作用机制,多种理论假说认为以按压的机械力刺激穴位是穴位按压疗法起效的必要条件,因此大小、方向、作用点、受力面积、持续及间隔时间等按压力度相关参数对疗效影响巨大。然而,穴位按压力度参数相关尚无明确标准,样品与变量的统计分布情况均不明确,故本文同时采用两种聚类分析方法对文献检索获得的数据元素进行挖掘分析。

以"acupressure"作为标题检索词,检索 PubMed 数据库 2014 年 1 月 1 日—2018 年 1 月 31 日收录的公开发表的 SCI 文献。按照力的大小、力的方向、力的作用点、受力面积、时间/频次 5 类穴位按压力度的相关参数信息,将文献分为"有描述"和"无描述"两类,并对"有描述"的文献进行描述方式分类及聚类分析。从结果来看,穴位按压疗法缺乏国际性或区域性标准,临床研究中存在一些问题,包括穴位按压力度相关参数缺失、穴位按压力度相关参数错误、穴位按压力度相关参数模糊(力的大小参数模糊、力的方向参数模糊、受力面积参数模糊、力的作用点参数模糊)等。结果得到可用数据元素 55 条,按照穴位按压力度相关参数分类,其中 5 项参数均有描述的数据元素 12 条,占 21.8%;无描述的 0 条。

本研究运用聚类分析,对近 5 年来 SCI 收录的穴位按压 RCTs 文献进行挖掘,发现当前研究中的力度相关参数应用不一致,存在参数缺失、错误和模糊等情况,而且文献聚类特征难以集中。这导致了穴位按压力度相关参数标准化程度降低,并影响其临床应用及科学研究,故在今后研究中应予以重视,推进该疗法的标准化进程。

(三)中医民间诊疗技术挖掘整理保护状况——基于专家调查问卷的分析[151]

民间医药中有许多具有传统中医特色的诊疗技术,这些民间诊疗技术散见于各地、各民族和各时代的典籍中,内容繁复,具有鲜明的"地区性、民族性、家传性、保守性、单传性、口传性、散在性、古朴性、普及性、非系统性和非理论性"等特点。限于技术、人力和国家的政策限制,它们缺乏有效地保护和开发,濒临失传,迫切需要抢救性发掘。本文对 246 名中医药专家或研究生进行了调查分析,以期为科学地开展民间诊疗技术的挖掘整理开发工作提供依据。

就对民间诊疗技术的总体印象和态度而言,被调查者对民间诊疗技术的总体印象偏于正面,但也有大部分调查者认为民间诊疗技术精华与糟粕并存,被调查者对推广民间诊疗技术的态度和他们对民间技术的总体印象有一致性,民间诊疗技术确有推广必要,但要注意方式方法,防止进入误区。就对民间诊疗技术挖掘整理工作的评价而言,把正反两种评价相对照,可以发现专家对民间诊疗技术挖掘整理工作的批评多于肯定,这也从另一个侧面反映了民间诊疗技术挖掘整理工作的艰巨性和复杂性。就不同地区而言,被调查者对民间技术的评价不太一致,广东的被调查者对民间诊疗技术的印象特别好,大力支持、经常运用的比例也最高,而深处西部的四川、新疆对民间诊疗技术的评价偏于负面的评价则比较高。就民间诊疗技术的线索而言,线索涉及各个专科,又以中医外治为主,有待于进一步追踪,深入调查了解、研究和验证。关于对开展民间诊疗技术挖掘整理工作的建议,应从政府扶持与规范并举、建立专业机构及相关的评价标准体系、文化传播与正面引导三方面入手。

调查结果显示,民间诊疗技术确有其价值,是发展中医药事业宝贵的财富,但过去开展的民间诊疗技术发掘整理工作还有不少缺陷,缺乏长期的完整细致的规划和规范、科学的评价机构和手段,导致既往的成果公认程度不高,社会影响力不足,在未来的发掘整理验证提升过程中,应进一步做好去伪存真、去粗取精的工作,政府和社会应对民间诊疗技术加大投入,组建专门机构,加强引导、保护与传承,提供一个相对宽松的政策环境,规范但不是一味打压。

（四）中医针灸在捷克的发展现状和展望[152]

自 20 世纪 60 年代起,包括中医针灸在内的中医药疗法已经得到捷克社会的广泛认可。随着时间的推移,捷克的中医针灸几经演变,现已有一定的发展基础和规模,本文就中医针灸在捷克的发展现状作相关论述,以期提出中医针灸在捷克的发展趋势和预测,进一步推进中医针灸在海外的发扬和发展。

就"一带一路"与中医针灸的关系来说,"一带一路"作为中国首倡、高层推动的国家倡议,对我国现代化建设和屹立于世界的领导地位具有深远的战略意义。20 世纪以来,中医针灸在海外可谓飞速发展,包括"一带一路"倡议合作国在内的海外诸多国家陆续建立中医针灸组织、中医针灸教育机构、中医针灸诊所并逐渐扩大规模。从捷克中医针灸的历史发展背景来说,其大致分为两个阶段:第一阶段(1925—1989)出现了捷克官方承认的"西式针灸",第二阶段(1990 年至今)形成了基于中医学背景的传统针灸。关于捷克针灸立法,捷克的首部针灸法规依据 1976 年捷克卫生部的公告而制定,并于 1981 年进行修改。关于针灸教育,自 20 世纪 60 年代起,捷克医学院给研究生开设 3 星期的中医药课程,截至目前整个捷克大约有 5 000 人接受过中医药方面的培训课程。关于针灸诊所,在捷克布拉格、布杰约维采、皮尔森等地均已开设近百家中医或针灸诊所。纵观捷克针灸史,其针灸发展与北美、澳大利亚相比仍处于滞后阶段,主要是早期缺乏学术交流、学派之间存在分歧、针灸教育不受官方认可及缺乏统一管理和经营标准,这些问题有待进一步解决。

习近平主席的"一带一路"倡议思想在捷克中医中心得以体现和发挥,而中医针灸也将在"一带一路"倡议的辐射下加快在海外的发展速度,随着针灸基础和临床研究的日益增多,针灸也将在世界的舞台上得到更多的认可并扮演更重要的角色,与此同时应提高针灸临床和科研的标准化、提升针灸临床和学术水平并进一步促进针灸在海外的继承和发扬。

(五)经络腧穴学教学难点问题分析[153]

经络腧穴学是整个针灸学教学的基础,对构建学生的针灸学知识体系及临床能力尤为重要。在课堂教学中,学生们经常遇到一些集中的难点问题,本文就此进行分析,提出较为可行的解决办法。

经络腧穴学教学难点主要包括:腧穴定位法的合理综合运用,腧穴密集区域的准确定位及区分,经脉循行分布、气血流注、联络脏腑器官的规律及意义和腧穴功效主治的理解记忆四大方面。根据以上难点,教学主要从四个方面引导学生:① 腧穴定位应首选体表标志法;对于距离体表标志较远的部位,则加用骨度分寸法;当骨度不能方便地一次折量(对折或者三折)时,辅以手指同身寸法;运用简便取穴法时应注意其特定使用条件。② 邻近经络位置相近的腧穴借助图文或者顺口溜加深理解和记忆。③ 经络循行流注、联络器官的规律可结合特定穴教学横向联系梳理。④ 腧穴功效主治的理解和记忆可以按照近治、远治和特殊治疗作用分析等。

诚如《太平圣惠方》所云:"点穴以差讹,治病全然缪。"腧穴经络是整个针灸学的核心,也是学生们最初接触针灸学的部分。学生们在这部分的学习过程中如果能通过合理的引导掌握正确的学习方法、打下良好的基础,对之后的刺灸、治疗部分的学习将大有帮助,从而达到更好的学习效果,在将来进入临床操作也将更加得心应手。

(六)针刺在快速康复外科中的应用研究进展[154]

快速康复外科(enhanced recovery after surgery, ERAS)指在围手术期采用一系列经循证医学证据证实有效的优化处理措施,以减轻患者心理和生理的创伤应激反应,从而减少术后并发症,缩短住院时间,降低再入院风险及死亡风险,降低医疗费,使患者术后快速康复的优化院内治疗方案。ERAS 主要围绕术前准备、术中麻醉和术后镇痛及功能恢复等方面。近年来快速康复外科(ERAS)在国内外应用广泛,作为外科围手术期优化治疗方案,ERAS 需要多学科、各方面协同。中医在 ERAS 领域的独特的优势被不断发掘,且越来越规范化,其中针刺作为中医的重要治疗方法,在围手术期情志调理、饮食调护、术后止痛、术后功能恢复、术后并发症防治等多方面较西医更具优势,且针刺在规范化、标准化及推广方面尤为突出。将中医理论与各科相结合,更好地服务于临床,是中医ERAS 的目标。

本文对针刺在术前准备、麻醉及术后镇痛、术后并发症及康复三个方面作一综述。在术前准备方面,针刺可以有效缓解术前焦虑,提高肠道清洁度;在麻醉及术后镇痛方面,针刺可以通过提高人体痛阈来减少麻醉药用量进行针刺麻醉,并能减轻术后疼痛;在术后并发症及康复方面,针刺能减轻术后的恶心呕吐等麻醉反应,减少术后肠梗阻,促进术后回复。

针刺作为走向世界的中医疗法,在国内外有着广泛的认可度。针刺在ERAS 中有着巨大的发展前景,且针刺在标准化、规范化方面有着天然的优势,非常有利于推广、应用。但目前关于针刺在 ERAS 中的应用仍缺乏有力的多中心验证,这需要我们深入研究,将针刺更规范地应用于 ERAS,减少手术患者的痛苦,加速患者的康复。

(七)传承百年的"杨氏针灸"[155]

"杨氏针灸"是海派中医的重要流派之一。清末民初,上海名医荟萃、流派纷纭、学术争鸣、中西汇通,曾经涌现出大批享誉国内外的著名流派,如孟河医派、中西汇通派、伤科八大家、妇科三大家等,形成了海派中医最主要的特色和内涵,针灸名家中以陆瘦燕、杨永璇两家尤为出众。如今,杨氏针灸已传承五代,有 100 多年的历史,具有鲜明的医疗特色,成为当代上海地区一支重要的学术流派。

杨氏针灸具有以下特点:① 针药并用,内外同治。根据病情需要,以针、灸、拔罐为主要治疗手段,兼用中药煎煮、丸散膏滋、药熨熏洗等多种治疗方法。② 调理脾胃,治病求本。杨永璇常说:"人身之脾胃,犹汽车之发动机,脾胃是供应人体生长发育所需要营养物质的器官,而发动机是推动车轮前进的动力。所以,临床上必须重视调理脾胃,扶佐正气,唯元气充足,虽痼疾亦易康复。"语短而简,用意殊深,重在调理脾胃与治病必求于本的要旨。③ 传承有序,造福八方。目前,杨氏针灸流派弟子遍布全国以及澳大利亚、马来西亚等国家,并通过建立流派分基地形式加强医疗科研合作,影响力不断增强,造福国内外患者。

(八)杨氏絮刺火罐疗法在临床上的运用现状[156]

絮刺火罐疗法是海派中医杨氏针灸的主要特色之一,杨永璇认为多针浅刺,通过七星针轻刺重叩,微微出血后拔以火罐,吸出汁沫稠液或瘀血凝块,能够达到祛瘀生新、活血化瘀、舒经通络的目的。杨永璇当时主要治疗脊椎肥大症,在此基础上,后人将其不断发展,拓宽了临床应用的范围。本文将其相关临床文献进行整理如下。

在病种上,絮刺火罐由最初的脊椎肥大,扩展到颈椎病、胸椎病、腰椎病(腰突及椎管狭窄)、膝骨关节炎、顽固性面瘫、复发性荨麻疹、粘连性肩周炎、股外侧皮神经炎、网球肘、急性腰扭伤、落枕、肋间神经痛、顽固性流火、顽固性痤疮、脓疱疮、顽固性毛囊炎、蜂蜇伤共 17 种疾病。其中,在颈腰椎病方面应用最多,并且颈型和神经根型颈椎病效果最佳,交感型次之,椎动脉型疗效最差。

在治疗措施上,由最初杨永璇的七星针加闪火拔罐组成的絮刺拔罐也得到了一定程度的继承和创新改良。① 罐体多选用闪火玻璃罐,偶用抽气罐、竹罐、塑料罐。② 针具多采用梅花针、七星针,偶用粗短针、刺血针,特殊情况下,也可用多枚三棱针或 5～7 枚 28 号针灸针聚合作丛针点刺。③ 叩刺频率基本仍按照杨永璇所设的虚证 60～80 次/min 轻叩,实证 100～120 次/min 重叩。④ 在叩刺范围上,无提及。⑤ 在叩刺位置上,多数根据反应点局部叩刺,尤其在脊椎病的治疗中,基本舍弃了杨永璇最初的先分线分段叩打,之后反应点重点叩打拔罐的方法。⑥ 多数留罐 5～15 min。⑦ 出血量多为 1～5 ml,特殊情况可在同一部位多次拔罐放血,如脓疱疮。⑧ 治疗频率为 1～3 次/星期,多为 1 次～2 次/星期。

絮刺火罐虽然在临床上得到了较好的继承和发展运用,但其中也存在着一定的问题:① 对叩刺频率、叩刺范围、留罐时间、出血量、治疗频率等未进行相关量效标准的规范化研究。② 临床研究多为验案、个案,样本量较小,多数病种未进行大样本、科学化的临床研究。

总之,杨氏絮刺火罐通过后人的继承发展,在病种上拓宽了治疗范围,在后期的临床使用中,可以继续进行其他病种的临床。

(九)针灸治疗儿童缺氧缺血性脑病近况[157]

儿童缺氧缺血性脑病在临床主要表现为脑性瘫痪(简称"脑瘫"或"小儿脑瘫")和智力低下,这是由于染色体异常、宫内感染、早产、难产、窒息等导致婴儿脑缺血、缺氧或由高热抽搐、脑震荡、脑积水等原因引起的疾病,主要临床症状有肢体运动功能的障碍、神经精神改变和语言、视力及智力障碍等。儿童缺氧缺血性脑病,属中医学"五迟""五软""五硬"范畴,常因先天胎禀不足或后天失养,病后调护不当,致使阴阳失调,脏腑经络失养,脑络受损而产生临床诸症。中医治疗当整体考虑,辨证论治,强调整体和脑局部结合,针对病因病机确定治则,根据治则,进行有效的治疗。针刺也是一种重要的中医治疗手段,本文主要对近年有关该病针刺治疗的临床疗效观察及机制研究进行了总结分析。

针灸治疗脑瘫在治疗方法上可有单纯针刺法、针刺配合穴注法和其他疗法。针刺法总体以醒脑健脾、补肝肾和益气养血为治则,选穴原则以近取四神聪、相应功能区头部穴位及辨证取大椎、身柱、腰阳关等督脉穴为主,再根据患儿症状,随症治之,如语言障碍加廉泉、通里,口角流涎加承浆、地仓,上肢瘫加曲池、合谷、外关,下肢瘫配环跳、足三里、阳陵泉、悬钟,足内翻加申脉,足外翻加太溪、照海,抽风配鸠尾、合谷、太冲,食欲不振配脾俞、胃俞、足三里,遗尿加关元、肾俞等。目前,采用针刺配合穴位注射疗法的医家多遵循广州中医药大学靳瑞教授所创的"靳三针"疗法为主,配合穴位注射疗法。主穴:四神针、颞三针、脑三针;配穴:瘫痪肢体取手三针、风市、伏兔、血海及足三针;智力低下配智三针,并根据辨证选用心俞、肾俞、脾俞、丰隆等。阴阳偏盛者,随证施用补泻手法。主穴每次均使用,配穴交替使用,每日 1 次。注射用药多采用维生素 B_{12}、维丁胶性钙、胎盘注射液、脑活素注射液等药液,每次选用 2 个穴位。根据临床辨证属肝肾阴虚者选用肝俞、肾俞;属心脾两虚者选用心俞、脾俞以及四肢穴位轮流进行穴位注射。上述两种治疗方法均取得一定疗效,提示针刺疗法值得进一步研究,以助其更好的推广应用。至于其他疗法如耳穴贴压、中药穴位贴敷、经皮穴位电刺激、点穴等手段亦有不俗疗效。

尽管各种上述疗法均有一定程度的临床疗效,但其治疗儿童缺氧缺血性脑病的机制研究尚待加强。就目前而言,医学界对儿童缺氧缺血性脑病的机制研究仍徘徊不前,不能定论,但针灸治疗儿童缺氧缺血性脑病的机制研究可从近来对针灸经络的研究中窥见一斑。有研究者认为头针是根据俞募理论结合现代神经病学而创造的一种新疗法,该疗法以病变所在大脑的功能区划的体表投影部位,及大脑功能相关区的体表投影部位作为诊疗穴区进行施术,如运动障碍选运动区,感觉异常取感觉区等,在临床上常能获良效。除了以经络学说为指导外,目前临床上还结合神经分布、肌肉位置、功能、肌肉的运动点及缓痉点等选取腧穴。在血液动力学、血液流变学、电生理学、生化与免疫学及解剖学 5 个方面加以阐述,勾勒了一幅运用现代技术手段体现头针作用机制量化指标的轮廓。因此,我们应当在研究针刺方法,探讨穴位配伍,提高针刺疗效的同时,引进现代医学的研究方法和成果,运用脑电图、脑地形图、TCD、CD 等先进手段,验证针灸治疗儿童缺氧缺血性脑病的疗效。此外,尚需通过加强缺氧缺血性脑病的动物模型的研究,在动物模型上进一步从生理、生化、病理、组胚等各方面探讨针灸治疗该病的机制。总之,我们应该大力借鉴脑科学和经络学说的研究方法和成功经验,使针灸治疗儿童缺氧缺血性脑病的研究更加深入,为针灸治疗该病提供扎实的理论基础。

第七章

理 论 探 讨

第一节　疾　病　理　论

针灸治疗多种疾病在古籍已有记载,现将针灸治疗项痹、痴呆、中风、骨强筋弱作一归纳总结。

一、项痹

沈氏"项八针"从阳论治颈椎病理论浅析[158]

颈椎病常以颈项部肌肉僵硬,伴或不伴疼痛作为主症,中医属"项痹"范畴。针刺治疗对于缓解颈部僵硬、颈痛疗效颇佳。沈卫东认为人体的阳气不足对颈椎病的发生发展起着重要的作用,因此,治疗中十分注重阳气的调节,并形成了"从阳论治"颈椎病的诊疗思想。其理论来源如下。

首先,人体之阳气就如同太阳赋予了万物生机,阳气的旺盛与否决定着人体的生机蓬勃。《素问·生气通天论篇》云:"阳气者,精则养神,柔则养筋。"阳气充足则百脉顺从,经络通畅,精神旺盛而人体安适。其次,阳气的虚损受多种因素影响。人体阳气除了正常虚损外,饮食不节、起居失常以及运动不足等不良生活习惯均会导致阳气的亏耗。而中医认为颈椎病的发生,一般多由颈肌劳累过度或感受风寒湿邪、劳损、颈部姿势不良、外伤或颈肌痉挛等诱发,导致经脉闭塞,气血运行不畅,痹阻肌肉、骨关节经络之间,不通则痛而发病。其病机本质为本虚标实,正因为阳气不足而本虚,从而风寒湿邪侵袭三阳经络,使颈部经络气血痹阻,导致经络不通则见颈部疼痛、酸胀、强硬不适等症。

"项八针"是沈卫东根据前期经验总结的特效穴。取穴为:两侧 C_2、C_4、C_6 棘突下,后正中线旁开 2 寸的阿是穴共 6 穴加哑门以及大椎穴。大椎穴属于督脉,为手足六阳经交会之处,被称为"诸阳之会"。哑门也属督脉,位于颈椎上部,具有治疗头痛、项强之功。督脉统领一身阳气,为"阳脉之海",不仅能够振奋一身阳气,起到提升清阳、充盈髓海之功效,还可引领气血上行至颈项部,从而改善局部气血痹阻。

由此可见,"项八针",一可通过督脉调整全身的经络气止痛;二能通过督脉与脑和脊髓的联系调神以止痛;三是通过调整足太阳经而通络止痛。

二、中风失语

"天牖五部"治疗中风失语刍议[159]

"天牖五部"指天府、天柱、人迎、天牖、扶突五穴。关于"天牖五部"的记载始见于《灵枢·寒热病》,经曰:"颈侧之动脉人迎。人迎,足阳明也,在婴筋之前。婴筋之后,手阳明也,名曰扶突。次脉,足少阳脉也,名曰天牖。次脉,足太阳也,名曰天柱。腋下动脉,臂太阴也,名曰天府。"此为天牖五部。"天牖五部"五穴大都集中在颈项部,以天牖为中心,故名天牖五部。"天牖五部"治疗中风失语的机制有以下几个方面。

其一,经脉所过,主治所及。天府属于手太阴肺经。《灵枢·经脉》:"肺手太阴之脉……从肺系横出腋下。"滑寿注:"肺系,喉咙也。"扶突属于手阳明大肠经。手阳明经循行亦经过颈项喉咙之处。人迎属于足阳明胃经。《灵枢·经脉》:"下人迎,循喉咙……"天柱属于足太阳膀胱经。足太阳经筋:"其支者,别入结于舌本。"天牖乃手少阳三焦经之穴。手少阳经筋:"其支者,当曲颊入系舌本。"

其二,根结理论。从手足三阳经的根、溜、注、入来看,其上部的入穴都在颈部,如天柱、天容、天牖、人迎、扶突等,这些穴位对大脑亦有较大的影响。

其三,穴位解剖。人迎穴毗邻颈动脉鞘,其中分布有颈交感神经干、舌咽神经的窦神经,主司舌内外肌的运动。中风所致的构音障碍是主司发声肌运动的上运动神经元瘫痪,通过刺激外周感受器,兴奋脑神经帮助恢复和重建正常的反射弧。另外,通过刺激舌体和咽喉肌肉,局部肌梭产生牵张反射,使瘫痉性肌肉产生自主性收缩,加强局部血液循环的作用。扶突亦经颈血管鞘的边缘,前面有胸骨舌肌、肩胛舌骨肌下腹、颈袢等。通过刺激扶突可以兴奋肩胛舌骨下肌、喉返神经等,促使语言功能的恢复。天柱及天牖穴深刺可及胸锁乳突肌、斜方肌,两者受副神经脊髓根和 C_3、C_4 颈神经前支配的胸锁乳突肌、斜方肌;同时颈神经 $C_1 \sim C_4$ 可支配胸骨舌骨肌、肩胛舌骨肌等,副神经穿颈动三角的后三角,颈动三角内有支配舌骨下肌群的胸骨舌骨肌、肩胛舌骨肌等。通过刺激天柱、天牖穴,可防止局部肌肉废用性萎缩和促进局部血液循环的作用。天府穴位于腋下 3 寸,肱二头肌的桡侧缘,深刺可及臂神经丛,可能通过外周刺激传入中枢,以兴奋脑神经,帮助恢复和重建正常的反射弧,从而达到治疗的目的。

三、痴呆

针灸治疗阿尔茨海默病的经络理论基础初探[160]

阿尔茨海默病是老年期发生的以认知与智能障碍为主要特点的疾患,中医又称为"老年呆病"。近年来,由于阿尔茨海默病的发病者日益增多,国内外医学界都将其作为老年病研究方向之一。临床上针灸治疗阿尔茨海默病已经取得了一定的疗效。本文通过对中医理论中有关经络内容的分析,试图探讨针灸治疗本病的理论基础。

其一,经络理论中经络循行与脑(头)心(胸)相关记载。从经络循行来看,与脑(头)部有直接联系的正经 5 条,奇经 3 条,经别 4 条,经筋 7 条,并记载了许多相关穴位。同时在有关的经络病证中有 5 条与脑(头)有关。经络系统中与心(胸)相关的记载亦很多,其中正经 7 条,奇经 2 条,络脉 6 条,经别 8 条,经筋 5 条。此外与心(胸)相关的病证记载有 7 处。

其二,经络理论中根结、标本、气街、四海理论与脑(头)心相关记载。根结理论是针灸治疗脑、心疾病的理论基础之一。太阳:根于至阴,结于命门(睛明)。阳明:根于厉兑,结于颡大(头维)。少阴:根于窍阴,结于窗笼(听宫)。厥阴:根于大敦,结于玉英,络于膻中。标本理论,来说明经气集中与扩散的一定部位。"标"部在上,"本"部在下,人体头面胸背为标,四肢部位为本。气街是经气通行的径路,与阿尔茨海默病相关的气街有头气街、胸气街。手足三阳经气均标于头部,其气街在脑;手少阴、手厥阴标在背俞(心)、腋下 3 寸,其气街在膺与心俞。四海主持全身的气血、营卫、津液。《灵枢·海论》提出脑为髓海、膻中为气之海、胃为水谷之海、冲脉为十二经之海（又称血海）。其中髓海位于头部、气海位于胸部，此二海与精神、神志关系最为重要。

综上，根结、标本、气街、四海亦是有紧密联系的。根、本均在四肢部，结、标均在头身部。四海、气街的关系也十分密切，其部位的划分十分类似，从中可以看到，就经络系统而言，分而言之有经脉、经别、络脉、经筋等，合而言之，则汇为四海，而每个海与气街相对应，因此，无论是根结、标本、气街还是四海，均可以找到丰富的文献依据来阐述针灸治疗阿尔茨海默病的理论基础。

四、骨强筋弱

《内经》"骨强筋弱"浅析及其临床运用[161]

《灵枢·论痛》中云"人之骨强筋弱、肉缓皮肤厚者耐痛，其于针石之痛、火焫亦然"。首次提出了"骨强筋弱"这一概念。这里讲的"骨强筋弱"是机体的一种生理状态，是指筋骨为动静力平衡的整体。对于"筋"来说，"骨"处于一个相对"强"的状态，"筋"处于相对柔弱的状态。筋骨为一个总体，《素问·生气通天论篇》云"骨正筋柔，气血以流"，筋骨是一个动静平衡的整体，注重筋骨的关系，可使气血流通，加速疾病的痊愈。

沈卫东的临床注重运用"骨强筋弱"的理论，特别是在颈椎病和膝关节疾病的治疗上思想独具特色。他认为颈椎病的发生，就是各种因素导致"筋强"的改变，"筋"状态的改变使其不能约束骨骼，使"骨"的形态发生了改变，最终打破了"筋骨"平衡的状态。颈椎的生物力学平衡概念也证实了这一观点。同样对于膝关节的病变也是"骨强筋弱"平衡被打破的表现。在治疗方面，沈卫东在针刺治疗的过程中都是重视对机体"筋强"状态的改善，力图从"筋"为着眼点，从调筋来达到"束骨利关节"的作用。例如对颈椎病的治疗上已得到推广的"项八针"实用技术。

"骨强筋弱"作为机体的一个整体的相对平衡的状态，对我们临床上治疗此类失衡的疾病是非常有实际意义的。现代医学来说，调节"筋骨"之间的关系就是调整了内源（椎体、附件的椎间盘以及相连的韧带）和外源的稳定性（附着颈椎之颈部肌肉）两者的关系，维持静力和动力之衡，在神经系统进一步调整下，动静力平衡又维持着机体的稳定。在今后的临床中，希望将"骨强筋弱"的思想中的可用之处，融会贯通到诊治疾病的过程中，多一种临床治疗思路。

第二节 经脉穴位理论

对于经脉穴位的定位及功能,从古至今各家众说纷纭,现就此进行古籍经典的理论探讨。

一、穴位

(一)金津、玉液归经考辨[162]

金津、玉液位于舌系带两侧紫脉之上,左为金津,右为玉液。现代针灸学全国教材均认为金津、玉液是经外奇穴,但笔者在读书过程中发现,古今医学书籍中对金津、玉液归经的认识有所不同,因此有必要对金津、玉液归经进行考证,以免造成概念上的混乱。

首先,《内经》中多处提及金津、玉液属足少阴经。《素问·气府论篇》:"足少阴舌下。"《灵枢·根结》又指出"少阴根于涌泉,结于廉泉"。其次,多位医家注释《内经》时,将该书中"舌下两脉"或"廉泉"归于任脉,但《内经》原文与各家注释所述"舌下两脉"或"廉泉"并非同一概念。原因有二:其一,《内经》原文与各家注释所述穴位的位置不同。其二,《内经》原文与各家注释所述穴位的刺灸法不同。究其原因,盖因为直至元代《窦太师针经》才首次出现了金津、玉液之穴名,在此之前,该穴长期未能有固定穴名,而《内经》"廉泉"与任脉穴"廉泉"同名,故易将此二者混淆。从明代起,金津、玉液始被明确归入经外奇穴,并且这一观点一直延续到了现代。明代《奇效良方》卷五十五为"奇穴"篇,是传世文献中最早的奇穴专集,集中记载了共 26 个经外奇穴,该书首次将金津、玉液归入经外奇穴大类。而后明清两代的《医经会元》《针灸大成》《针方六集》《类经图翼》《针灸集成》等书也沿用了这一分类。新中国成立后,各统编针灸学教材继续沿袭了明清时期的分类方法,因此才形成了现代学者认为金津、玉液属经外奇穴的情形。

金津、玉液在《内经》中属足少阴经穴,但在历代流传过程中,存在一定问题。第一为名实不辨,由于该穴长期未能有固定穴名,《内经》中所名"廉泉"又易与任脉"廉泉穴"相混淆,造成后人认识上的混乱;第二为源流不清,由于该穴文献基础薄弱,导致后人整理腧穴文献时难以辨清其源流,最终导致金津、玉液误归入经外奇穴。然而,根据《内经》相关记载,金津、玉液实为足少阴经穴。因此,笔者建议,将该穴重新归入足少阴经穴。

（二）《伤寒论》针刺穴位浅析[163]

《伤寒论》以六经作为辨证的纲领,对外感疾病和内伤杂病进行论治,确立了六经辨治的理论体系,为辨证论治奠定了基础,被后世誉为"众法之宗,群方之祖"。其辨证准确、论治精当、施治方法完备,全书共计 113 方、397 法。其中针灸疗法也是其重要的组成部分。

《伤寒论》以六经辨证为纲领,可见其对人体经络系统的重视程度。《伤寒论》中有关针灸的条文 26 条,就其针灸内容而言,涉及针刺、灸法以及针灸的禁忌 3 个方面,具体表现在辨证、预防、治疗、误治、预后等。《伤寒论》中明确记载的具体针刺穴位仅有 7 个,分别是风池、风府、大椎、肺俞、肝俞、期门、关元。而其中,明确指出针刺的只有 6 个,即风池、风府、期门、大椎、肺俞和肝俞。

这些穴位全部是特定穴,其中风池是手足少阳、阳维之会;风府是足太阳、督脉、阳维之会;大椎是手足三阳、督脉之会;期门是足太阴、厥阴、阴维之会,肝之募穴;肺俞、肝俞为背俞穴;关元为小肠的募穴、足三阴和任脉之会。仲景重用特定穴,选穴少而精,治疗范围广。

二、针刺深浅

《内经》对针刺深浅的论述[164]

针刺深浅是影响针刺疗效的一个重要因素,并受多种因素的影响。《内经》作为一部最重要的中医学古籍,对针刺深浅的理论有较详细的论述。针刺深浅的部位关键在于四时经气及邪气之所在,并与人的体质及病位病性等密切相关,用之不当,则会产生严重的后果。本文就以下几个方面对针刺的深浅理论展开论述。

首先,因时而异。① 体现在四时经气之所在。《灵枢·四时气论》:"四时之气,各有所在,灸刺之道,得气穴为定。"指出因四时季节不同,经气的位置也会不同,针刺时所选的部位和针刺深度也会相应改变。② 还体现在随四时变化定深浅。《灵枢·终始》:"春气在毫毛,夏气在皮肤,秋气在分肉,冬气在筋骨。刺此病者,各以其时为齐。"亦说明针刺部位要与经气所在部位相应。

其次，要因人而异。《灵枢·终始》："故刺肥人者，以秋冬之齐；刺瘦人者，以春夏之齐。"强调要根据体质不同，肥人、瘦人针刺深浅的不同。此外，《灵枢·根结》："刺布衣者，深以留之，刺大人者，微以徐之。"也说明要针对普通劳动人民和指统治阶级、要有针对性的针刺深浅。

再次，要因针刺部位而异。《素问·诊要经终论篇》："凡刺胸腹者，必避五脏。"胸腹内藏居着人体最重要的器官，针刺时必须避开，以免引起五脏的损伤而造成严重后果。《灵枢·阴阳清浊》："刺阴者，深而留之，刺阳者，浅而疾之。"也说明针对不同部位，针刺深度要有不同。

还要因病而异。分别体现在表里定深浅、阴阳定深浅、寒热定深浅、虚实定深浅。同时，针刺深浅的不同会产生不同效应。《灵枢·终始》："一刺则阳邪出，再刺则阴邪出，三刺则谷气至，谷气至而止。所谓谷气至者，已补而实，已泻而虚，故以知谷气至也。"针刺不同层次会产生不同效果，如果逆病位的深浅而刺，病深浅刺，会致邪气于外而发生壅滞；病浅而刺深，会导致内伤，日久则会生大病。如果逆四时经气的深浅而刺，会引起的不同变证，而且不按照四时深浅刺法，还会导致气血运行逆乱，终使疾病淫生或加重。如果逆不同部位的深浅而刺，会出现各种不良反应。如"刺头中脑户，入脑立死""刺客主人内陷中脉，为漏为聋"。又如"刺缺盆中内陷，气泄，令人喘咳逆""刺膺中陷中肺，为喘逆仰息"等。

综上所述，《内经》从不同角度对针刺深浅都有丰富的论述，阐明针刺深浅与四时经气、病位、病性及针刺的不同部位都有密切关系，且针刺不同深浅亦会产生不同疗效，把握好针刺的深浅对提高临床疗效及治愈疾病都有很大的意义。

三、人迎寸口脉诊

基于《内经》论人迎寸口脉诊法的针灸临床意义[165]

人迎寸口脉诊法最早在《内经》中提出，《灵枢·终始》："持其脉口人迎，以知阴阳有余不足，平与不平。"此即是对人迎寸口脉诊法的描述，简言之就是一种对人迎和寸口两个脉象进行相互参照和分析并最终得出结论的方法。人迎寸口脉诊法可指导经络辨证方法和针灸治疗手段，具有一定的针灸临床意义。

对于人迎所在的部位，《内经》中有以下的描述。《灵枢·寒热》："颈侧之动脉人迎。人迎，足阳明也。在婴筋之前。"《灵枢·本输》："任脉侧之动脉，足阳明也，名曰人迎。"此两段经文表明人迎的具体位置，即两侧喉结旁颈总动脉搏动处,亦为足阳明胃经循行之处。《素问·至真要大论篇》:"论言人迎与寸口相应,若引绳小大齐等,命曰平。"人迎与寸口相应即人迎脉与寸口脉的搏动力量和浮沉幅度基本相等或一致,此为平脉的状态。总而言之,平脉与病脉的不同之处就是平脉的人迎寸口脉的搏动浮沉几乎一致,即使有差异也是据四季时令而产生的微小变化。其次,可以根据脉象进行辨证。《灵枢·终始》:"持其脉口人迎,以知阴阳有余不足,平与不平。"人迎脉归阳明经,属阳;寸口脉归太阴经,属阴;经脉是气血流通的路径,从人迎寸口脉可探知经脉的气血阴阳盛衰变化,从而辨别病症的虚实、寒热、轻重。通过《内经》人迎寸口脉的经络辨证,可辨明证候的虚实、寒热、轻重,然后进行相应的论治,并可作为针灸临床辨证论治的方法和模式之一。人迎寸口脉诊法的针灸临床意义在于其能确立补泻手法并评估治疗效果。

综上所述,人迎寸口脉诊法可通过辨别经脉的虚实并指导针灸补泻治疗手法来发挥针灸的指导意义,然而临床中仍存在一些疑问:人迎寸口均为双侧,双侧的脉动强度不同,以哪一侧的人迎寸口脉为准?《内经》提到的通过一盛、二盛、三盛、四盛的人迎寸口脉差的倍数来判定经脉的虚实,脉差的倍数如何进行统一的标准来定量并判定? 关于取穴,《内经》只提到了补泻相应的经脉,未提及具体的穴位名,统一的取穴标准是什么? 这些问题目前并没有得到标准化的解答,还需今后进一步的研究得出结论。

四、对应疗法

从针灸歌赋看"对应疗法"的意义[166]

近年来已经有众多针灸名家重视取穴少而精以达到治疗目的,发表了众多单穴治病经验的专著但多停留于各疾病取穴经验的总结,而缺乏系统性,缺少完整的理论系统支持。王卜雄与徐明光两位医师自 20 世纪 60 年代开始研究"对应疗法",于 1981 年在《上海中医药杂志》上作了初步介绍,其后迄今 50 年来,仍孜孜于此的研究与应用,临床上获得了满意的疗效,给针灸远道取穴开辟了一条全新的思路。本研究通过整理常见针灸临床歌赋 16 首,并加以探索,着眼于远道取穴的内容,发现有不少是符合针灸对应疗法的规律,此可为对应疗法的提出作佐证,而反之对应疗法又可为其何以有效作解释。现简要介绍如下。

本文通过查阅古代著名针灸歌赋 16 首(《标幽赋》《百症赋》《席弘赋》《玉龙歌》《玉龙赋》《回阳九针歌》《通玄指要赋》《灵光赋》《拦江赋》《胜玉歌》《杂病歌》

《杂病穴法歌》《杂病十一穴歌》《肘后歌》《四总穴歌》《马丹阳天星十二穴治杂病歌》），总结出针灸歌赋中的六部分对应内容，分别是：肘膝对置—躯干对应法、肘膝对置—躯干对应法、下肢躯干逆向对应法、上肢躯干对应法、四肢两端对应法及躯干两端对应法。与此同时，针灸对应疗法能够为远道取穴带来一种全新的思维方法，具有突出的优势。"针灸对应疗法"突出了"宁失其穴，勿失其经（区）"的观点，使针灸选穴具有更大的灵活性，且"针灸对应疗法"中的穴位非点实面。"针灸对应疗法"是从临床实践中所获得的一套完整的理论体系，该法能够揭示针灸歌赋中大部分的远道取穴现象，且对针灸歌赋中不同穴位治疗同种疾病加以总结，使得远道取穴系统化。

　　本文通过整理常见针灸临床歌赋 16 首，剔除了病变局部的即所谓"阿是"穴位，结果发现针灸歌赋中远道取穴大部分是符合徐明光创立的"对应疗法"的取穴规律。而剩下的不符合的一部分中大多是按照病因病机辨证取穴和经验取穴，可以佐证"对应疗法"能够为针刺远道取穴带来一种全新的思维方法。再通过临床验证、观察与查阅大量资料，总结出针灸"对应疗法"具有取穴灵活、远道取穴系统化等优势。

第三节　其他治法

　　针灸除了针刺，还包含了艾灸、三伏贴、絮刺拔罐等治疗方法，现对此进行理论探讨。

一、艾灸

艾灸泻法"疾吹其火"的光辐射生物效应[167]

　　艾灸"引热外行"的作用始终存在争议之声，如"可用于某些热病，如疖肿、带状疱疹、丹毒、甲沟炎等；对于阴虚发热者，可灸用膏肓、四花穴等治疗骨蒸潮热、虚劳咳喘"。本文从艾灸辐射光谱的研究入手，分析施灸方法与艾灸补泻之间的联系，推导灸法"引热外行"作用的可能机制。

灸法"引热外行"的作用与泻法的关系,始见于《灵枢·背腧》:"以火补者,毋吹其火,须自灭也,以火泻者,疾吹其火,传其艾,须其火灭也。"由此可见,灸法"引热外行"的作用应该属于泻法的应用范畴。

但是艾灸的辐射光谱研究表明,艾燃烧时从红光到远红外均有不同强度的辐射,以靠近近红外波段为主,波峰在 1.5～3.5 μm。艾灸具有"引热外行"、治疗急性炎症的作用,这与现代物理治疗中红外线疗法将急性炎症列为禁忌证似乎相矛盾。矛盾的解释,特殊的操作方法最有可能是艾灸治疗急性炎症的实质,通过"疾吹其火"的操作方法使艾灸辐射波峰向红光、近红外部分移动,并减弱红外热效应的影响,产生清热解毒、消炎镇痛的生物效应。

综上分析,可以初步推定艾灸泻法刺激的实质可能是不同的操作方法会产生不同的光谱辐射和热动力曲线,类似于针刺操作的提插捻转手法,作为调整信号输送到施灸部位,从而发挥疗效;其泻法通过"疾吹其火"的操作方法使辐射波峰向红光、近红外部分移动,并减弱了红外热效应的影响,产生清热解毒、消炎镇痛的生物效应。为了证实这个推定,需要进一步的临床及动物实验研究。

二、三伏贴

三伏贴理论源流及现代运用探析[168]

三伏贴是一种中医传统的治未病疗法,近年得到了广泛的运用。而对其理论源流和现代应用的研究还有诸多方面值得思考和探析,本文仅就此作相关论述。

三伏贴的理论源流。有关三伏贴的运用,在医方专著《五十二病方》中记载了白芥子泥贴敷于百会治疗毒蛇咬伤,这是贴敷疗法的较早雏形。明清时期有了新发展,清初名医张璐的《张氏医通》详细记载了采用白芥子散贴敷背部腧穴防治肺系疾患的方法,这也是现在三伏贴防治肺系疾病的理论源流。有关三伏贴的时间依据,《素问·四气调神大论篇》曰:"春夏养阳,秋冬养阴。"强调春夏宜补阳,秋冬宜补阴,其所蕴含的"治未病"思想是后来"冬病夏治"的最早理论渊源。三伏贴的相关经络理论也有渊源。《灵枢·四时气论》曰:"四时之气,各有所在,灸刺之道,得气穴为定。"讲述了针灸法则也受四时季节更替及日月星辰变换的影响。三伏贴敷作为天灸的一种,也需要揣度气血之所在以施行敷贴。

关于三伏贴剂的现代研究,多是以清代张璐《张氏医通》记载的白芥子散为模板,其主药为白芥子。其作用原理,一方面有药物的温经散寒的作用,另一方面又有类似发疱灸的灸疗作用,通过刺激局部穴位皮肤,以激发经气,达到补充阳气、正气的作用。同时,三伏贴的防治范围不拘泥于肺系疾病,所有阳虚疾病、阴寒凝滞类疾病都可以通过贴敷相应穴位进行防治。传统三伏贴敷的应用时间,主要强调在每一伏的第一、第二日进行贴敷治疗,因每一伏的第一、第二日在天干中为庚和辛,五行属金,与肺气相应,故主要防治肺系疾病。据此,可以探索在壬癸日、甲乙日、丙丁日、戊己日行三伏贴对分别防治肾系疾病、肝系疾病、心系疾病和脾系疾病的临床疗效。

对三伏贴敷的运用,一方面应该严格遵循传统三伏贴敷的理论原则和操作规范,另一方面也应该在传统中医理论和传统文化的指导下,在深刻掌握传统三伏贴敷精髓的同时,合理恰当的研究、发展三伏贴敷的理论和运用范围,这对继承发展三伏贴敷这一传统的治未病方法具有深远的意义。

三、絮刺拔罐

杨氏絮刺火罐疗法源流考[169]

杨永璇(1901—1981),上海南汇县(今属上海市浦东新区)人,全国著名针灸学家,医德高尚,医术精湛,在针灸界独树一帜,曾任上海市针灸研究所(今上海市针灸经络研究所)副所长、上海中医学院(今上海中医药大学)针灸系副主任、曙光医院针灸科主任等职,被尊为“海派中医杨氏针灸”流派的创始人。杨永璇在20世纪60年代倡导絮刺火罐疗法,作为杨氏针灸的特色疗法之一,主要治疗脊椎肥大症、顽固性面瘫、复发性荨麻疹、粘连型肩周炎、带状疱疹、膝骨关节炎、颈椎病、腰椎管狭窄症等顽疾,但此法源流尚不清晰,今姑且考证如下。

1. 角法与拔罐　马王堆汉墓出土的帛书《五十二病方》首次出现了“角法”,类似后代的拔罐,用来治疗牡痔:“牡痔居窍旁……方以小角角之,如孰(熟)二斗米顷,而张角,絮以小绳,剖以刀。”这里的“牡痔”相当于外痔,“以小角角之”,是指用小兽角吸拔。说明“角法”就是利用兽角制造负压的方法,这是拔罐疗法的雏形。

石器时代的“砭石”及《内经》九针中的“锋针”(即后代的三棱针)、“铍针”都可以用来放血、溃痈排脓。魏晋南北朝时期,“角法”与这种针刺刺血的方法结合在一起使用而被称为“针角”。东晋葛洪在《肘后备急方》中载录了《姚氏方》对“针角”禁忌证的描述:“痈、疽、瘤、石痈、结筋、瘰疬皆不可就针角。针角者,少有不及祸者也。”南北朝陶弘景撰写的《补阙肘后百一方》中则记录了“针角”的具体操作：治疗"足肿"时先用"甘刀"刺破皮肤，再用"角法"泄其恶血。说明"针角"即后代刺络拔罐的雏形。隋唐至明代，竹罐逐渐代替了兽角。王焘在《外台秘要方》中详细载录了甄立言用"角法"治疗蝎虫螫人的方法以及制作竹筒、"煮拔筒"法的详细操作，此时"吸筒法"替代了"角法"，已经非常类似于现在的拔罐或刺络拔罐，并且出现了"药筒法"。值得注意的是，在唐代时拔罐（角法）已经作为一个专门的学科被纳入官办医学教育，宋明时期的《太平圣惠方》《外科启玄》《外科正宗》等医籍中均有详细记载，说明拔罐法成为比较成熟的一种外治方法，并广泛使用。随着工艺技术的进步，清代出现了陶罐，在赵学敏的《本草纲目拾遗》中第一次提到了"火罐气"，这时的拔罐方法有了明显改变：采用投火法，拔罐部位也发生了改变，与现在的拔罐操作基本相同。清末之后，针灸医学开始衰落，只有走方医在民间流传使用火罐法。学者考证发现在 20 世纪 20 年代初的上海针灸界大多或针或灸，或针灸并用，一般少用火罐，也说明了火罐的没落。新中国成立后国家重视中医学教育，火罐疗法重获新生，并有了规范名称"拔罐"。

2. 梅花针疗法　古代梅花针脱胎于《灵枢·九针》中的"毫针""扬刺""毛刺""半刺"，而近代"梅花针"则起源于孙惠卿。1915 年孙氏受民间"刮痧"和"柳条抽打疟疾患者"治病的启发，认识到"瞬时疼痛刺激"的良性作用，进而研究出一种刺激神经末梢的"保健针"。该保健针由 7 枚普通缝衣针或特制不锈钢针制成，拥束在竹棍的一端。20 世纪 20 年代，孙氏经临床实践取得不错的效果，后用此法给解放军治愈疾病，1954 年孙惠卿成立刺激神经疗法诊疗所，编写教材，开设多期训练班，1956 年调入中医研究院，时任孙惠卿刺激神经疗法治疗所研究员，1959 年首次出版《刺激神经疗法》。

对于"刺激神经疗法"的治病原理，他认为利用"保健针"刺激人体皮肤痛觉感受器（即游离性神经末梢）发生瞬时的疼痛感觉，再传入中枢，经过中枢神经系统的调节作用，反射影响机体各个器官的活动，因此把这种治病方法定名为"刺激神经疗法"。孙惠卿的养子柏钟扩，弟子肖爱成、钟梅泉、孙忠仁等传人认为，"保健针"用七根针捆成一束，可以叫"七星针"，又认为这种方法主要通过刺激皮肤来治病，也可以称作"皮肤针"。也有人主张使用"梅花针"这一名称，因为这种"刺激神经疗法"无论是针具的形状，还是弹刺后皮肤泛起的红晕形状，都颇似梅花，所以日后的中医界对孙氏"刺激神经疗法"公认的名称就是"梅花针疗法"。可以认为孙惠卿就是公认的近代"梅花针"诊疗法的创始人。

3. 杨氏絮刺火罐疗法　1918 年杨永璇拜师浦东唐家花园王诵愚门下，王氏家传经验主张火罐与针灸并用。鉴于当时拔罐常用的竹罐、陶罐、瓷质鸟食罐等，既易破碎，也不便携带，不能广泛使用，在业师支持下，杨永璇创制出筒形套叠式铜质火罐，大大提高了使用率。1921年杨永璇以"针灸疯科方脉"挂牌行医后，师承了"刺罐结合"经验，临床上常使用针、灸、火罐综合治疗。1958年12月，杨永璇的弟子张怀霖在当时上海市卫生局召开的七星针推行会议上学会了七星针术，由此推断可能是弟子张怀霖将此法介绍给老师杨永璇，杨永璇受此启发自制针具，将7枚唱针捆绑在筷子上，后改用絮针（即缝衣针），形似早期的七星针。

1965年杨永璇、杨依方父子合著的《针灸治验录》由弟子张怀霖整理出版，书中记载七星针治疗神经性皮炎的操作。1984年葛林宝等弟子整理出版的《杨永璇中医针灸经验选》中选录了杨永璇最早发表在上海中医学会《1977年度中医年会论文汇编》中的《絮刺火罐疗法治疗脊椎肥大症》一文。由此可见，杨永璇将师承的"刺罐结合"经验加以改进，创立了"杨氏絮刺火罐疗法"。

杨永璇尊师教诲，勤求古训，博览群书，对"絮刺火罐"有自己的认识。临床应用时在人体经络穴位上采取轻叩、重刺两种手法结合火罐可收到不同的效应，轻叩类似"毛刺""半刺"的浅刺作用，只及皮肤，揩摩分间，不得伤肌肉，以泻气分，结合火罐拔出汁沫，即"刺卫者调气"，起到气行则血行的理气活血功效；重刺类似"络刺""赞刺""豹文刺"的刺血作用，泻热出血而痼病竭，结合火罐拔出瘀血凝块，即"刺营者出血"，起到活血化瘀、祛瘀生新的作用。

4. 小结　随着人类社会历史的进程和发展，中医前贤们不断改进治疗工具和操作方法，从兽角、竹筒、陶罐、金属罐到现代的玻璃罐、塑料罐、磁罐，从"角法"到"罐法"，从"针角"到"絮刺火罐"等，无不彰显了中医人的睿智聪明。"杨氏絮刺火罐疗法"是杨永璇晚年在前人的基础上，创造性地改良、运用七星针叩刺后加拔火罐，吸出瘀血凝块，从而治疗疾病的一种方法。不同于孙惠卿以"刺激神经"来解释"保健针"，杨永璇引经据典，遵从《灵枢》经旨的这种"多针浅刺，刺罐结合"的方法，使用絮针制成的七星针在人体经络穴位上，根据人体虚实给以轻重手法的刺激治疗，确实能够调和阴阳，疏通营卫气血，活血化瘀。这既是师承"刺罐结合"经验的一大飞跃，也是对古代针法的综合改进，又为七星针或梅花针结合拔罐治疗的广泛应用起到了承前启后的关键作用。作为流派特色传承至今，应该加以继承，并开展进一步的机制研究。

第八章

验 案 报 道

第一节　耳 聋 耳 鸣

耳鸣耳聋是杨氏针灸的特色治疗病种,目前"耳八针"已申请中医特色适宜技术,在临床中取得良好的治疗效果。现将杨氏针灸治疗耳鸣耳聋特色病案进行报道。

(一) 突发性耳聋案[170]

患者,女,62 岁,于 2017 年 9 月 17 日因"右耳听力下降伴右耳耳鸣及耳闷胀感 1 年余"至我科就诊。现病史:2016 年 3 月因病毒感冒后出现右耳突发性耳聋,伴耳鸣、眩晕,遂至上海交通大学医学院附属仁济医院(以下简称"仁济医院")五官科就诊。经纯音听力测试示右耳重度听力损失,行西医综合治疗数星期后疗效欠佳,又行鼓室内激素注射 7 次,症状无明显改善。此后,患者持续营养神经、活血化瘀治疗,症状虽有好转但右耳听力仍未恢复。2017 年 2 月 8 日再次行听力测试,右耳平均气导听阈(500 Hz、1 000 Hz、2 000 Hz)为 33 dB,为轻度听力损失,且高频听力下降明显。刻下症:听力下降,耳鸣,耳胀,眩晕,体型略胖,睡眠可,二便正常,舌红、苔白,脉缓。西医诊断:右耳突发性耳聋;中医诊断:风聋(气滞血瘀型)。予针刺治疗,穴取翳风、耳门、听宫、百会、颅息、瘈脉、角孙、养老、液门。操作:局部常规消毒后,选用 0.25 mm×40 mm 一次性针灸针,翳风直刺 15~20 mm;耳门、听宫直刺 5~10 mm;百会、颅息、瘈脉、角孙、平刺 5～10 mm；养老直刺 10～20 mm；液门直刺 10～15 mm。进针后使用捻转补泻手法催气，得气后留针 30 min，每日 1 次。2017 年 9 月 20 日，患者接受第四次针刺治疗，并行听力测试及红外热像仪检测，结果显示右耳听力已恢复正常；针刺前患侧耳温明显低于健侧，针刺后右耳耳温较针刺前升高明显。因患者偶有右耳耳鸣及耳闷胀感，故在我科继续治疗，4 次后痊愈，1 个月后随访未复发。

[按] 现代医学认为，突发性耳聋的发病机制尚不明确，或与微循环障碍、病毒感染、自身免疫和圆窗膜破裂等相关，诱因主要有病毒感染、劳累、接触噪声、熬夜等，现有改善血流、糖皮质激素、高压氧、营养神经药物、心理咨询等治疗，但疗效一般。传统医学认为，突发性耳聋属中医"暴聋""风聋""厥聋"等范畴，其病位主要在肝、肾，与三焦、脾胃等脏腑密切相关。病机也无外乎虚实两端，实证常由外感风热之邪侵袭耳部经脉，或肝阳上逆，或痰、瘀血等病理产物阻滞经络，导致经气不通，耳脉闭阻；虚证多因肝肾阴精不足，濡养失司，或脾胃功能失调，气血生化无源，经脉失养，亦可造成听力下降，具体可分为风热侵袭型、肝火上扰型、痰火郁结型、肾精亏损型、脾胃虚弱型和气滞血瘀型。本案患者继发于感冒后，初期为风热侵袭型，且患者年过六旬，阴阳渐虚，卫外不足，风邪直中耳脉，如《诸病源候论》记载："风入于耳之脉，使经气痞塞不宣，故为风聋。"且患者因失治，迁延日久，耳部经络气机不畅日益加重，又因气为血之帅，气机不畅则血行亦不顺畅，故患者耳脉失养，听力功能严重下降。针刺治疗以通调气血、疏导经络为原则。翳风为三焦经腧穴，《针灸大成》言："主耳鸣耳聋，口眼㖞斜，脱颌颊肿，口噤不开，不能言。"耳门、听宫、颅息、瘛脉、角孙为局部诸穴，可疏通局部气血；液门为手太阳小肠经荥穴，可清泻耳经之郁热；养老为手太阳小肠经之郄穴，是小肠经经气深聚之处，且郄穴多治急症，用于治疗暴聋效如桴鼓；百会为督脉要穴，可提升一身之阳气，针刺百会可宣通上焦气血。综上所述，针刺治疗暴聋多选取手、足少阳经及手太阳经腧穴，因手、足少阳经脉均"从耳后入耳中，出走耳前"，手太阳经脉"却入耳中"，此 3 条经脉在经络循行中都与耳有循行交汇，所谓"经脉所过，主治所及"；辅以督脉的百会穴，可益气开窍、升提全身气机，上荣于耳，使耳窍气机畅达，共启宣畅经络、聪耳通窍之效。

红外热像仪主要用于检测体表温度，此案借助红外热像仪可以直接观察经络气血运行所致的皮温变化。患者治疗前患侧耳温明显低于健侧，而在留针30 min 后，双耳温度都显著升高，且患侧耳的平均温度接近针刺前的健侧耳温，而健侧耳朵在针刺后温度上升较患侧更为明显,说明健侧耳脉较患侧更为通畅,针刺可有效改善耳部的气血循环,并使双侧耳的低温趋近平衡,体现了针刺的双向调节作用。在针刺调整局部气血的治疗中,红外热像仪或可作为针刺改善局部循环的辅助检测手段,反映针刺促进局部气血运行的即刻改变。但本案为个案,临床推广还待大样本的临床验证。

(二)针药结合治疗顽固性耳鸣[171]

耳鸣是临床中的一种常见病症,患者自觉耳内鸣响,常伴有睡眠障碍及负面情绪,严重者可能影响正常的日常生活及社会交往。病因分为内外两方面,外受风邪为主的六淫之邪;内因素体肝肾不足,髓海空虚,以致耳失所养。笔者在跟师期间采用针药结合治疗顽固性耳鸣1例,收效颇佳,介绍如下。

患者,女,60岁。初诊日期:2013年3月9日。主诉:双侧耳鸣耳聋5年余。病史:2007年8月曾因偶感风寒之邪,出现鼻塞流涕,当时未服药,3日后外感症状消失,突感两耳内鸣响,如雷鸣,患者未予重视。1年后,患者自觉症状有所加重,伴两耳听力下降,遂于仁济医院就诊,诊断为神经性耳鸣。予活血、营养神经等治疗后,症状改善不显。2009年1月,患者自觉两耳听力进一步下降,严重影响正常生活,遂于当地医院配置助听器。2013年3月至我院针灸科门诊就诊,查血、尿常规,肝功能及颅脑MRI等检查未发现异常。电测听提示两耳听力明显下降:左78 dB,右55 dB。刻诊:神情、精神可,面色萎黄,形体适中。两耳持续性耳鸣,时而如雷鸣,时而如蝉鸣,听力下降,左耳尤甚,胃纳可,夜寐差,时有便秘,舌暗红苔少,脉沉细。西医诊断:神经性耳鸣。中医诊断:耳鸣(气虚血瘀型)。治宜培补肝肾,提升清阳。针刺取穴:百会、耳门、听会、角孙、瘛脉、翳风、完骨、中渚、外关。操作:患者取坐位,穴区常规消毒后,选用规格为0.25 mm×40 mm毫针,瘛脉沿耳郭方向向下平刺0.3寸,角孙向后平刺0.3寸,余穴均直刺,耳周腧穴均行平补平泻法,直至患者自觉针感向耳周、耳底传导,每隔10 min行针1次,留针30 min,每周治疗3次,配合养阴生血合剂(院内制剂)口服,每日3次,每次1支。连续治疗1个月后,患者摘除助听器能闻及家人言谈,耳鸣基本消失,听力明显改善,目前已无需依赖助听器。复查电测听:左55 dB,右45 dB。随访2个月症情平稳。

[按]沈卫东认为,顽固性耳鸣耳聋的中老年患者,多属气虚血瘀,素体肝肾不足,髓海空虚,气血不能上濡,以致耳失所养,故选穴强调补益肝肾,和血行气。滑伯仁《十四经发挥》言:"督之为言都也,行背部之中行,为阳脉之都纲。"百会穴

属督脉,具有提升清阳、上荣清窍之效。《针灸逢源》:"久聋多虚,补足少阳,液门、中渚、外关、翳风、耳门、后溪、听宫、听会、合谷、侠溪。"耳为手、足少阳所辖,取穴以手、足少阳经为主,耳门、听会属手、足少阳经,配合手少阳经的角孙、瘈脉、翳风,与循经远取的外关、中渚相配,通上达下,疏导少阳经气,宣通耳窍。从解剖学角度而言,上述耳周穴位浅层均分布有颞浅动静脉及耳大神经的属支。沈卫东认为治疗耳鸣耳聋需着重耳周局部的微循环,耳鸣耳聋经久不愈常常导致局部血液循环障碍,影响正常的传导功能,针刺耳周穴位使针感向耳周、耳底放射可明显改善耳部的缺血缺氧症状,配合养阴生血合剂补养营血,上行濡养两耳,进而恢复耳部神经功能,减轻耳鸣耳聋。

第二节 脊 髓 炎

脊髓炎是临床医学中常见的疾病,临床症状主要有排尿排便功能及感觉障碍,同时下肢肢体呈瘫痪现象。现报道一则运用长龙灸治疗脊髓炎验案。

运用长龙灸治疗脊髓炎验案 1 则[172]

脊髓炎是临床医学中常见的疾病,临床症状主要有排尿排便功能及感觉障碍,同时下肢肢体呈瘫痪现象。目前对于脊髓炎导致的运动、感觉和二便障碍,临床缺乏特异性治疗。文献研究结果显示,针灸治疗以提升患者肢体运动感觉功能为主,促进患者恢复生活自理能力,对于部分伴有二便障碍的患者,针灸治疗可以恢复其自主排尿和自主排便功能。但临床上把长龙灸运用于脊髓炎的报道不多,以下介绍验案 1 则。

患者,女,43 岁,初诊:2016 年 3 月 10 日。因"双下肢麻木无力伴二便功能障碍 4 月余"就诊。患者 2015 年 11 月 2 日无明显诱因下突感剧烈腰痛,后自行缓解,几分钟后发觉不能活动,伴有麻木,皮温降低,次日晨起后双侧大腿失去知觉,抬腿困难,右侧腹股沟区偶有刺痛感。2015 年 11 月 12 日前往复旦大学附属中山医院就诊,查腰椎 MRI 及脑脊液检查,诊断为急性脊髓炎,予甲强龙冲击治疗 3 星期左右,其间自觉左腿知觉、肌力明显好转,右腿恢复差,小腿以下感觉障碍明显,腿稍能抬,后口服激素维持治疗中。发病后患者呈双下肢瘫痪状态,无法直立,二便功能失禁。发病后曾行针灸康复理疗,病情略有好转,可扶物行走,膀胱功能与肌力功能均有所改善。此次就诊,患者双下肢麻木无力,右下肢至脚底尤甚,双下肢感觉障碍,右下肢明显,纳寐可,小便控制差,大便可控。收入病房进行治疗。体检:神清气平,发育正常,形体中等,营养中等,拐杖步入病房,自主体位,体检合作,应答切题。腰椎脊柱无畸形,腰部活动正常,压痛(—),叩击痛(—),双下肢无肿。四肢肌张力正常,左下肢近端肌力Ⅲ级,右下肢近端肌力Ⅰ级,双侧远端肌力0级。双下肢针刺觉减弱至大腿根部,右侧肢体显著。神经系统生理反射减弱,病理征未引出。舌淡红,苔薄白,脉细。患者符合西医脊髓炎表现,病程已4个月余,西医诊断为:慢性脊髓炎。西医治疗原则为:加强营养及护理,免疫抑制剂治疗,康复治疗,对症支持治疗。根据患者症状及舌苔脉象,四诊合参,证属中医痿病之气血不足证。中医治疗原则为补气活血通络。主要治疗方法为长龙灸及针刺督脉及膀胱经。具体治疗方法如下:① 长龙灸治疗过程:取麝香保心丸1瓶,用姜汁烊化捣碎,加热备用。500 g左右新鲜生姜去皮捣碎,去除姜汁,加热备用。将麝香保心丸药泥涂擦于患者督脉及两侧膀胱经,轻轻按摩5~10 min,以肌肤稍温为度,以姜末铺于督脉及两侧膀胱经上,上至大椎,下至长强。将艾柱置于姜末上点燃,位于督脉及两侧膀胱经第一侧线共3排。点燃艾柱,使其自然燃尽。以患者皮肤耐受为度,灸三壮,见局部皮肤潮红。1星期治疗2次。② 针刺方法:以督脉及膀胱经为主,并辅以阳明经提升阳气。古人云"治痿独取阳明",遂加用足阳明胃经穴位,选穴至阳、命门、委中、承山、髀关、伏兔、血海、梁丘、阳陵泉、足三里、悬钟等,选用佳健牌一次性针灸针,规格为0.25 mm×40 mm,平补平泻法得气,得气后留针30 min,并予红外线治疗,活血通经活络。治疗1星期后(2016年3月16日),患者基本可独立慢走,肌力明显好转,左下肢肌力Ⅴ-级,右下肢肌力Ⅳ级,双侧远端肌力Ⅰ级。双下肢针刺觉基本对称。小便控制较前有所改善,排尿时尿道处有轻微麻痛感,大便可控。患者满意度高。

[**按**] 长龙灸,又称"长蛇灸""督脉灸""铺灸"等,是以药物铺底,平撒麝香,上盖艾绒,点燃艾绒,取穴多以大椎至腰俞间督脉段,可灸全段或分段,利用艾绒的温和火力而渗透经络,是目前灸疗中施灸范围最大、灸疗时间最长的灸法。此患者艾灸过程中,诉右下肢有经气感传效应,自右臀部至足底,及后腰至小腿,均有酸胀感,且持续向下扩散,左下肢灸感不显。艾灸结束后,患者诉灸感持续

0.5 h左右。

此病例中选用麝香保心丸是取其麝香之走窜通络之性，《本草纲目》云："盖麝香走窜，能通诸窍之不利，开经络之壅遏。"与生姜配合，加强其温通经络之效。此患者灸感明显，且其描述之传导的路线，正符合膀胱经的走向。《灵枢·背腧》云："盛则泻之，虚则补之。以火补之者，毋吹其火，须自灭也。以火泻者，疾吹其火，传其艾，须其火灭也。"患者此病当属中医学"痿病"范畴，肝肾亏虚，肝主筋，肾主骨，患者筋骨失养，故见双下肢麻木，右下肢至脚底尤甚；舌脉佐之。故艾灸用其补法，使其自然燃尽，再灸下一壮。《临证指南医案》谓"阳明为宗筋之长，阳明虚则宗筋纵，宗筋纵则不能束筋骨以利机关，此不能步履，痿弱筋缩之症作矣"。阳明经为多气多血之经，患者入院后，行常规针刺治疗，取穴以督脉及膀胱经为主。

此次配合长龙灸，灸感强烈，疗效显著，患者信心增强。可见，长龙灸治疗脊髓炎，可取得理想的效果。

第三节　乳　癖

乳癖，其主要临床表现为妇女自觉双乳持续性胀痛，中医病机以肝郁气滞为主。现将运用"乳五穴"针刺治疗乳癖验案介绍如下。

针刺"乳五穴"治疗乳癖验案1则[173]

乳癖，西医学称"乳腺增生症"，其主要临床表现为妇女自觉双乳持续性胀痛，中医病机以肝郁气滞为主。笔者运用曙光医院针灸科治疗乳癖的特色经验效穴"乳五穴"针刺治疗之，其临床疗效立竿见影、持久显著，现介绍验案1则如下。

患者，女，29岁。2017年1月9日就诊。主诉：双乳胀痛1年余，加重2星期。病史：患者于1年前由于工作变动造成劳累、焦虑而出现双乳胀痛，每次月经前20日持续胀痛明显，经行后痛减，情绪波动时胀痛感更加显著，月经周期、经期正常，经量少，色暗，有血块。曾多次于曙光医院乳腺科就诊，B超显示双乳乳腺增生,确诊为乳腺增生症,其间服用丹芩消郁合剂治疗,疼痛有所缓解,但停药后疼痛又作。近 2 星期双乳胀痛感异常剧烈,夜间不能入睡,遂来曙光医院针灸科就诊。查体:双乳外观无异常,乳头无溢液,左右乳外上象限均触及片状肿块,质中、光滑、活动度可,触痛感较为明显。刻下:双乳胀痛感剧烈,轻触则痛甚,纳少,眠差,二便可,舌淡舌体胖大、苔薄白,脉弦细。中医诊断:乳癖(肝郁气滞型)。治则:疏肝理气,消瘀散结。予针刺疗法。主穴:膻中、膺窗(双)、乳根(双);配穴:合谷(双)、太冲(双)。操作方法:穴位局部消毒后选取 1.5 寸毫针,于双侧膺窗、乳根平刺,针尖均朝向乳头进针 1 寸;于膻中平刺,针尖朝向脐部进针 0.5 寸;胸部诸穴予平补平泻法,留针 20 min。同取 1.5 寸毫针于双侧合谷、太冲直刺,合谷进针 1 寸,太冲进针 0.5 寸,均予捻转泻法,留针 20 min。治疗 1 次后患者于隔日下午复诊,自述双乳胀痛感明显减轻、触之不痛。再以上法每星期治疗 3 次,1 个月后患者自觉症状全部消失,触诊双乳肿块变软缩小,纳馨、眠佳,随访 3 个月未见复发。

[**按**]"乳癖"一词首见于《疡科心得集》:"有乳中结核,形如丸卵,不疼痛,不发寒热,皮色不变,其核随喜怒而消长,此名乳癖。"其实质为本虚标实之证,因情志不畅、肝气郁结、忧思伤脾,而致肝肾亏虚、冲任失调,气滞血瘀痰浊郁于乳房结为肿块而成。随着现代女性生活压力的不断加大,乳腺增生症的发病率逐年上升,其首要症状为乳房胀痛。目前没有对症西药治疗,多予逍遥丸、小金丸、丹芩消郁合剂等中成药口服治疗,可改善乳痛症状,但停药后易复发。本案患者之病机以肝郁气滞为主,不通则痛,其主要症状表现为双乳持续性胀痛。治疗选取曙光医院针灸科治疗乳癖的特色经验效穴"乳五穴"[膻中、膺窗(双)、乳根(双)]配合远端穴位合谷、太冲,以发挥针灸治疗的整体调节作用。《灵枢·经脉》载:"胃足阳明之脉……从缺盆下乳内廉,下夹脐,入气街中。"脾胃为气血生化之源,胃经循行于乳周,膺窗、乳根均为胃经经穴,选取以上 2 穴可疏通乳房局部经络,使气血畅通,结散痛止。膻中穴属任脉,位于两乳头连线之中点,为八会穴之气会,此乃宗气之所聚,可调畅胸中气机、行气解郁。本案主穴"乳五穴"[膻中、膺窗(双)、乳根(双)]可疏通胃经和任脉,足阳明胃经属阳、任脉属阴,五穴合参可奏调和阴阳之功。《素问·生气通天论篇》载:"阴平阳秘,精神乃治。"气属阳、血属阴,阴阳平衡则气血畅达调和,令其气血通则不痛。辅穴同取合谷、太冲,《针灸大成》载:"四关穴,即两合谷、两太冲是也。"合谷为手阳明大肠经之原穴,太冲为足厥阴肝经之原穴,原穴是本经脏腑原气经过和留止的部位,原气通过三焦运

行于脏腑,故原穴是调整人体气化功能的要穴,取四关穴可畅三焦、调气机。《丹溪心法》载:"乳房阳明所经。"《临证指南医案》载:"女子以肝为先天。"肝经上贯膈、布胁肋、循行乳房,同取双合谷、太冲亦可疏肝理气,有效减轻肝郁气滞所致的乳痛症状。诸穴合用可疏肝解郁、行气活血、散结止痛。

目前,临床治疗乳癖的针灸穴位诸多、疗效不一,笔者选用特色经验效穴"乳五穴"配以四关穴治疗之,其临床疗效立竿见影,值得进一步研究和推广。

第四节 夜 磨 牙 症

"齘齿"又称齿齘、嘎齿。中医认为此病多因胃热炽盛、风邪扰动人体经脉所致。现介绍针灸治疗夜磨牙症案一则。

夜磨牙症案[174]

患者,女,27 岁。因"夜间磨牙 20 余年"于 2015 年 10 月 14 日于曙光医院针灸科门诊就诊。现病史:自述不明原因夜间磨牙 20 余年,次数频繁,"咯吱"声尖锐刺耳,夜间闻之令人毛骨悚然,持续时间长,每次约 1 min,凌晨 3:00 左右尤甚,严重影响他人休息,且患者醒后不自知。患者自诉自幼脾胃虚弱,饭后不易消化,偶有恶心,易腹泻。多次治疗未果。实验室检查排除肠内寄生虫病、微量元素及维生素缺乏等因素。查体:形体偏瘦,语声高亢,精神兴奋,两侧胁肋部散布瘀络,舌淡胖大,有齿痕,苔薄白,脉弦细,小便正常,大便常完谷不化。中医诊断:齘齿(肝郁脾虚型)。西医诊断:磨牙症。予以针刺治疗。治法:取穴:脐胃[位于肚脐左上方(相当于时钟的 1~2 点处)0.5~1 寸压痛点处,该穴见于《一针疗法》,为高树中治疗胃病的经验效穴]、中脘及双侧天枢、公孙、足三里、太冲。操作:脐胃穴直刺 20~30 mm,公孙、太冲直刺 15~25 mm,中脘、天枢、足三里直刺 25~40 mm,进针后行平补平泻手法,得气后留针 30 min,每日 1 次。治疗 3 次后,磨牙次数明显减少,声音较治疗前低微、柔和,频率减慢,且每次发作,磨牙次数少于 10 下。故治疗改为隔日 1 次,又治疗 3 次后症状消失。随访 2 月余,舍友述未再被磨牙声吵醒。

[按] 本例患者自幼脾胃虚弱,饮食稍有不慎便腹泻,完谷不化,结合舌象可知脾虚明显,未见便秘、口臭等胃热炽盛的表现,且《诸病源候论·牙齿病诸候》中提及"龂齿者……由血气虚,风邪客于牙车筋脉之间,故因睡眠气息喘而邪动,引其筋脉,故上下齿相磨切有声,谓之龂齿。"可见虚亦可生风动齿。其次,凌晨3:00为肝经旺时,查体见两侧胸胁部散在细小瘀络,说明患者平日精神亢奋,表面看似乐观开朗,实则内心纠结,问诊也证实笔者推测。患者除脾胃虚弱外还兼有肝郁化火的表现,且肝火煎克脾土,脾虚症状进一步加重。治疗原则为补脾清肝,选穴以足太阴脾经、足阳明胃经为主,配合足厥阴肝经腧穴施治。脐胃穴在肚脐左上方(相当于时钟的1~2点处)0.5~1寸压痛点处,是高树中治疗胃病的经验效穴;天枢、公孙、足三里为脾胃经腧穴,配合中脘同取,以求补益脾胃;太冲为肝经原穴,可疏肝解郁,息风止痉。诸穴同取,共奏补益脾胃、清泻肝火、息风止痉之功。本例病案用穴并不新奇,均临床常用取穴,治疗久病却可立竿见影,特予同仁共勉。

第五节　奔　豚　气

奔豚气是中医古病名,又名贲豚,是内科急症,以少腹有气上冲,如小猪奔突之状为特点。现报道一则针灸治疗奔豚气案。

奔豚气案[175]

患者,女,24岁,因"发作性气上冲心至咽喉,有濒死感2个月",于2013年4月23日初诊。患者近半年来因留学之事与父母产生矛盾,加之申请出国的连日劳累,于2013年2月21日凌晨4:00阅读邮件时,忽然觉得有一股气由小腹向胸部走窜,继而出现胸闷心悸,咽喉憋闷,窒息欲死,大汗淋漓,极度恐惧,具有较强的濒死感,大约10 min后,才逐渐恢复正常,但仍觉异常疲劳。此后每星期发作3~4次,发作前均有莫名恐惧感。就诊于各大医院,相关检查均未显示异常,也未给出明确诊断。口服盐酸帕罗西汀治疗,未见明显疗效。刻下症:形体偏瘦,平素体弱,情绪低落,诉患病以来,终日处于恐惧状态,恐惧疾病再次发作,月经量少,纳呆,多梦,二便调;舌尖红、苔薄白,脉细弦。中医诊断:奔豚气,证属肝郁脾肾两虚。治则:疏肝行气,健脾益肾,降逆平冲。采用 0.25 mm×40 mm 一次性针灸针针刺百会、内关、足三里、阳陵泉、三阴交、公孙,针刺得气后,足三里、三阴交行捻转提插补法,其余穴位均行捻转提插泻法,留针 30 min,每星期治疗 2 次(每星期二、星期五各 1 次)。

二诊(2013 年 4 月 26 日)

患者述疾病再次发作前,恐惧感缓解,发作时濒死感明显减轻,持续时间也相应缩短。效不更方,按上方针刺治疗 4 次后,发作次数明显减少,每星期发作 1~2 次,症状明显减轻,发作时稍有心慌咽喉部略感不适。再继续治疗 6 次,患者痊愈。

[**按**] 奔豚气是中医古病名,又名贲豚,是内科急症,以少腹有气上冲,如小猪奔突之状为特点。临床上虽不多见,但也时有发生。目前奔豚气的治疗多根据不同的类型,辨证用药治疗,针刺治疗也偶见报道。奔豚气最早见于《灵枢·邪气脏腑病形》,后《难经·五十六难》列为五积之一,属肾积,其具体描述为:"肾之积名奔豚,发于少腹,上至心下,若豚状,或上或下无时。"以患者自觉气从少腹上冲至心胸至咽喉为特点,其状如小猪之奔突,发作时恐惧莫名,甚至有濒死的感觉,但移时冲气渐平,即和常人无多差异。现代医学神经症、冠心病、更年期综合征可见有类似症状的发生。

本病的发生,与情志、脏腑功能失调、冲脉关系密切。情志异常是诱因,脏腑功能失调是发病的内在基础,冲脉是异常上冲之气的路径。最早有关情志引发奔豚的记载见于《金匮要略·奔豚气病脉证治》"奔豚病……皆从惊恐得之"。隋代巢元方在《诸病源候论》中对情志引发奔豚的病机作了更详细的论述:"夫奔豚气者,肾之积气,起于惊恐忧思所生,若惊恐则伤神,心藏神也;忧思伤志,肾藏志也。神伤志动,气积于肾而上下游走,如豚之奔,故曰奔豚。其气乘心,若心中踊踊,如车所惊,如人所恐,五脏不定,饮食辄呕,气满胸中,狂痴不定,妄言妄见,此惊恐奔豚之状。"本病的发生与肝、肾、脾、胃、心等脏腑关系密切,偏于水分者,病多属肾,其偏于气分者,病多属肝。引起奔豚的上冲之气,主要沿冲脉由下向上而逆行。《灵枢·逆顺肥瘦》记载:"夫冲脉者,五脏六腑之海也,五脏六腑皆禀焉。其上者,出于颃颡,渗诸阳,灌诸精;其下者,注少阴之大络,出于气街……"《难经·二十七难》:"冲脉者,起于气冲,并足阳明之经,夹脐上行,至胸中而散。"冲脉起于胞中,循腹至胸中,到达咽喉部。冲脉的循行路线正是奔豚气发作时逆冲之气的路径,也就是说气机失调,逆乱之气沿冲脉上冲,是本病发生的根本病机。

奔豚气是由精神因素引起人体的气机升降功能失调所致,针灸治疗此类心因性疾病往往能取得较好的疗效。此患者因留学之事与父母产生矛盾,心情不畅,肝气郁结。加之平素体弱,连日劳累后,心胃两伤,气血两虚。患者脾气倔犟,自知难与父母意见达成一致,加之与父母再次发生冲突,肝主惊,肾主恐,惊则气乱,恐则气下,气乱而下结。冲为血海,气血亏虚,则冲脉不盈,结甚之气从少腹沿冲脉逆而上行,故而出现胸闷心悸,咽喉憋闷,窒息欲死等状态。

从经络学的角度来讲,逆乱之气沿冲脉上冲是本病发生的主要病机。也就是说平冲降逆是治疗本病的关键所在。内关、公孙为八脉交会穴,公孙通冲脉,具有较强平冲降逆的功效;内关通阴维脉,调理气机,宽胸理气,能缓解胸闷心悸,咽喉堵塞,窒息之感。针刺此两穴,使郁结之气得以疏散,沿冲脉上冲之气得以平复。此奔豚偏于气分,属肝,因此,疏肝解郁也至关重要。太冲为肝经的原穴,疏肝降逆作用较强;阳陵泉为胆经合穴,具有疏肝理气的作用;足三里为胃经合穴,为补益气血的要穴,三阴交为肝、脾、肾三经的交会穴,具有补益肝脾肾的作用。四穴共用,疏肝降逆,健脾益肾之功尤佳;患者异常紧张焦虑,针刺百会以镇静安神。此组穴位,补泻兼施,共达疏肝行气、健脾益肾、降逆平冲作用。由此可以看出,治疗奔豚气,只要辨证准确,取穴正确,手法得当,针刺治疗同样能取得较好的疗效。

第六节 消 渴

近年来,2型糖尿病发病率越来越具年轻化趋势。沈卫东在运用"消渴针"治疗2型糖尿病取得较好疗效。现举一例验案。

沈氏经验穴"消渴针"治疗2型糖尿病验案[176]

近年来,2型糖尿病发病率越来越具年轻化趋势,目前治疗以"五驾马车"为基础,即"饮食控制、体育锻炼、药物治疗、血糖监测、糖尿病教育"。沈卫东在运用针灸治疗2型糖尿病患者的治疗有丰富的临床经验,且操作方法简便易行,主要选取以下四个穴位"脾俞、胃俞、胰俞、肾俞",左右共八针,名为"消渴针"。现举一例验案,分析如下。

患者,男,24 岁,未婚。身高 174 cm,体重 70 kg,BMI 23.12 kg/m²,父亲有糖尿病史十余年。2012 年自诉曾有血糖升高史,具体不详,口服葡萄糖耐量试验(OGTT)试验后血糖未达到 2 型糖尿病诊断标准,故未引起重视。2013 年 9 月患者于上海交通大学附属新华医院(以下简称"新华医院")体检时查空腹血糖 10.7 mmol/L,糖化血红蛋白 9.1%,尿常规:尿糖 50 mg/dl,后患者控制饮食及积极锻炼,但并未行 OGTT 试验。2013 年 12 月 17 日于曙光医院门诊行 OGTT 试验,空腹血糖 9.01 mmol/L,餐后 2 h 血糖 18.62 mmol/L,糖化血红蛋白 8.9%,正式诊断为 2 型糖尿病。从 2012 年至 2013 年 12 月 17 日,患者除控制饮食及增加适量的体育运动之外,未行任何中西药治疗。患者体型中等,未达到肥胖标准,平素偏好甜食及膏粱厚味,且因为工作忙碌运动量偏少,舌淡,苔腻,脉细。患者于 2013 年 12 月 27 日于曙光医院住院治疗,住院期间针灸治疗,"消渴针"为主,方法:患者俯卧位,取 1.5 寸毫针,取脾俞、胃俞、胰俞、肾俞,针与皮肤成 45°角,斜向脊柱刺入,得气后行平补平泻手法,留针 30 min。另予患者糖尿病饮食控制,嘱患者每日散步两次,每次 30 min 以上。治疗第十日,2014 年 1 月 5 日晨查空腹血糖 4.2 mmol/L;早餐后 2 h 血糖 9.9 mmol/L,午餐后 2 h 血糖 7.0 mmol/L;1 月 6 日晨查空腹血糖 3.8 mmol/L,早餐后 2 h 血糖 7.5 mmol/L,午餐后 2 h 血糖 7.1 mmol/L;连续 2 日监测表明空腹血糖及餐后血糖已接近正常范围,虽有 1 次低于空腹血糖下限,但患者无冷汗、汗出、心慌等低血糖反应,精神状况良好。患者出院后,于 2014 年 1 月 25 日门诊随访,查空腹血糖 4.8 mmol/L,早餐后 2 h 血糖 5.04 mmol/L,已完全在正常范围内。该患者年纪较轻,平素偏好甜食,较少运动,沈卫东认为对于轻、中度的糖尿病患者,可以先考虑单纯针灸治疗,同时嘱咐患者控制饮食及坚持一定的运动量,不应过早介入药物治疗。经过 1 个疗程治疗,患者的空腹血糖及餐后 2 h 都得到了有效控制。

[按]沈卫东在临床诊疗过程中,非常注重精炼选穴和用药,他认为针刺选穴和中药处方一样,不喜欢开"大方",穴位讲究"少、精、效、便",穴位过多不仅不能达到良好疗效,还会无的放矢,增加患者痛苦。《灵枢·终始》云"凡刺之道,气调而止",沈卫东注重"调神、受气",选穴过多不利于患者意守感传。且穴位少,操作可以更加简单,便于掌握,利于在临床上推广。传统的理论认为消渴病位在肺、胃、肾,主要是阴虚为本、燥热为标。治疗多采用养阴生津、清热润燥进行治

疗,但沈卫东认为虽然与肺燥、胃热有关,但现代的消渴病其发病特点,其病机仅单纯靠阴虚燥热来解释不够全面。他认为2型糖尿病早期为脾虚痰湿、中后期为阳气不足,这两者在2型糖尿病的发展演变中发挥着重要的作用,且发病的关键与脾失健运密切相关,脾气亏虚以致阳不化湿,治疗的关键点是要激发患者的阳气,所以治疗多用背俞穴为主,背俞穴是脏腑之气输注于背部的穴位,可治疗五脏疾病,不仅可以治疗与其对应的脏腑病症,也可治疗与五脏相关的病症。脾俞、胃俞可健脾化湿,调节脾胃功能;肾俞补肾助阳;胰俞,又名胃脘下俞,为经外奇穴,是治疗消渴的经验效穴。如果患者有口渴多饮等症状,可另外加用肺俞穴。针刺疗法治疗糖尿病疗效确切,该方法具有改善胰岛素抵抗、促进糖和脂质代谢、改善血液流变学的作用。针刺对胰岛素的影响与胰腺功能有关。胰岛素分泌不足者,针刺后胰岛素上升;胰岛素分泌过高者,针刺后胰岛素下降。针刺作用不仅局限于胰内,还有较强的胰外作用,可刺激末梢组织利用葡萄糖。

但目前针灸治疗2型糖尿病的方法很多,选穴随意性大,没有形成规范的治疗方案,临床研究过分集中于疗效观察而缺乏大样本、多因素的随机双盲对照研究,使临床缺少具有指导意义的循证医学证据,及有关作用机制的实验研究,这将是我们今后研究的方向。

第七节　五　迟　五　软

小儿脏腑娇嫩,形气未充,称为稚阴稚阳之体。沈卫东认为五迟五软由于稚阳受损,脏腑的各种生理功能受阻,阳虚不得温养四肢而出现痿证,本病病位在脑,属中医学"痴呆"兼"痿证"范畴。针灸取得良好效果,现报道一则验案。

针刺阳经治疗小儿脑严重缺氧后遗症1例[177]

患者,男,22个月,于2010年2月4日因食蚕豆堵塞气管,造成窒息,就近医院抢救并转诊多家医院,前后呼吸停止共约30 min,患者一直处于植物人状态。而后转至新华医院,经治疗确诊为因脑严重缺氧造成的后遗症,建议中医治疗。遂于2010年2月25日转入曙光医院针灸科。当时患者无任何知觉,对外界刺激无反应,眼睛只有光感,无视力,且双眼内斜视,四肢头颈均软弱无力,伴痉挛。沈卫东给予针刺、高压氧、推拿等综合治疗。针刺取主穴百会、四神聪、络却、承光、本神、翳风、风池等,配穴取合谷、曲池、外关、足三里、解溪、三阴交、悬钟、申脉、照海等。于1星期后出院,出院时头颈软症状明显好转。继续接受门诊针刺治疗,每次留针45 min,每星期3次。2个月后,症状明显好转,患者对外界刺激有反应,且开始会笑。5个月后,患者对外界刺激会有表情变化,能听懂简单的对话。6个月后,患者头能自由转动,会发声,逐步训练其说话能力。7个月后,眼球可运动自如,视力基本恢复正常,无内斜视。9个月后,患者能基本独立坐着玩玩具,在扶持下能迈步走路。至2011年5月,患者在训练下已会背唐诗,可以流畅地用语言表达自己的意思,与人对话。7月份,患者大小便能自控。10月份,患者的智力已基本达到同龄小儿的水平,其运动功能仍需继续坚持治疗,进一步改善。

　　[按] 小儿脏腑娇嫩,形气未充,称为稚阴稚阳之体。沈卫东认为该患者由于意外因素导致稚阳受损,脏腑的各种生理功能受阻,阳虚不得温阳四肢而出现痿证,本病病位在脑,属中医学"痴呆"兼"痿证"范畴。沈卫东认为本病应以健脑益聪、温经通脉为治疗原则,以脑部穴位为主。脑又为诸阳之会,督脉、足太阳膀胱经、足少阳胆经与脑有联系,所以,头部取穴又以此三阳经为要。百会健脑调神,益气开窍,四神聪健脑益智,取足太阳和足少阳经的腧穴更起到温养阳经的效果。沈卫东曾反复强调他取穴治病的一个特点就是要"平衡",即通过针刺调节体内阴阳、脏腑之间的平衡,所谓阴平阳秘,其病自愈。这尤其在患者运动功能恢复上可见一斑。我们通过临床观察发现,患者在运动功能改善的同时总会伴有感觉功能和智力功能等方面的改善,这一方面说明了各种功能是相互联系的,另一方面也说明了针刺治疗是通过从整体上来调节各个功能,从而达到身体内部的一个平衡稳定状态,从而促使身体生长发育。

第八节　不　　孕

针灸治疗不孕症有较好疗效,现将其验案1则介绍如下。

针药结合在辅助生殖中的运用验案 1 则[178]

不孕症的发病率在全球为 9％～18％,在中国达 15.5％,且仍在逐年攀升。辅助生殖技术经过了 30 余年的发展,已较为成熟,但其临床妊娠率仍仅 50％,子宫环境和卵巢功能差是限制该技术的瓶颈。中医的整体观在不孕治疗中独具特色,若应用得法则定获助益。曙光医院针灸科沈卫东系全国优秀中医临床人才、全国名老中医学术继承人、海派中医杨氏针灸第三代传承人,从事针灸临床研究,经验丰富,现将其验案 1 则介绍如下。

支某,女,36 岁。2014 年 12 月 20 日初诊。主诉:试孕 2 年余未孕。生育史 0-0-1-0,2012 年宫外孕 1 次。患者既往有痛经史 7 年,2011 年曾行腹腔镜下左侧卵巢子宫内膜异位囊肿剥除、子宫肌瘤剔除术;2012 年发现左侧卵巢子宫内膜异位囊肿复发,再次行腹腔镜下左侧卵巢囊肿剥除术＋复杂肠粘连分解术,术后以醋酸戈舍瑞林缓释植入剂治疗半年。2014 年 10 月起于市某医院行辅助生殖治疗,12 月 13 日行取卵术,左右卵巢各获卵 1 枚,12 月 16 日行鲜胚移植后仍未妊娠,遂于沈卫东处求治。患者症见体型微胖,面色白少华,每次行经腰酸、少腹冷痛、有血块,腹痛喜温,自觉记忆力减退,疲乏、易汗出,晨起喉间有痰,纳一般,寐欠安,夜尿 1～2 次,大便不实,舌胖、苔白腻滑,脉沉。2014 年 10 月阴道彩超示:左卵巢囊性变,左附件区输卵管积液可能,双侧卵巢粘连可能。性激素检测:FSH 11.67 mIU/ml,LH 0.18 mIU/ml,雌二醇(E_2）626 pg/ml。西医诊断:不孕症;子宫内膜异位症;卵巢功能减退。中医诊断:不孕(脾肾阳虚、痰瘀互结、冲任失调证）。治法:健脾补肾,化痰活血。具体方法:

初诊(2014 年 12 月 29 日)

(1) 正值三九天,予穴位敷贴时令治疗。药用白芥子、细辛、延胡索、香樟木、肉桂、吴茱萸等研末,调以白酒制成药饼。取穴:大椎、至阳、命门、脾俞(双)、肾俞(双)进行敷贴,每次保留 6 h,每星期治疗 2 次。

(2) 行关元穴化脓灸。对关元穴进行定位后,以 75％乙醇消毒,然后将大小适宜的艾炷(自制:底直径约为 0.5 cm,高约为 0.5 cm,重量约为 1 mg）置于穴位上,以火点燃艾炷施灸。待艾炷燃尽后,除去灰烬,继续施灸,灸 7 壮后敷贴灸疮膏,嘱患者灸后 2 h 内不可饮水,每日换 1 次灸疮膏,灸后十多日内宜多食鲤鱼、豆腐等发物以促使灸疮脓液增多,待施灸部位化脓,形成灸疮并结痂脱落则为 1 个疗程,约 40 日。

(3) 针刺取中极、气海、肓俞、子宫、足三里、三阴交、太溪、地机、阴陵泉、合谷、太冲,穴位局部消毒后选取 1.5 寸毫针针刺,其中气海、肓俞、足三里、太溪行补法,地机、阴陵泉、合谷、太冲行泻法,余穴行平补平泻法,留针 30 min,每日 1 次。

（4）口服中药。处方：党参 15 g,炒白术 9 g,白芍 15 g,黄芪 30 g,菟丝子 15 g,巴戟天 15 g,乌药 6 g,郁金 9 g,生蒲黄 30 g(包),牡丹皮 9 g,怀山药 15 g,炙甘草 6 g,蒲公英 15 g。每日 1 剂,水煎后分 2 次服用。共治疗 10 日。

二诊(2015 年 1 月 22 日)

患者诉2015 年 1 月 11 日行取卵术,鲜胚移植后未妊娠。拟中医综合治疗 1 个疗程后再行辅助生殖治疗。现症见：仍觉晨起喉间有痰,手足不温,纳寐一般,夜尿 1～2 次,大便不实,每日 1～2 次,舌胖、苔白腻滑,脉沉。治疗：

（1）针刺。主穴及操作方法同前。

（2）口服中药,处方：黄芪 18 g,白芍 15 g,茯苓 15 g,竹茹 15 g,菟丝子 15 g,巴戟天 15 g,乌药 6 g,延胡索 20 g,决明子 15 g,怀山药 15 g,炙甘草 6 g,制附片 6 g。煎服法同前。

（3）关元穴灸疮已结痂脱落,复行化脓灸 1 次,方法同前；"三九"时令已过,不再行"三九贴"治疗。

2015 年 1 月 22 日至 5 月期间,患者坚持复诊,行针刺治疗,每星期 3 次；口服中药每日 1 剂,守上方,随症加减；阶段性关元穴化脓灸治疗共 4 次。5 月 20 日患者再次行取卵术,获卵 1 枚。5 月 22 日行鲜胚移植后妊娠,12 月孕 34 星期,自然分娩一健康男婴。

［按］本例患者有子宫内膜异位症、子宫肌瘤等基础疾病,2 次手术后并未改善,同时存在盆腔粘连、输卵管积液及卵巢功能下降等多种病因,且患者已 36 岁,处于生育能力迅速下降之年纪,辅助生殖技术是西医治疗的最终选择。但尽管辅助生殖技术已经使不孕症的治疗有了新的突破,其临床妊娠率仍然有限,且此类卵巢功能减退、盆腔及子宫内环境差是其失败的主要原因,联合中医治疗可有所助益。患者的中医诊断为"不孕",属脾肾阳虚、痰瘀互结、冲任失调之证。因患者年过五七,正如《素问·上古天真论篇》中所言"五七阳明脉衰",气血渐亏,故肾阳不足,不能温养胞宫,而见行经冷痛,得温则舒,"胞宫之脉……暖者受物而冷者杀物矣",病程日久,故发为不孕。肾阳不足,虚寒血瘀则见血块多,不通则痛,故见痛经。腰为肾之府,肾精不足则见腰酸；肾主生髓,肾精亏虚则不能上荣脑窍,故见记忆力减退。肾阳不足,膀胱气化失司,故见夜尿频。患者脾失

健运,脾阳不足,水湿运化不利,聚而成痰,故见体型微胖,喉间有痰,大便不实;气血亏虚则面色㿠白,疲乏汗出。舌胖、苔白腻滑,脉沉,亦为佐证。

沈卫东在治疗上以健脾补肾、化痰活血为治法,采用关元穴瘢痕灸、三九贴、针刺及中药综合治疗。关元穴正当丹田,为人身元气之根,女子藏胞之官,元阴元阳交关之所,故名关元。该穴属任脉,为任脉与冲脉、足三阴之会,手太阳小肠经经气汇聚之募穴,是治疗诸虚百损的常用穴,临床多施以补法、灸法。瘢痕灸是用精制艾绒做成的麦粒或黄豆大小圆锥形药柱,并直接放于穴位处施灸。《本草备要》中言:"艾叶苦辛,生温熟热,纯阳之性……暖子宫……以之灸火,能透诸经而治百病。"且瘢痕灸在施灸时的疼痛能更好地激发经络传感,使火足气到,气速至而速效。灸疮则对机体形成长期的良性刺激,能鼓舞正气、调节免疫,达到"阴平阳秘"的目的,特别适用于治疗阴证及慢性顽疾等。

本案患者病情复杂、病程长,故反复使用关元穴瘢痕灸以起沉疴。患者于治疗期间恰巧历经"三九酷寒之季",予以辛散温补之药贴敷于督脉及背俞穴以"天灸",能顾护真阳、扶正祛邪。针灸治疗不孕症时尤其重视任脉和太冲脉,《素问·上古天真论篇》云:"二七而天癸至,任脉通,太冲脉盛,月事以时下,故有子。"任者,妊也,主胞胎,女子的妊娠与任脉密切相关。关于太冲脉,唐代王冰注其为肾脉与冲脉合而盛大者;清代高士宗认为其指任脉合少阴脉;《素问·阴阳离合论篇》载:"圣人南面而立,前曰广明,后曰太冲,太冲之地,名曰少阴。"太冲脉含足少阴经之义已为不争之论。从藏象学来说,肾主生殖,也是治疗不孕症之本,所以在取穴方面以任脉之中极、关元、气海和足少阴肾经之肓俞、太溪为主穴;足三里健脾和胃,扶正培元;三阴交既合气海、关元、中极以益气助阳、滋补肝肾、疏理下焦,又合阴陵泉以通经化湿。地机为足太阴脾经之郄穴,善治血证,配三阴交活血理血,配足三里、阴陵泉以健脾利湿。太冲穴主理气调血,与三阴交相配可疏肝理气、调血通经。在中药处方上,亦遵健脾补肾之旨,重用黄芪以速补虚损、健脾,或用党参、白术,或用茯苓、山药;菟丝子合巴戟天温补肾阳;乌药辛温助阳,主妇人血气凝滞,可温肾散寒、行气通经;蒲黄行血祛瘀;或以蒲公英利湿;或用竹茹化痰、调治水湿,以期振奋元阳,使脾气得运、痰瘀得消,从而调补冲任。中医学对不孕症的单独或辅助治疗价值已经越来越得到医学界认可,与之有关的辅助生殖运用的研究也越来越多。在中西医发展迅速的今天,我们应该明确各种治疗方法的优势与不足,为患者特别是疑难杂症的患者选择最优治疗方案,以期攻克这一医学难题。

第九节　跟　骨　骨　刺

跟骨骨刺即足跟骨质增生症,属于足部常见疾病之一,主要见于中老年人。该病主要症状是足跟压痛,走路时足跟不敢用力,有针刺感。该病一般发病较缓慢,无明显的外伤史,大部分患者可通过 X 线片确诊。笔者应用单味白术治疗跟骨骨刺临床验案 1 则,介绍如下。

单味白术治疗跟骨骨刺 1 则[179]

跟骨骨刺即足跟骨质增生症,属于足部常见疾病之一,主要见于中老年人。该病主要症状是足跟压痛,走路时足跟不敢用力,有针刺感。该病一般发病较缓慢,无明显的外伤史,大部分患者可通过 X 线片确诊。笔者应用单味白术治疗跟骨骨刺临床验案 1 则,介绍如下。

患者,女,35 岁。2018 年 10 月 25 日初诊。主诉:右足跟疼痛 5 个月余,加重 1 星期。病史:患者 5 个月前无明显诱因出现右足跟疼痛,每于突然站立或行走时足跟下疼痛,近半个月疼痛明显加重,影响日常生活,遂至曙光医院就诊。行 X 线片示:跟骨结节处有鸟嘴样骨质形成,确诊为跟骨骨质增生症。刻下症:右足跟压痛明显,纳差,眠可,二便可,舌淡,边有齿痕,苔薄白,脉沉缓。西医诊断:跟骨骨质增生症。中医诊断:骨痹。给予中药白术足浴治疗。具体方法如下:取白术 100 g,加入 3 000 ml 水浸泡 2 h,用大火烧开后,将药液全部倒入木桶中,待水温适宜(约 40℃)进行足浴,水冷可及时续热水以保持水温,至身上微微出汗为止。两日 1 次,每次 15～20 min,7 日为 1 个疗程。1 个疗程后,患者自述足跟疼痛明显好转,后嘱其继续以上治疗 2 个疗程。1 个月后患者症状全部消失,随访 6 个月未见复发。

跟骨骨刺属中医“骨痹”“髓溢病”等范畴。跟骨骨刺是跟骨处衍生的片状骨赘,《鸡峰备急方》言:“察见牙齿日长,渐至难食,名曰髓溢病……用白术煎汤,漱服即愈。”肾主骨生髓,五行属水,《素问集注》载:“肾属水,而制于脾土,故脾为肾之主。”跟骨骨刺是骨髓外溢所致,其根本原因在脾。从五行生克制化理论分析,土克水,脾虚不足以制水,则肾水外溢。故笔者采用补脾的药物治疗跟骨骨刺,收效良好。白术味甘、苦,性温,归脾、胃经,为补气健脾第一要药。现代研究表明,白术中白术内酯类成分能显著抑制机体炎症水平,用白术结合足浴疗法治疗跟骨骨刺,培土制水,可扩张皮肤毛细血管,产生局部刺激,使药液直接作用于病变部位,从而药到病除。

目前,临床治疗跟骨骨刺,中医主要有内服汤药,外行针灸、推拿按摩、小针刀和膏药外敷等,西医主要有药物口服或神经封闭注射消炎镇痛药、体外冲击波及手术治疗等,虽取得了一定效果,但治疗费用较高,治愈率不高。白术足浴疗法价格低廉,方法简单,操作易行,疗效良好,可提高患者生活质量,值得推广。

第十节　穴　位　注　射

穴位注射,是利用针和所注射的药液对穴位的刺激及药理作用,从而治疗疾病的一种疗法。目前已被广泛地运用于针灸临床之中,其既可以与针灸结合作用,也可以单独成为一种治疗方法。适宜于作穴位注射的药液较多,如中草药制剂、维生素制剂和葡萄糖注射液、生理盐水,以及一些其他可供肌内注射的药液。笔者在临床上亦长期使用穴位注射治疗内、外、妇、儿等各科疾病,现将有关治疗方法和验案报告如下。

穴位注射在临床中的应用[180]

1. 中风　脑梗死后遗症穴位注射选用药液多为胞二磷胆碱 500 mg/次,每日或隔日 1 次;脑出血后遗症穴位注射选用药液多为复方丹参注射液 4 ml/次,每日或隔日 1 次。取穴为同侧手三里、足三里。

刘某,男,56 岁。患者 1992 年 5 月第一次中风,右侧肢体麻木无力,经 1 个月针刺治疗已痊愈,重返工作。于 1994 年 8 月 13 日第二次中风,仍为右侧肢体偏瘫,诊断为中风(脑梗死)后遗症。7.5 个月后来门诊治疗,当时患者右侧肢体活动无力,肌力Ⅲ级。经上述方法治疗 2 个月后(隔日 1 次),肌力已恢复至Ⅴ级,生活基本自理,唯手指握拳不紧,又经半年治疗,手指握拳基本正常。

2. **面瘫**　穴位注射选用药液多为维生素 B_1、B_{12} 各 1 支混合，每日或隔日 1 次。取穴为同侧手三里、足三里。

朱某，女，27 岁。1993 年 3 月 12 日晨起发现右侧目不能闭，口角歪斜，遂来门诊求治。经查后诊断为面瘫，依上法治疗 5 次而愈。

3. **头痛**　穴位注射选用药液多为徐长卿注射液 4 ml，维生素 B_1、B_{12} 各 1 支混合，每日或隔日 1 次。取穴为同侧或双侧合谷、风池或夹脊。

陆某，男，62 岁。左侧头痛 1 个月，疼痛状如血管跳动样，并向整个左侧头部放散，无恶心呕吐，原有高血压史，首诊时血压 168/97 mmHg。自服降压药及止痛药，能暂时缓解。用上法治疗后，当即止痛，但 3 h 后又发作。第二日续治后，疼痛能止 4 h，入夜痛又渐增。第三日续治后未发作。以后间日治疗 1 次，共 10 次，血压 150/90 mmHg，症情稳定未再发作。

4. **坐骨神经痛**　穴位注射选用药液多为徐长卿注射液 4 ml，维生素 B_1、B_{12} 各 1 支混合，每日或隔日 1 次。取穴为同侧或双侧夹脊、后阳陵、上居髎。

陈某，男，50 岁。右侧坐骨神经痛 1 星期，沿大腿后侧放散，直腿抬高试验（＋），步履不利。治疗 1 次后，疼痛减轻，5 次后疼痛止，步态正常。

5. **痿证（脊髓灰质炎后遗症）**　穴位注射选用药液多为维生素 B_1、B_{12} 各 1 支混合，每日或隔日 1 次。取穴为同侧或双侧足三里、血海。

高某，男，5 岁。患儿于 1 岁时得急性脊髓灰质炎，曾经外地医院中西药物及针灸推拿治疗，见效甚微。初诊时左下肢软弱无力，肌肉萎缩，呈马蹄足状，左下肢不能单独站立。经上法治疗 3 个月后，下肢力度加大，已能短暂站立。又 3 个月后，能跨步跛行。

6. **肩关节周围炎**　穴位注射选用药液多为徐长卿注射液 4 ml，维生素 B_1、B_{12} 各 1 支混合，或丹参注射液 4 ml/次，每日或隔日 1 次。取穴为同侧肩内陵、臂臑。

郑某，女，70 岁。右肩疼痛 10 日伴功能轻度障碍，疼痛日轻夜重，影响睡眠。治疗 3 次后，静止痛已消失，并嘱加强功能锻炼。再 7 次后，功能活动基本正常。

7. **腰痛（骨质增生）**　穴位注射选用药液多为威灵仙注射液 4 ml/次，每日或隔日 1 次。取穴为同侧或双侧夹脊、阿是穴或肾俞、大肠俞等。

杨某，男，60 岁。腰痛引及两下肢 2 个月，X 线摄片证实 L_2～L_5 退行性改变。治疗 10 次后，疼痛好转。再 10 次后，痛消失。

8. **神经衰弱** 穴位注射选用药液多为当归注射液 4 ml/次,每日或隔日 1次。取穴为一侧或双侧内关、足三里。

汪某,男,24 岁。失眠 3 年余,多梦易醒,甚则彻夜不眠,连续数日。心烦不宁,时有耳鸣,腰膝酸软,口干咽燥,夜间盗汗,苔少质红,脉弦细。经以上方法治疗 5 次后,梦较前减少,但仍易醒,醒后难以再入睡,每夜 3~5 h 不等,仍须服用地西泮 2 粒助眠。10 次后,药量减少一半(1 粒),保持 6 h 左右睡眠时间,睡眠程度加深。第二个疗程后,症情稳定,药量减为 1/4(半粒)。治疗过程中,偶有反复。第三个疗程后停药,症情仍稳定。再巩固 1 个疗程,未见明显反复。

9. **心悸** 穴位注射选用药液多为丹参注射液 4 ml、辅酶 A 1 支,每日或隔日 1 次。取穴为一侧或双侧郄门、足三里。

张某,男,60 岁。有房颤病史 3 年,经常反复出现心律不齐,长期服用西药控制,劳累后易引发。上法治 10 次后,稳定未发,再治疗 24 次。1 年后随访,患者体健未发作。

10. **哮喘** 穴位注射选用药液多为曲安奈德注射液、核酪注射液,每日或隔日 1 次。取穴为一侧或双侧定喘、合谷、足三里。

应某,男,55 岁。哮喘多年,每年春秋季易发,咳嗽痰多,气喘,难以平卧。上法治疗后,症情稳定 1~2 个月,一年中治疗 4~5 次,全年未发作。

11. **胃痛** 穴位注射选用药液多为徐长卿注射液,每日或隔日 1 次。取穴为一侧或双侧足三里。

林某,男,64 岁。有胃十二指肠溃疡史 20 年,劳累或饮食不慎易诱发,胃脘疼痛,泛吐酸水清水,饥则尤甚,服用西药能缓解,10 余日来,疼痛加重,服药未能减轻。用上法 1 次疼痛即缓解,再 4 次治疗痛止。

12. **阳痿** 穴位注射选用药液多为生地注射液或丙酸睾酮,每日或隔日 1 次。取穴为一侧或双侧三阴交、关元。

张某,男,27 岁。婚后发现阳痿,曾经中药治疗见效不显。用上法每日 1 次,每星期 5 次。2 星期后,自觉清晨能勃起。后隔日 1 次。又 2 星期后,自我感觉良好,开始性生活,并生育一女孩。

13. **痛经** 穴位注射选用药液多为丹参注射液,每日或隔日 1 次。取穴为一侧或双侧血海、三阴交。

仲某,女,24 岁。经来 1 日,少腹疼痛,经量少,经色暗,夹有血块,来经前自觉两乳房及胁肋作胀,14 岁初潮,周期前后不定。经上述方法治疗,当即痛止,第二日经水通畅,巩固治疗 2 次。嘱下周期经来前 3～5 日再来门诊。连续 3 个月治疗,痛经未发。

14. **遗尿** 穴位注射选用药液多为维生素 B_1、B_{12}各 1 支混合,每日或隔日 1 次。取穴为一侧或双侧足三里。

石某,女,14 岁。自幼夜尿,每夜 2～3 次,唤之不醒,曾服中药,未见效果,食欲不振。用此方法首诊后,患儿即唤之能醒,然后排尿。再经 3 次治疗后,能自醒排尿。再经 4 次治疗,夜间已无排尿。再巩固治疗 2 次,结束治疗。半年后随访,无复发。

15. **蛇丹** 穴位注射选用药液多为徐长卿注射液 4 ml,每日或隔日 1 次。取穴为一侧或双侧相应夹脊或支沟配后阳陵。

汪某,男,59 岁。右侧肋间疼痛伴疱疹 5 日,局部皮肤潮红,疱疹三五成群,排列呈长带状,疼痛剧烈,呈针刺样、烧灼样,日夜不休,难以忍受,影响睡眠,口干口苦,便秘尿赤。用上法治疗 2 次后痛即缓解,夜间已能入睡。又 4 次治疗后,疼痛程度减轻,时发时止,疱疹渐变混浊干结。又 4 次治疗后,疼痛偶然阵发,程度大为减轻,疱疹开始结痂,皮肤色泽转暗。再巩固治疗 3 次,痛止。

穴位注射已广泛地运用于针灸临床之中,这种疗法既可以与针灸结合使用,也可以单独成为一种治疗方法,且适宜于作穴位注射的药液较多,治疗内、外、妇、儿等各科疾病,都能取得较好的疗效,是一种值得进一步研究的疗法。在操作上,选穴应根据病情需要,选择阳性反应点、压痛点和一些具有特殊治疗意义的穴位;药液选择时应注意药物的药理作用、配伍禁忌、有效期等;药液注入时应注意消毒、是否得气、有无回血及避开神经干等。

第九章

针 刺 麻 醉

第一节 脑 部 手 术

针刺麻醉是指在针灸疗法基础上发展起来的一种独特的麻醉方法。用手捻针或电针刺激某一穴位或某些穴位,以达到镇痛目的,使手术在不用麻醉药物的情况下进行。现将针刺麻醉在脑部手术中的应用介绍如下。

针药复合麻醉下行脑幕上浅部病变切除术 1 例报告[181]

我们在针药复合麻醉下行脑幕上浅部病变切除术 1 例,取得成功,现报道如下。

曹某,女,35 岁,因"突发右侧肢体麻木乏力 5 日"于 2012 年 9 月 14 日来曙光医院就诊。现病史:患者 2012 年 8 月 14 日突感右上肢麻木、乏力,无发热,至当地医院就诊。查头颅 MRI 提示左侧顶叶占位,予以活血药物(药名不详)治疗。8 月 30 日,病情加重,左侧下肢麻木、乏力,无发热,休息后未予治疗。2012 年 9 月 10 日,患者自觉病情加重,为进一步观察治疗,以左侧顶叶占位收住曙光医院治疗。查体:右侧肢体肌力 Ⅳ 级,左侧肢体肌力 Ⅴ 级,右侧肢体针刺觉减退,生理反射存在,病理征未引出。余无异常发现。化验检查:血红蛋白121 g/L,红细胞计数 3.85×10^{12}/L,血细胞比容 0.357%,部分凝血活酶时间38.3 s,凝血酶原时间 13.4 s,血小板计数 190×10^9/L,血钾 2.9 mmol/L,血钠142.5 mmol/L,血氯 105.7 mmol/L。心电图正常。肺功能正常。脑部 MRI 示:左侧顶叶占位。诊断:左侧顶叶脑胶质瘤。治疗措施:患者入手术室,平卧位,连接麻醉监护仪,检测心电图、心率、收缩压、舒张压、平均动脉压、脉搏血氧饱和度,针刺双侧颧髎、风池、率谷、太冲、足临泣,进针后行平补平泻手法,患者有得气感并能耐受,连接韩式穴位神经刺激仪(HANS-200),双侧风池穴为1组,同侧率谷、颧髎及太冲、足临泣各为1组,对侧同。频率30 Hz,术前诱导30 min,术中连续刺激直至手术结束。麻醉辅助用药:切皮前头皮注射0.1%利多卡因+0.3 mg肾上腺素,总量不超过200 ml。术中加强麻醉监测,观察患者各项生命体征,以及意识、呼吸及言语、肢体运动、感觉功能等。麻醉后,右侧卧位,常规消毒,铺巾,左侧顶叶马蹄形切口,全层切开头皮,颅骨钻孔,铣刀骨窗形成约6 cm×8 cm,骨窗缘骨蜡封闭,硬脑膜悬吊,"十"字剪开硬脑膜,见脑组织轻度膨出,左顶叶中央后回后脑回增宽,脑皮层未见异常脑组织,质软,边界不清,苍白,血供不丰富,切除异常脑组织。病理回报:胶质细胞少许增多,炎性细胞浸润。术后安返。术中患者与术者合作密切。手术持续90 min。术前患者心率60次/min,血压150/80 mmHg,术中切皮前心率68次/min,血压155/78 mmHg,切皮时心率80次/min,血压162/91 mmHg,切皮后心率70次/min,血压148/77 mmHg。整个手术过程,除了在牵拉肿块时心率、血压稍有增高外,其余时间心率、血压均保持平稳。手术中患者意识清醒,能按照指令完成动作,肢体活动良好,对答切题,发音良好。

左侧顶叶肿瘤的最佳治疗方案是手术治疗,手术方式是影响术后或复发后再手术患者生存期的最重要的因素。其关键在于:一是在脑功能区进行手术容易造成神经功能损伤,二是无法正确分辨功能区皮层与病变的关系。为了解决这一问题,应尽量采取最直接、对功能区损伤最小、暴露最清楚的入路,以避开重要的脑皮层结构和肿瘤边缘的血管。经脑外、针灸、麻醉各科会诊,根据既往曙光医院针刺麻醉手术的成功经验,最终决定采用针刺麻醉下脑部肿瘤切除术。

颧髎,手太阳小肠经穴,手少阳、手太阳经交会穴,现代研究表明,针刺颧髎穴具有较好的镇痛效果,因此选为主穴;风池,足少阳胆经穴,足少阳与阳维脉的交会穴,具有疏风行气止痛之功效;率谷,足少阳胆经穴,足少阳、足太阳经交会穴,能疏通局部经络而止痛,与颧髎相配,相辅相成;太冲,足厥阴肝经穴,足厥阴肝经的腧穴和原穴,原穴为脏腑原气留止的部位,太冲穴可使气血运行通畅,降低心率及血压,具有镇痛和镇静之效应;足临泣,足少阳胆经腧穴,八脉交会穴,通带脉,具有平衡阴阳、疏通局部经气止痛之功效。诸穴近、远相配,经气相传,可以最大限度地产生镇静、镇痛效应、减少或缓解手术创伤和术后副作用。而电针也可以降低神经应激功能,具有镇静作用。各个穴位分别连接电针仪,30 Hz 连续刺激,加强了镇痛及镇静效果。

脑胶质瘤占颅内肿瘤的 35.26%～70.90%,平均 44.60%。脑胶质瘤治疗的首选方法仍然是手术治疗。然而在手术中,笔者仍面临很大的困难,尤其是当胶质瘤位于脑功能区的时候,如何最大程度地切除胶质瘤而又不损伤脑功能区的正常功能,最主要的方法就是术中有效地监控脑功能。唤醒手术切除脑胶质瘤,成为目前进行脑胶质瘤手术的新策略。术中唤醒技术是指在麻醉过程中,通过减少麻醉药物的用量,使患者达到部分清醒,应用皮层电刺激进行语言、运动等重要功能区定位,确定功能区与病变相互关系后再进行手术。

目前,临床上常用的唤醒麻醉方法很多,有单纯局部麻醉、针刺麻醉、无气道插管静脉麻醉和喉罩静脉麻醉,各种方法各有利弊。在麻醉中最常用的镇静药异丙酚和镇痛药芬太尼等都具有呼吸抑制的作用,增加了手术的风险,特别是与语言功能区相关的手术中,全身麻醉下唤醒技术通常需要术中拔管和再插管,增加了患者的痛苦。

针药复合麻醉对人体生理功能干扰小,并可减少麻醉药的用量,故可以减轻呼吸抑制、术后呕吐、术后胃肠功能紊乱等不良反应,术后恢复也相对较快,针刺配合小剂量麻醉药,可以解决开颅期间单纯针刺麻醉镇痛不全及唤醒时镇静延迟的问题。由于患者术中清醒,可随时监测相应的语言、运动和感觉等重要神经功能,从而更好地了解手术效果,明确手术切除范围,做到最大限度地切除病灶,尽可能全面地保存正常脑功能区,降低后遗症的发生概率。对不适宜插管或者插管失败的患者,避免了重复插、拔气管导管事件的发生,减少了对于机体咽喉、声门等部位的钝性损伤,更加有利于患者术中唤醒,便于随时监测手术效果,使麻醉和手术进程更加顺利,亦降低术后不良反应的发生率。因此,针药复合麻醉显示出了其在脑功能区手术中特有的优势,拓宽了现代针刺麻醉的应用范围,具有广阔的应用前景,值得进一步深入研究和临床推广。

第二节 鼻部手术

针刺麻醉在鼻部手术中的发挥了强大的镇痛作用,现报道如下。

（一）针刺麻醉在鼻部手术中的运用及探讨[182]

临床上用于鼻腔手术的常规麻醉方式是局部麻醉和全身麻醉,针刺麻醉运用于鼻腔手术的临床报道较少。为了促进针刺麻醉鼻腔手术的临床推广与应用,我们就鼻腔手术的不同麻醉方式的运用特点、针刺麻醉选穴原则、电针频率及术中评价等方面进行了论述。

临床数据表明局部麻醉并可能造成患者的焦虑不安和疼痛,影响手术顺利进行。全身麻醉需靠气管插管辅助通气。由于靠近手术区,因而可能也会带来手术中的困难,并且由于咽喉的损伤和刺激,易引起出血、水肿等不良反应的发生。而针药复合局部麻醉既可以防止局部麻醉的镇痛不全,又可以避免全身麻醉的不良反应,同时通过减少麻醉药用量,体现了针刺麻醉自身的独特优势,也是目前针刺麻醉发展的趋势。近年来,针刺麻醉在各种手术中的独特优势已经被认可。它不仅可以在术中起到镇痛和镇静的疗效,还可以避免全身麻醉的不良反应,同时可以减少术中出血量,减少麻醉药用量,对机体各系统均有保护作用。

根据以往报道经验,目前初步认为取迎香及印堂,频率为 30 Hz,波型为连续波,用于鼻部手术可取得较满意效果。但目前针刺麻醉运用于鼻内镜手术的临床报道不多,且缺乏操作规范,希望优化针刺麻醉鼻腔手术的操作流程,促进针刺麻醉鼻腔手术的临床推广与应用。

（二）针刺复合麻醉在功能性鼻内镜术中的镇痛作用[183]

鼻内镜手术是利用高分辨、可变换视角的 Hopkins 内镜开展鼻窦手术,使鼻腔、鼻窦,尤其是深部的手术能在直视下进行。目前,用于鼻腔手术的常规麻醉方式是局部麻醉和全身麻醉。有学者对局部麻醉下实施鼻腔手术的患者进行调查,发现术中常出现大汗、烦躁、恶心、心慌、气短、脉数、心率及血压改变等异常情况,影响了手术的正常进行。近年来,本院将针刺复合麻醉运用于功能性鼻内镜术中,较有效地替代了全身麻醉。

为了观察针刺复合麻醉在功能性鼻内镜术中的镇静作用,本课题组将 90 例行功能性鼻内镜术的患者随机分为 3 组：A 组行常规局部麻醉；B 组、C 组均于局部麻醉前行电针刺激,穴取印堂、迎香,诱导 30 min,在此基础上,B 组予常规麻醉药量局部麻醉,C 组予减量麻醉药局部麻醉。观察各组患者术中麻醉药量、改良五指法疼痛评分、术后满意度评分。结果显示：术后丁卡因药量 A 组为 (118.33 ± 26.21) mg,B 组为 (100.83 ± 4.56) mg,C 组为 (71.33 ± 8.90) mg,组间差异均有统计学意义(均 $P<0.01$),C 组用量最少,A 组最多;B 组和 C 组的五指法疼痛评分均低于 A 组(均 $P<0.01$);B 组和 C 组的术后满意度评分均高于 A 组(均 $P<0.01$)。

本项研究结果表明,针刺复合麻醉能有效减轻疼痛,可明显减少术中的局部麻醉药用量,相应地减少药物的不良反应,降低术中的不适感,有助于患者术中的安全,术后满意度评分高,有临床推广及运用意义。

第三节 甲状腺手术

针刺麻醉在甲状腺手术中的应用广泛,现报道如下。

(一) 针刺复合颈丛麻醉在甲状腺手术中应用的 Meta 分析[184]

临床上可选用的甲状腺手术麻醉方法有局部麻醉、颈丛麻醉、硬膜外麻醉、全身麻醉、针刺麻醉和联合麻醉等,但单一麻醉方式往往存在不同的弊端。临床实践表明,针刺复合颈丛麻醉应用于甲状腺手术取得满意效果,并在一定程度上弥补了单一麻醉的不足,且该方法操作简单,对患者的生理干预较小,有较好的临床价值。但单个研究的样本量较小,测量指标又不尽相同,不易评价针刺复合颈丛麻醉和单纯颈丛麻醉运用于甲状腺手术的有效性和安全性,因此有必要做一个 Meta 分析,进行综合分析。

为了评价针刺复合颈丛麻醉和单纯颈丛麻醉运用于甲状腺手术的有效性和安全性,我们通过采用 Cochrane 系统评价的方法对针刺复合颈丛麻醉的随机对照试验进行系统评价。计算机检索中国期刊全文数据库(CNKI)、VIP、中国生物医学文献数据库(CBM)、万方数据库、PubMed 及 Ebsco Medline,年限为 2014 年 5 月 31 日之前发表的文献。在排除重复、无关及非随机对照试验后,筛选出符合纳入标准的针刺复合颈丛麻醉的随机对照试验。应用 PEDro 量表对符合入选标准的随机对照研究进行质量评价,并用专用软件 RevMan5.2 版进行统计分析。结果显示:共纳入 12 篇文献,共 754 例患者纳入本次研究。有效性分析同质性较好,合并效应量 OR=4.49,95%CI(2.82,7.14),合并效应量的检

验 $Z=6.33$，$P<0.000\,01$，差异有统计学意义，提示针刺复合颈丛麻醉优于对照组，可以认为针刺复合颈丛麻醉可以提高麻醉的效果。术中心率分析异质性较大[WMD$=-11.16$，95%CI$(-16.54,-5.78)$]，提示针刺复合颈丛麻醉术中心率均低于对照组。不良反应分析，同质性较好，合并效应量 OR$=0.20$，95%CI$(0.11,0.35)$，合并效应量的检验 $Z=5.56$，$P<0.000\,01$，差异有统计学意义，提示针刺复合颈丛麻醉不良反应少于对照组。

分析表明，针刺复合颈丛麻醉相对于单纯颈丛麻醉可以提高麻醉效果，降低术中心率，减少不良反应的发生。

（二）针药复合麻醉在甲状腺手术中的运用[185]

随着甲状腺结节和甲状腺肿瘤发患者数的不断增加，甲状腺手术成为临床最常见的外科手术之一。临床上行甲状腺手术的麻醉方式很多，目前最常用的有颈丛神经阻滞、针药复合麻醉、静吸复合麻醉等。全身麻醉的患者术中不能主动配合，增加了喉返神经损伤的可能。针刺麻醉可使患者处于较清醒状态，可配合手术者操作，无局部麻醉药的不良反应及一系列并发症。但始终解决不了镇痛不全、肌肉不松和难以消除内脏牵拉反应三大难题。到底针刺麻醉是否还有临床运用价值？现将近年来临床运用情况作一归纳。

通过检索国内相关文献，我们发现单纯针刺麻醉虽避免了药物麻醉的不良反应，但由于其镇痛不全，不能达到完全无痛，容易引起患者焦虑、配合不良及循环系统的不稳定等问题；针药复合麻醉是当前运用最多的针刺麻醉方法，既可以节省麻醉用药，减轻了药物反应，又有整体生理调节作用。针刺复合颈丛麻醉有不但明显加强麻醉的镇痛效果，且可减少麻药用量，进而显著控制单纯颈丛阻滞后血压升高，心率增快以及平均血压升高的情况。针刺辅助药物或辅助颈丛阻滞均取行一定疗效，并且复合运用的麻醉效果优于单纯使用药物或颈丛阻滞。

针药复合的麻醉方式既减轻了药物反应，又节省了经济费用，而且由于减少了麻醉药的使用，加上针刺本身的整体调节作用，具机体保护作用，在其他手术中也发挥着特殊作用，应当肯定它的临床运用价值。另外，针刺麻醉的应用还需注意个体差异，并与患者做好充分的术前沟通，以期扬长避短更好地发挥针刺麻醉的长处。

（三）不同频率电针对甲状腺手术针药复合麻醉的麻醉效果影响[186]

针药复合麻醉是在针刺麻醉基础上发展而来，根据传统经络理论，结合手术循经取穴,辨证运用针刺手法,持续电针穴位刺激结合阿片类镇痛药和镇静药的一种麻醉方法。针刺可改变中枢及自主神经系统对机体的调节和控制作用,既可收到良好的麻醉效果,又可规避单一麻醉方式的诸多弊端。但目前针药复合麻醉临床实践中普遍忽视了电针刺激参数对甲状腺手术镇痛效果的影响。在甲状腺手术中究竟该选择何种刺激频率目前尚无充足的临床证据。

为了比较甲状腺手术中不同频率针药复合麻醉的麻醉效果,我们将 94 例甲状腺切除手术的患者分为 A 组（32 例）、B 组（29 例）和 C 组（33 例）,分别使用 2 Hz、100 Hz、2/100 Hz 电针刺激双侧扶突、合谷、内关穴位进行针药复合麻醉,记录术中心率、血压、血氧饱和度（SpO_2）和芬太尼的用药量。结果显示：C 组芬太尼用量显著少于 A 组（$P < 0.05$）；与 A、B 两组比较,C 组患者在术中的心率和血压波动较小（$P < 0.05$）；不同组别间血氧饱和度的差异无统计学意义（$P > 0.05$）；手术过程中 3 组患者均无缺氧情况发生。

研究结果表明,与 2 Hz、100 Hz 比较,2/100 Hz 电针刺激双侧扶突、合谷、内关穴位进行针药复合麻醉时阿片类镇痛药追加量少,能发挥较好的镇痛、镇静作用,患者术中血氧饱和度、心率和血压最稳定,是甲状腺手术针刺复合麻醉的一种更可取的电针刺激频率。

（四）针刺麻醉下超声引导甲状腺囊肿射频消融术 1 例[187]

射频消融（radiofrequency ablation，RFA）作为局部微创治疗方法,对甲状腺囊肿有较好的治疗效果。国内外均在全身麻醉或局部微创治疗方法,对甲状腺囊肿有较好的治疗效果。国内外均在全身麻醉或局部麻醉下完成此手术,针刺麻醉应用于 RFA 术国内外尚无报道。笔者首次将针刺麻醉成功应用于 RFA 术,兹报告如下。

王某,女,45 岁。现病史：右颈部发现肿块近 2 年,2007 年 2 月体检 B 超示：甲状腺右叶囊肿,于甲状腺右叶探及一 1.8 cm×0.8 cm 的液性暗区。2008 年 10 月 31 日复查 B 超示：甲状腺右叶探及一 3.7 cm×2.3 cm×1.8 cm 包块。门诊诊断为甲状腺囊肿,并呈进行性增大。2008 年 12 月超声介入科就诊,诊断如前,建议门诊行超声引导甲状腺囊肿射频消融术。既往病史：曾于 2006 年全身麻醉下行腹腔镜胆囊切除术,术中出现麻醉药过敏性休克,利多卡因皮试阳性。遂请曙光医院针灸科会诊,拟行针刺麻醉术。针刺麻醉医师为患者进行严格的术前针刺麻醉评估,并向患者说明针刺麻醉的可行性与风险。评估结果显示：按中医体质分类属平和偏湿热体质,试针后显示患者对针刺反应敏感,针刺开始 30 min 后,耐痛阈明显增加。综合评估,患者适合施行针刺麻醉术。并签署知情同意书。术前 30 min,患者进入门诊手术室,采取常规甲状腺手术体位,针刺麻醉医师针刺双侧扶突穴,针柄连接电刺激仪,采用南京济生医疗科技有限公司提供的韩氏穴位神经刺激仪(HANS - 200),波型采用连续波,频率 100 Hz,电流强度以患者耐受为度。针刺麻醉诱导 30 min 后,针刺颈部皮部,痛觉消失。手术正式开始。穿刺针从患者天突穴正上 3 cm 处进针,超声引导下向右侧甲状腺病灶方向斜刺,患者生命体征平稳,无不适,手术医师将甲状腺积液引流至体外后,拔出穿刺针,射频刀沿原通路进入。停止电针刺激以防止干扰,超声引导下射频消融术开始。5 min 后,患者开始皱眉,心率增快,立即停止射频治疗,恢复电针刺激,频率不变,强度较前增加,仍以患者耐受为度,持续刺激 10 min 后停止,继续射频消融治疗。此过程重复 3 次,手术结束。电针继续原频率、强度刺激 10 min,患者诉无明显深部烧灼感,停用电针,拔除针灸针。患者手术全程清醒,可与术者正常交流,术中无烦躁,诉有轻微深部烧灼感,但可耐受,无疼痛及其他不适。术后患者静卧 15 min,与术者平静交谈。治疗全程 110 min,患者对针刺麻醉效果满意。

针刺麻醉用于部分甲状腺肿瘤切除术的良好效果早已肯定,但在单纯针刺麻醉无辅助用药的前提下行甲状腺囊肿射频消融术仍属首例。由于该患者曾有麻醉药过敏性休克史,只能采用单纯针刺麻醉。手术过程要克服穿刺皮肤引起的疼痛及射频消融治疗过程中的高温烧灼痛。可见针刺麻醉在临床上确有一定效果。扶突穴为手阳明大肠经的腧穴,位于颈外侧部,解剖结构在甲状软骨上缘之外后方,胸锁乳突肌中部,肌下有颈血管鞘、膈神经、迷走神经等通过,神经节段与病灶相近。以往研究表明电针 100 Hz 通过对支配手术区域神经干的干扰刺激使其处于不应状态,阻断疼痛信号的传导达到镇痛效果。本例根据实际操作要求,间断给予电针刺激,镇痛效果逐渐累加,这与前辈的研究结果一致,使患者在手术全程中处于清醒状态,生命体征基本平稳。此病例证明针刺不仅对单纯疼痛,而且对深部烧灼感亦有一定的镇痛作用,可在今后临床工作中予以进一步考察。

(五)针刺复合麻醉下行甲状腺癌手术 1 例[188]

临床上行甲状腺手术的麻醉方式很多,目前最常用的有颈丛神经阻滞、针药复合麻醉、静吸复合麻醉等。全身麻醉的患者术中不能主动配合,增加了喉返神经损伤的可能。颈部血管神经丰富,行颈丛阻滞易发生局部麻醉药毒性反应、全脊髓麻醉、高位硬膜外阻滞等严重并发症,且此麻醉方式会抑制颈动脉窦和迷走神经的活性,使交感神经兴奋,血压和心率升高。本院针刺麻醉团队在甲状腺手术中运用针刺复合麻醉技术较成功。笔者受到邀请前往外院,运用针刺复合麻醉技术,成功为 1 例甲状腺癌患者实施了切除术,现报告如下。

患者,女,58 岁,因体检发现双侧甲状腺结节 10 日入院。患者自诉有血压升高史 5 年,最高达 180/95 mmHg(1 mmHg=0.133 kPa),但未行系统治疗。美国麻醉师协会(ASA)分级为 Ⅱ 级。甲状腺超声显示:双侧甲状腺多枚结节;右甲状腺上极大者 TI - RADS4C 类。根据患者检查报告,医师高度怀疑是甲状腺癌。

1. 术前一日访视　术前一日,针灸医师与外科医师、麻醉科医生进行了详细的术前讨论,并在患者床旁访视,进行术前试针,观察患者对针刺及疼痛的反应,以预估第二日针刺麻醉的效果。该患者对穴位有酸胀感,但不排斥和抗拒。针灸医师向患者仔细说明针刺麻醉手术的特点,让患者有充分的心理准备。患者表示接受这一技术,并签署针刺麻醉知情同意书。

2. 手术麻醉过程　针刺麻醉取穴为合谷穴(双)、内关穴(双)、扶突穴(双)。选用针具为 0.35 mm×40 mm 规格的华佗牌一次性无菌针灸针,平刺,进针后行平补平泻手法,于合谷、内关穴连接电针,电针为长城牌 KWD - 808 电针仪,调连续波型,频率为 2 Hz;扶突穴沿胸锁乳突肌平刺后,在扶突穴后下方 1 寸处同方向平刺刺入一根辅助针,连接电针,调疏密波型,2/100 Hz,电流强度以患者可忍受的针感为度,并取 3M 贴膜固定针柄。维持电针刺激,术前诱导 30 min,诱导期间可根据患者的耐受程度适当调整电流强度,并询问患者有无不适感受。并密切观察患者心电监护的变化。针刺诱导 30 min 后,用针柄测试患者颈部皮肤感觉迟钝后,手术医生开始手术操作。术中瑞芬太尼辅助维持,以 0.01～0.03 μg/(kg·min)持续泵注(根据患者手术刺激强度调节)。切皮未行局部麻醉。术中冰冻切片证实为恶性,外科医生最终行了右甲状腺腺叶+峡部+左甲状腺大部分切除+右中央区淋巴结清扫手术,手术持续 4 h,术中总共辅助了瑞芬太尼 0.3 mg。针灸医师和麻醉医师术中密切观察患者的疼痛反应及循环系统变化。根据患者反应调节电针强度和频率。手术结束后停电针,并拔出诸针。

3. 结果　患者全程保持清醒状态,能随时与医生进行沟通,对答清楚。术后,患者由于未行插管,与医生对答如流,15 min 后返回病房。患者术前及术中血压、心率整体稳定。患者在手术过程中情绪稳定,安静合作,仅在切皮时有轻微不适感,因此心率稍有加快。患者由于无气管插管、全身麻醉,用药量小,麻醉费用不及常规费用的 1/10。无术后头晕、恶心、呕吐等并发症,大大加速术后恢复时间,缩短住院时间,住院总费用降低,患者和家属都很满意。

患者仅在切皮及手术刚开始时,出现心率、血压的暂时性小波动,整体非常平稳,说明术中无明显疼痛和不适。针药复合麻醉技术运用于甲状腺切除术历史悠久,疗效肯定。但本次不是单纯的甲状腺肿块切除术,是个高难度的甲状腺癌切除术,时间长,对针刺麻醉的要求高。本次整个麻醉药物的用量仅占常规甲状腺结节切除术的 1/3,能够在这么长的时间里平稳完成,说明此次针刺麻醉成功。

此次取穴为合谷、内关、扶突穴。扶突穴属手阳明大肠经,在颈外侧部,结喉旁,当胸锁乳突肌的前、后缘之间。由于位于甲状腺的近处,可直接通过电针刺激扶突穴可达到局部镇痛的目的。另外,扶突穴也靠近颈丛阻滞的区域,运用针刺麻醉技术,既可避免麻醉的副作用和风险,又能达到镇痛作用。合谷,出自《灵枢·本输》,别名虎口,属手阳明大肠经之原穴。阳明经多气多血,此穴是调理人体气机之大穴,通过调气,以达理血活血、通经止痛之效。内关穴是手厥阴心包经的络穴,也是八脉交会穴,可宁心安神、理气止痛。且实验研究证实,电针扶突、合谷、内关穴可缓解大鼠颈部急性切口痛。

针药复合麻醉最显著的优点就是:手术过程中,主刀医生和患者之间可以沟通并且彼此配合,可以大大减少术中喉返神经的损伤。另外,针药复合麻醉对患者的循环、呼吸、免疫系统刺激较小,术中患者交感系统刺激小,血压、呼吸、心率相对平稳,心血管意外的发生率低。对加速患者术后恢复也可以起到重大意义。针药复合麻醉在术后快速康复的运用前景,或许是今后临床进一步发展的趋势。

（六）甲状腺针刺麻醉手术 482 例总结[189]

甲状腺针刺麻醉手术虽被认为是效果最佳的一种,但影响这一针刺麻醉效果的因素还是很多的,因此不断分析这些影响的因素,以便排除不利的影响,发扬有利的条件,这是不断提高甲状腺针刺麻醉效果关键,本研究结合 482 例甲状腺针刺麻醉手术做出相关分析总结。

本研究选取甲状腺针刺麻醉手术 482 例,男性 103 例,女性 379 例,年龄最大 73 岁,最小 16 岁,病种有甲状腺腺瘤、甲状腺囊肿（包括腺瘤囊性变）和甲状腺功能亢进症。手术方式为甲状腺次全切除。电麻仪用北航 57 - 6 或 G6805,刺激频率:邻近穴 100 Hz,远端穴 5～10 Hz,均连续波,刺激强度以患者能接受的最大刺激强度。针刺麻醉效果采用三级评定法,即分Ⅰ（优）、Ⅱ（良）、Ⅲ（差）

三级。研究结果表明,从不同穴位对针刺麻醉效果的影响来看,扶突组,合谷、内关组和足三里、上巨虚组,三组的Ⅰ、Ⅱ级率都比较接近,无统计意义($P>0.05$),但从Ⅰ级和Ⅱ级的百分率分析中,扶突较好,合谷和内关次之,足三里和上巨虚较差。从不同年龄对针刺麻醉效果的影响来看,中年组(31~50岁)与青年组(30岁以下)以及青年组与老年组(51岁以上)的比较有统计学意义($P<0.01$)。然而,中年组与老年组的分析则无统计学意义。从不同病种对针刺麻醉效果的影响来看,甲状腺囊肿与甲状腺功能亢进症以及甲状腺腺瘤与甲状腺功能亢进症的比较均有统计学意义($P<0.01$)。然而囊肿与腺瘤的比较无统计意义。从不同辅助用药对针刺麻醉效果的影响来看,单用哌替啶和哌替啶加东莨菪碱的比较有统计学意义($P<0.01$)。从不同手术时间对针刺麻醉效果的影响来看,手术时间为3 h以上与手术时间为3 h以下二组的有统计学意义($P<0.01$)。

根据482例甲状腺手术针刺麻醉效果评估,可总结出穴位有相对特异性;针刺麻醉中存在个体差异,其中个体差异中,性别对针刺麻醉效果影响不大,但是年龄却有影响。从辅助用药来看,选用麻醉性镇痛药对提高针刺麻醉效果有辅助作用。从不同病种和不同手术时间对针刺麻醉效果影响来说,病种单纯,手术容易操作,手术时间短,针刺麻醉效果就好。总之,甲状腺针刺麻醉手术的效果虽然好,由于还存在镇痛不全,所以影响其效果的因素还比较多,如果进一步选择好的穴位,合理使用辅助用药,不断改进手术操作,加强对患者解释工作,都是提高针刺麻醉效果的方法。

第四节　肺　部　手　术

　　针刺麻醉在肺部手术中的除了镇痛作用,而且发挥了脏器保护功能,现报道如下。

(一) 针刺复合麻醉下重度肺动脉瓣狭窄切开成形术[190]

心脏手术是外科领域中重大而复杂的手术,手术并发症发生率及医疗费用较高,也使大部分偏远、贫困地区的心脏病患者无法得到及时的治疗。我们通过采用针刺复合麻醉的方式,成功为一位 29 岁女性先天性心脏病患者行重度肺动脉瓣狭窄切开成形术。

术前 15～20 min,取双侧内关、列缺和云门三组体穴,进针后先以手法捻转,有针感后接电针仪,刺激频率为 200 次/min 左右,脉冲频率为 3～4 Hz,诱导时间 20～30 min。切皮前 15 min 静脉注射芬太尼 0.1 mg,手术 2～3 h 后,酌情注射盐酸哌替啶,每千克体重 0.5 mg,适当追加芬太尼,保持自主呼吸。体外循环肝素化时,留针停止刺激,待鱼精蛋白中和后恢复刺激。停止体外循环前,麻醉师给予面罩辅助呼吸直至患者能恢复正常呼吸。停止体外循环后,密切注意血压,必要时应由静脉推注升压药物。关胸时往往有痛感,此时应加强针刺调节电针麻仪,适当增加频率和刺激强度。手术结束后停止针刺,拔除诸针。

患者术后即刻清醒,可自主活动和对话,返回监护室即可饮水,6 h 后恢复正常饮食。术后引流量 180 ml,术后 36 h 拔除引流管后下地活动。术后 72 h 停用补液,无包括呼吸系统在内的气静麻醉的术后并发症,1 星期后出院。

由于术中不使用气管插管,麻醉药物的使用量仅为常规全身麻醉使用量的 1/10,监护室滞留时间、抗生素使用时间较短,术后引流量、输血量及肺部并发症发生率减少,术后初次下床活动时间提前,因而与之相关的医疗费用有明显的降低。

针刺复合麻醉心脏手术死亡率与常规手术的心脏手术差异不大,但术后并发症的发生率有较明显的降低,康复较快。因而,针刺复合麻醉心脏手术可适用于部分有选择的心脏病患者,在确保手术安全的前提下,其适应证可在工作实践中不断探索和发展。

（二）不同频率电针在针药复合麻醉中对肺切除患者心功能的影响[191]

麻醉诱导气管插管期间是发生麻醉意外的高发时段,其中血流动力学的剧烈波动是重要原因之一。在临床工作中加深麻醉可以减弱气管插管反应,但也观察到心血管系统的抑制,对部分患者可能导致意外,特别是对危重患者,甚至有发生死亡的风险。为了减轻气管插管时心血管副作用,目前临床上多用芬太尼进行插管诱导,然而小剂量芬太尼仅能部分对抗气管插管的心血管不良反应,且易引起心动过缓和肌强直的不良反应,术后也易导致苏醒延迟和呼吸抑制。

为了研究肺切除术中针刺复合西药麻醉对心血管的影响,我们将 163 例择期行开胸肺切除术患者随机分为 A 组（常规药物麻醉）、B 组（经穴 2 Hz）、C 组（经穴 2/100 Hz）、D 组（经穴 100 Hz）、E 组（经皮穴位电刺激 2/100 Hz）,分别为

31 例、34 例、32 例、34 例和 32 例。采集术前 1 日、术中和术后 1 日的静脉血心功能的指标[谷草转氨酶（AST）、肌酸激酶、乳酸脱氢酶]进行分析。结果显示：各组 AST、肌酸激酶、乳酸脱氢酶在术前、术中、术后 3 个不同时间点的差异均有统计学意义（$P<0.01$）。B 组 AST 与 A 组、C 组及 D 组 3 个时间点的差值比较，差异均有统计学意义（$P<0.01$，$P<0.05$）。A 组乳酸脱氢酶与 B 组、D 组及 E 组 3 个时间点的差值比较，差异均有统计学意义（$P<0.05$）。B 组乳酸脱氢酶与 C 组、D 组 3 个时间点的差值比较，差异均有统计学意义（$P<0.01$）。E 组乳酸脱氢酶与 C 组、D 组 3 个时间点的差值比较，差异均有统计学意义（$P<0.01$）。结论在针刺麻醉 4 组中，C 组、D 组、E 组 AST 优于 B 组，但不如 A 组稳定。B 组、D 组、E 组乳酸脱氢酶优于 A 组。

本研究结果表明，AST 在针刺组和常规药物麻醉组间无统计学差别，但经穴 2/100 Hz 组、经穴 100 Hz 组、经皮穴位电刺激 2/100 Hz 组优于经穴 2 Hz 组，能够对 AST 达到一定的抑制，维持 AST 在围手术期相对稳定；乳酸脱氢酶在经穴 2 Hz 组、经穴 100 Hz 组、经皮穴位电刺激 2/100 Hz 组中能够得到较好的抑制，优于常规药物麻醉组，其中 2 Hz 组和经皮穴位电刺激 2/100 Hz 组作用抑制最好，但经穴 2/100 Hz 组却差于常规麻醉组，不能起到保护作用。

（三）针药复合麻醉中不同频率电针对肺切除患者免疫功能的影响[192]

针刺麻醉肺切除术是针刺麻醉研究成果的重要组成部分，是根据祖国传统经络理论，结合手术要求循经取穴，辨证运用针刺方法的一种麻醉方法，利用传统针刺镇痛部分替代药物麻醉进行外科手术，减少术中应激反应，最大限度地减少患者的痛苦，提高患者的生存质量。对于临床上一些疾病特别是肿瘤的治疗提高其免疫功能是十分重要的，且免疫细胞的减少很难用药物来提高。有研究发现针药复合麻醉不仅可以镇痛，而且具有免疫调节作用，有利于患者的术后恢复和免疫功能的改善，对肺癌的治疗起到积极作用，尤其是可以延缓恶性肿瘤的进展。

为了探讨针药复合麻醉中不同频率电针对肺切除患者的镇痛作用及其对免疫功能的影响，我们将 163 例择期行肺切除术患者随机分为 A 组（31 例）、B 组（34 例）、C 组（32 例）、D 组（34 例）和 E 组（32 例）。5 组均穴取后溪、支沟、内关、合谷，A 组采用假针刺，将无针体针灸针粘贴在穴位处，针柄连接电针；B 组采用频率 2 Hz 电针刺激；C 组采用频率 2/100 Hz 的电针刺激；D 组采用 100 Hz 的电针刺激；E 组采用经皮穴位电刺激，频率 2/100 Hz，均诱导 30 min 后行静脉诱导全身麻醉,术中维持电刺激至手术结束。观察术中麻醉药用量以及术前 1 日、术中和术后 1 日 T 淋巴细胞表面抗原(CD3$^+$、CD4$^+$、CD8$^+$、CD4$^+$/CD8$^+$)和自然杀伤细胞(NK 细胞)的变化。结果显示,丙泊酚用量 B 组和 D 组较少,芬太尼用量 B 组、D 组、E 组较少。各组 CD3$^+$、CD4$^+$ 随着时间的变化呈现先增高后降低的趋势(均 $P<0.01$),E 组和 C 组相比其他三组能较好抑制术后 CD3$^+$、CD4$^+$ 的降低(均 $P<0.05$);各组 CD8$^+$ 随着时间的变化改变不大(均 $P>0.05$),E 组和 D 组相比其他三组能较好抑制术后 CD8$^+$ 的降低(均 $P<0.05$)。各组 CD4$^+$/CD8$^+$ 随着时间的变化改变不大(均 $P>0.05$),E 组、C 组相比其他三组能较好抑制术后 CD4$^+$/CD8$^+$ 的降低(均 $P<0.05$)。各组 NK 细胞随着时间的变化呈现逐步增高的趋势(均 $P<0.01$),各组对 NK 细胞的调节功能相当(均 $P>0.05$)。

本研究结果表明,经穴 2 Hz、经穴 100 Hz 和经皮穴位电刺激 2 Hz/100 Hz 在镇痛方面效果最佳。经皮穴位电刺激 2 Hz/100 Hz 和经穴 2 Hz/100 Hz 在免疫功能的调节方面作用最佳。推荐采用经皮穴位电刺激 2 Hz/100 Hz,不仅能减少术中镇痛药用量,而且能明显改善肺切除手术患者的免疫抑制状态。

(四)针药复合麻醉中不同方法对肺切除患者 NK 细胞活性的影响[193]

针刺麻醉肺切除术是根据祖国传统经络理论,结合手术要求循经取穴,利用传统针刺镇痛部分替代药物麻醉进行外科手术,减少术中应激反应,最大限度地减少患者的痛苦,提高患者的生存质量。NK 细胞占淋巴细胞的 5%～15%,其能够直接杀伤靶细胞,发挥天然肿瘤免疫监视功能,在临床上肿瘤的治疗提高免疫功能是十分重要的,而这种免疫细胞的减少很难用药物来提高。研究发现针药复合麻醉不仅可以镇痛,而且具有免疫调节作用,能升高肺癌手术患者 NK 细胞活性,有利于患者的术后恢复和免疫功能的改善,对肺癌的治疗起到积极作用,尤其是可以延缓恶性肿瘤的进展。

为了研究针药复合麻醉中针刺对 NK 细胞活性的影响,我们将 90 例择期行肺切除术患者分为 A(常规药物麻醉)、B(经穴 100 Hz)、C(经皮穴位电刺激 2/100 Hz)组,每组 30 例。术中监测心率、血压。采集术前 1 日、术中和术后 1 日的静脉血免疫指标(NK 细胞)做比较。结果显示,术前三组患者间 NK 活性均无统计学差异($P>0.05$),具有可比性。术中 B 组 NK 活性较 A 组高($P<0.05$),A 与 C、B 与 C 间 NK 细胞活性差异不明显($P>0.05$),无统计学意义。术后三组间 NK 活性均无统计学差异($P>0.05$)。

本研究结果表明,针药复合麻醉可以提高机体 NK 细胞的活性;100 Hz 经穴组可在术中提高 NK 细胞活性和患者免疫功能,优于 2/100 Hz 经皮穴位电刺激和常规麻醉组。但术中 100 Hz 经穴组不能维持提高 NK 细胞活性,其作用可能在术后 1 日时已经消失。

(五)针药复合麻醉中不同频率电针对肺切除患者应激反应的保护作用[194]

肺切除术针药复合麻醉是我国医务人员和科学工作者所成功创造的、运用现代科学知识和方法整理和研究中医学所取得的具有原创性的成果,也是根据祖国传统经络理论,结合按手术要求循经取穴、辨证运用针刺手法的一种麻醉方法。利用传统针刺镇痛部分替代药物麻醉进行外科手术,减少术中应激反应,对相应脏腑起到保护作用,最大限度地减少患者的痛苦,使患者安全、平稳渡过手术期。

为了探究针刺复合麻醉对手术应激状态下心血管及免疫功能是否具有保护作用,不同频率电针对脏腑保护作用有何差别,以及针刺复合麻醉中不同频率电针对脏腑保护的可能机制,我们将 80 例需择期行肺切除术的患者随机分为 4 组,分别为全身麻醉加假电针组(A 组),全身麻醉加 2 Hz 电针组(B 组),全身麻醉加 100 Hz 电针组(C 组)和全身麻醉加 2/100 Hz 电针组(D 组),每组 20 例。观察术中芬太尼及丙泊酚追加量;麻醉诱导前(T_0)、插管(T_1)、切皮(T_2)、切肌(T_3)、开胸(T_4)、取肺(T_5)、关胸(T_6)、缝肌(T_7)、缝皮(T_8)、拔管(T_9)等时刻的平均动脉压(MAP)和心率(HR)的变化情况;术前术后 $CD4^+/CD8^+$ 的变化情况以及术前术后肾上腺素(E)、皮质醇(Cor)的差异。结果显示,术中芬太尼追加量 B、C 组较 A、D 组少,差异有统计学意义($P<0.05$,$P<0.01$),提示 2 Hz 及 100 Hz 组镇痛效果优于 2/100 Hz 组。四组丙泊酚追加量组间比较,差异无统计学意义($P>0.05$),提示各针刺复合麻醉组镇静作用不明显。T_0 组间 MAP 差异无统计学意义(均 $P>0.05$),具有可比性。T_1 时各组 MAP 较 T_0 均明显升高(均 $P<0.01$),B、C、D 组升高幅度较 A 组小,差异有统计学意义(均 $P<0.01$)。T_2、T_3、T_4、T_5、T_6、T_7、T_8、T_9 时各组 MAP 均较平稳,经重复测量数据方差分析,差异无统计学意义(均 $P>0.05$)。T_0 时刻组间 HR 比较差异无统计学意义(均 $P>0.05$),具有可比性。T_1 时刻 A 组 HR 较 T_0 时刻升高($P<0.05$),B、C、D 组变化不明显(均 $P>0.05$);变化幅度与 A 组比较,B、D 组升高幅度较小,差异有统计学意义(均 $P<0.05$),T_2、T_3、T_4、T_5、T_6、T_7、T_8、T_9 时刻各组 HR 均较平稳。术前各组患者 $CD4^+/CD8^+$ 比较差异均无统计学意义(均

$P>0.05$），具有可比性。术后 A 组 $CD4^+/CD8^+$ 较术前降低（$P<0.05$），B、C、D 组变化不大（均 $P>0.05$），但组间比较前后差值差异无统计学意义（均 $P>0.05$）。术前各组患者 E 及 Cor 含量差异均无统计学意义（均 $P>0.05$），具有可比性。手术结束时四组患者血浆 E 及 Cor 含量均明显升高（均 $P<0.01$），说明四组患者在手术时均产生了应激反应。组间血浆 E 含量前后差值比较，D 组与 A 组差异有统计学意义（$P<0.05$），提示 D 组可以降低手术应激时 E 的升高水平；组间 Cor 前后差值比较，B、D 组与 A 组比较差异有统计学意义（均 $P<0.01$），且 C、D 组与 B 组比较差异有统计学意义（均 $P<0.01$），提示 B、D 组可以降低手术应激时 Cor 升高水平，且以 B 组效果更好。

本研究结果表明，全身麻醉时复合电针 2 Hz、100 Hz 及 2/100 Hz 均可使患者全身麻醉诱导下插管时的血压、心率更稳定；针刺复合麻醉可以减轻患者术后免疫功能的抑制；2 Hz 组及 2/100 Hz 组可以减轻应激反应，且不同频率电针对神经内分泌的作用效应不同，其具体机制可能是不同频率电针的中枢效应不同。

（六）针药复合麻醉在肺切除术中抗应激作用的临床研究[195]

针药复合麻醉既可以减少药物的毒副作用，又可以弥补针刺效应的不足。针药复合麻醉可根据情况选择不同的复合麻醉方法。国内有文献报道，针药复合麻醉运用于肺部手术对机体有良性的调节作用。国外也有报道，电针配合麻醉药物在开胸手术中可以起到保护心脏的作用。在麻醉诱导期间，特别是气管插管及拔管的机械性刺激，包括手术中的操作刺激，都会导致患者的应激反应，各项血流动力学指标都会有异常波动。尽管药物防治插管反应的方法很多，但其副作用却不可避免。针刺可以使较快的心率减慢，使较慢的心率加快，是一种双向、良性的调整作用。

为了探究针药复合麻醉在肺切除术中的抗应激作用，我们将 48 例行肺切除手术的患者随机分为常规麻醉组、针药复合麻醉 2 Hz 组、针药复合麻醉 2/100 Hz 组、针药复合麻醉 100 Hz 组，每组 12 例。针药复合麻醉组选取双侧后溪、支沟、内关、合谷电针诱导 30 min。针刺麻醉诱导后全身麻醉诱导。观察各组术中麻醉追加药量、血浆皮质醇及肾上腺素变化，术后拔管前 5 min 及拔管时的心率、收缩压。结果显示：针药复合麻醉 2 Hz 组、针药复合麻醉 2/100 Hz 组、针药复合麻醉 100 Hz 组丙泊酚追加用量均少于常规麻醉组（$P<0.01$）；针药复合麻醉 2 Hz 组、针药复合麻醉 100 Hz 组的芬太尼追加用量少于常规麻醉组

（$P<0.05$）；针药复合麻醉 2/100 Hz 组、针药复合麻醉 100 Hz 组拔管时的心率较常规麻醉组慢（$P<0.01$）；针药复合麻醉 2/100 Hz 组、针药复合麻醉 100 Hz 组拔管时的收缩压低于常规麻醉组（$P<0.05$，$P<0.01$）；各组间血浆皮质醇和肾上腺素含量比较，差异均无统计学意义（$P>0.05$）。

本研究结果表明，针药复合麻醉可以节省麻醉用药，减轻药物反应，为患者节省费用。而且由于减少了麻醉药的使用，加上针刺本身有脏腑保护作用，患者术中循环、呼吸稳定，生理干扰小，一定程度上控制了术中应激反应。针药复合麻醉 2/100 Hz 组、针药复合麻醉 100 Hz 组患者拔管时的血流动力学稳定，可提高手术安全性，有一定临床运用价值。

（七）不同脉冲电流频率的针药复合麻醉对肺切除患者转氨酶的影响[196]

围手术期患者使用的绝大部分药物都要在肝脏进行生物转化。研究表明，针刺麻醉协同下的传统全身麻醉，其麻醉药物的使用剂量减小，需要肝脏进行转化的目标相对减少，从而减轻了肝脏的药物代谢负担，使肝脏出现应激反应的概率相对较小，对肝功能起到了保护作用，是较优的麻醉方法。

为了评价不同脉冲电流频率的针药复合麻醉对肺切除患者肝功能的影响，我们选取开胸肺切除术患者 75 例，行分层分段随机、单盲、阳性对照、多中心的临床试验。分为 3 组，Ⅰ组 25 例，施以常规全身麻醉；Ⅱ组 25 例，施以全身麻醉加 2 Hz 脉冲电流频率电针，Ⅲ组 25 例，施以全身麻醉加 2/100 Hz 脉冲电流频率电针，Ⅱ、Ⅲ组均在术前 30 min 开始诱导，一直持续到手术结束。术前、术中、术后分别采集各组患者血样进行检测，获取影响肝功能的相关数据以备评价所用。结果显示：3 组中，Ⅱ组的谷丙转氨酶（ALT）和谷草转氨酶（AST）数据变化趋势最小，最稳定。

本研究结果提示：在 2 种电针脉冲频率的针药复合麻醉中，Ⅱ组（2 Hz 组）的氨基转移酶指标数值变化趋势稳定，最小值与最大值之间的波动相对较小。那是因为下丘脑弓状核是介导低频电针镇痛的关键部位，2 Hz 电针主要引起下丘脑的 Fos 蛋白表达，从而起到镇痛的作用。但又有研究显示，低频（2 Hz）与高频（15 Hz 或 100 Hz）电针各 3 s 互相交替的疏密波能促进三种阿片肽同时释放，镇痛效果更为显著，在动物实验和临床上取得良好效果。这两种研究结果并不一致，这可能与实验对象、研究方法和术中应用的麻醉药物等有关。针药复合麻醉效果显著，使氨基转移酶变化水平保持平稳，起到了对肝功能的保护作用，可减轻和避免全身麻醉手术带来的潜在危险性。

（八）不同脉冲电流频率针药复合麻醉对肺切除患者肝功能保护的影响[197]

针刺麻醉是根据针刺能够镇痛和调节人体生理功能的原理，在患者的一些穴位上扎针，从而使患者在清醒的状态下接受手术的一种麻醉方法。运用中医的经络理论，对于不同疾病相关手术的需要，在针刺麻醉适应证的范围内辨证取穴，从而达到麻醉的效果。目前研究发现，结合脉冲电流给予持续刺激的针刺能够在部分替代药物麻醉，或减少麻醉药物用量的情况下，正常进行开胸的肺切除术。但是，不同脉冲电流频率的针药复合麻醉对于肺切除患者肝功能的影响尚没有比较明确和针对性的研究。因此，为评价针刺麻醉对肺切除患者氨基转移酶的影响效果，我们以正常的全身麻醉为对照，通过观察肝功能相关指标数值的变化，对不同脉冲电流频率的针药复合麻醉对肺切除患者肝功能保护的效果进行评价。

我们选取上海市肺科医院、曙光医院共同收治的开胸肺切除术患者75例，分为三组（两个实验组和一个对照组），行分层分段随机、单盲、阳性对照、多中心的临床试验。术前、术中、术后分别采集患者血样进行检测，获取影响肝功能的相关数据，以备评价所用。结果显示：ALT在各组组内以及各组组间的数值变化均有差异，特别是Ⅱ组（2 Hz组）术后各个ALT指标数值全部在正常范围之内，数值异常率（异常数值出现的次数）明显低于其他两组；并且术中到术后数值的波动值（术后与术中数值差的绝对值）更加集中，变化幅度相对最小。三组中，针药复合麻醉2 Hz组的ALT和AST的数据变化趋势最小，最稳定。

本研究结果提示：针刺麻醉协同下的传统全身麻醉，可以减小麻醉药物的使用剂量，使肝脏需要额外进行转化的目标相对减少，有效减轻肝脏的药物代谢负担，使肝脏出现应激损害发生的概率减小，对肝功能起到了保护作用，其中以2 Hz电针频率的效果最优，临床研究效果最佳。

（九）针药复合麻醉中不同频率电针对肺切除患者应激反应的保护作用[198]

针药复合麻醉全肺切除术是我国医务工作者和科学家运用现代科学知识和方法，对中医进行系统化研究而成功创造的独创性成果，是以中医传统经络理论为基础，结合手术所需的相应经络取穴和辨证施针法的麻醉方法。传统的针刺镇痛在外科手术中部分取代了药物麻醉，减少手术中的应激反应，对相应脏腑起到保护作用，大大减轻患者的痛苦，使患者安全平稳地度过手术期。

为了观察针药复合麻醉对肺切除患者应激反应的保护作用及其可能的机制，将80例择期行开胸肺切除术患者分为A、B、C、D四组，每组20例。各组均行全身麻醉,并予单肺机械通气,全身麻醉前 30 min 开始针刺,穴取后溪、支沟、内关、合谷,接 HANS - 200 韩氏穴位神经刺激仪,A 组将无针体针灸针粘贴在穴位处,不开启电针;B 组予连续波型,频率 2 Hz;C 组予连续波型,频率 100 Hz;D 组予疏密波型,频率 2/100 Hz。监测术中麻醉药物追加量、心率(HR)、平均动脉压(MAP),术前、术后 1 日检测静脉血免疫指标($CD4^+$/$CD8^+$),入室后及出室前测定患者血浆肾上腺素(E)及皮质醇(Cor)含量。结果:① 术中芬太尼追加量,B、C 组较 A、D 组少($P<0.05$,$P<0.01$)。② 各组插管(T_1)时刻 MAP 较麻醉诱导前(T_0)均明显升高(均 $P<0.01$),B、C、D 组升高幅度较 A 组小(均 $P<0.01$);A 组 T_1 时刻 HR 较 T_0 时刻升高($P<0.05$),其他组变化不明显(均 $P>0.05$),B、D 组变化幅度较 A 组明显减少(均 $P<0.05$),其他时刻各组 MAP、HR 均较平稳。③ 术后 A 组 $CD4^+$/$CD8^+$ 较术前降低($P<0.05$),其他组变化不大(均 $P>0.05$)。④ 术后各组患者血浆 E 及 Cor 含量均明显升高(均 $P<0.01$),D 组、E 含量较 A 组增长较少($P<0.05$);B、D 组较 A 组,B 组较 C、D 组 Cor 含量增长较少(均 $P<0.01$)。结论:针刺复合麻醉可以在少用麻醉药或用量相同情况下减轻机体应激反应而保护脏器功能,并且减轻气管插管时 MAP、HR 的波动,维持术后患者 $CD4^+$/$CD8^+$ 的稳定,其中 2 Hz 电针组与 2/100 Hz 电针组效果较好。

由本方案可知,针药复合麻醉可在麻醉量较少或相同的情况下,减轻应激反应从而保护脏器功能,减轻气管插管时 MAP 和 HR 的波动,稳定患者肺切除术后 $CD4^+$/$CD8^+$。其中 2 Hz 和 2/100 Hz 的 EA 效果较好。

（十）针刺复合麻醉下肺动脉瓣切开成形术[199]

患者,女,29 岁。有 20 多年的先天性心脏病病史,于 2006 年 4 月因脑脓肿手术入院。住院期间,经心脏彩超检查肺动脉瓣的跨瓣压差高达 134 mmHg,考虑肺动脉瓣狭窄。患者于 2006 年 8 月 8 日入住曙光医院心胸外科治疗,诊断为先天性肺动脉瓣狭窄,入院后进行了相关常规检查。

根据患者病情考虑针刺复合麻醉下行手术,患者同意在针刺复合麻醉下接受肺动脉瓣切开和瓣膜成形术。心胸外科、针灸科和麻醉科的医生根据患者的情况,共同制定了针刺复合麻醉下的手术方案。2006 年 8 月 15 日上午进行手术,患者采取仰卧姿势,针灸医生进行常规消毒,取双侧内关、列缺、云门三组体穴,将 0.5 mm×40 mm 的毫针按照穴位处方依次下针。操作频率为每分钟 120～200 次,旋转范围 90°～360°,提插范围 5～10 mm,直至患者有针感。得气后,使用 G6805 - 2 型多功能电针仪,将同侧列缺穴和内关穴分别与电针一对导联和双侧云门穴相连,电针一共有三组穴位,频率设定为 20 Hz。在诱导期,电刺激达到患者能感觉到的强度。在 15 min 的刺激后,电流逐渐增加到患者可以忍受的程度。诱导 30 min 后,使用枸橼酸芬太尼 0.05 mg 进行药物麻醉。切口皮肤使用 20 ml 1∶20 万盐酸利多卡因和盐酸肾上腺素溶液(含利多卡因200 mg)皮下局部浸润麻醉。当皮肤被切开时,患者有轻微的躁动,这时增加针刺刺激的强度,同时建立常规体外循环。术中持续电针刺激。锯开肋骨并用胸骨撑开器固定时,加入芬太尼 0.05 mg 至手指轻微颤抖的程度,其余时间仍持续电针刺激。心包切开后行肺动脉瓣切开及瓣膜成形术。瓣膜切开成形术完成后用钢丝固定肋骨时,患者再次变得烦躁不安并呼叫,然后调整电针刺激的强度,使患者的手指轻微颤抖,并给予氧气吸入至恢复正常呼吸。在此期间,外科医生进行了快速固定和单层缝合,患者术中呼吸循环平稳,意识清醒,无气管插管及输血。手术结束时,停止针灸,拔除毫针。患者完全清醒,返回监护室即可饮水,密切观察她的术后反应。术后随访显示,患者生命体征稳定,无异常反应。

　　针刺麻醉是运用经络理论,根据手术需要选择经络穴位,在辨证论治的基础上应用针灸技术而发展起来的一种麻醉方法。用传统针灸代替药物麻醉进行手术,具有患者意识全、术中生理干扰小、术后恢复快等特点。针灸麻醉在部分外科手术(心脏手术、肺切除、前颅窝手术、甲状腺手术、颈椎前路手术和开胸手术)中已积累了丰富的经验,已成为临床常用的麻醉方法之一。

　　根据中医经络理论,人体穴位与其所属经络的行经部位有密切关系。在针刺复合麻醉下进行肺动脉瓣切开和瓣膜成形术,需要在胸前皮肤中线切开,并将肋骨切入纵隔。根据"经脉所过,主治所及"的原则,因此选取了三组穴位,即双侧内关、列缺、云门穴。内关是手厥阴心包经的穴位,也是八脉交会穴之一。经络循行入腹部,沿季肋至膈,主治心痛、胃痛、胸腹痛。《备急千金要方》记载:"凡心实则心中暴痛,虚则心烦,惕然不能动,失智,内关主之。"列缺穴是手太阴肺经的穴位,是经气开始和经气出入的地方。肺和心都在上焦,两者相互影响。列缺也是八脉交会穴之一,并与任脉经气相连。任脉是气血生成和转化的重要经脉之一,任脉可将气血运输至全身经脉。云门为手太阴肺经穴位,主治咳嗽、气短、胸痛。在手术过程中采用电针稳定刺激以达到镇痛效果。

　　但是仅仅进行针刺麻醉,内脏牵引会产生不舒服的反应。因此在手术关键部位辅以适量的镇静剂和镇痛药,应用少量麻醉剂,可提高麻醉效果。

第五节　心　脏　手　术

针刺麻醉在心脏手术中的除了镇痛作用,而且发挥了脏器保护功能,现报道如下。

(一) 针药复合麻醉下心脏瓣膜置换手术 80 例报道[200]

针刺麻醉下的心脏手术是 20 世纪 70 年代初开展起来的具有鲜明中国特色的医疗技术,得到了国内外专家学者的认可,甚至被编撰入国外的教科书中。但既往病例主要局限在简单先天性心脏病的治疗,而此类手术目前已被导管介入治疗所取代。手术中片面强调患者的"清醒状态",使针刺麻醉下的心脏手术逐渐衰落,20 世纪 90 年代中叶该手术方式几乎停止使用。直至 21 世纪初这项技术才得以重新开展,并通过对针刺麻醉下手术理念、针刺穴位的不断改进,使手术适应证不断扩大,手术数量显著增加,手术的安全性得到保证,相关国际性刊物对此进行过报道。为开拓针刺麻醉技术的适用领域,进一步减少心脏手术术后并发症的发生率,有效降低医疗费用,现将曙光医院自 2006 年 7 月起开始实施针药复合麻醉下的心脏瓣膜手术的观察结果报道如下。

为了探索针药复合麻醉在心脏瓣膜手术中的应用方法,我们将 160 例心脏瓣膜置换患者随机分为针刺麻醉组 80 例和全身麻醉组 80 例。针刺麻醉组患者采用双侧中府、尺泽和郄门电针持续刺激,摒弃气管插管,患者在自主呼吸状态下,仅使用少量的麻醉药物进行心脏瓣膜手术;全身麻醉组则按常规麻醉手术。比较两组间的手术成功率、麻醉药物使用量、手术时间、主动脉阻断时间、心脏自动复跳例数、术后出血量、引流量、肺部感染、声带损伤、初次下床活动时间、术后初次进食时间、监护室滞留时间、抗生素使用日数、术后住院日数、医疗总费用等项目的差别。结果显示:心脏瓣膜手术患者采用针药复合麻醉与常规全身麻醉相比,有同样满意的手术成功率,而在麻醉药的使用量、术后输血例数、初次下床活动时间、监护室滞留时间、术后住院日数、医疗总费用、肺部感染例数、术后初次进食时间、抗生素使用日数方面两组差异具有统计学意义($P<0.05$,$P<$

0.01），针刺麻醉组优于全麻组。

本研究结果提示：针药复合麻醉下的心脏瓣膜置换手术安全，效果满意。由于术中无气管插管，麻醉药物用量少，术后可早期进食、早期活动，故术后并发症明显减少，与之相关的医疗费用明显降低。我们认为，针刺复合麻醉下行心脏手术可适用于部分有选择的心脏病患者，在确保手术安全的前提下，可逐步推广应用。其适应证以及针刺对重要脏器的影响等研究工作，将在实践中不断探索和发展。

（二）针灸麻醉在当代中国开胸手术中的应用[201]

尽管 40 年前在中国引入的针刺麻醉使用率在近年来有所下降，但由于开胸手术的医疗费用不断上升，目前针刺麻醉重回大众视野。

本研究旨在确定针刺药物联合麻醉（CAMA）策略是否能降低体外循环下开胸手术患者术后早期并发症和医疗费用。在 2006 年 7 月—2010 年 10 月，我们对 100 例心内直视手术患者应用 CAMA，并对另外 100 例常规全身麻醉患者进行比较。所有 CAMA 患者术前均进行连续 3 日的腹式呼吸训练。手术前 $15 \sim 20$ min，将针扎入患者双侧中府、列缺、郄门穴。术中维持患者自主呼吸。不使用气管内插管，仅作备用。静脉注射麻醉药物芬太尼和咪达唑仑，但与全身麻醉相比剂量很低。两组患者均常规进行开胸手术。与全身麻醉患者相比，CAMA 患者麻醉药物使用少（$P < 0.001$），术后肺部感染少（$P < 0.05$），重症监护时间短（$P < 0.05$），医疗费用低（$P < 0.05$）。

该研究提示，在体外循环下进行开胸手术的患者，针灸药物麻醉联合策略可以降低术后并发症和减少医疗费用。

（三）电针减轻胸外科手术患者术后疼痛和减少镇痛药物用量：一项随机研究[202]

本研究的目的是评估电针（EA）对胸外科患者术后疼痛管理的影响。我们进行了一项随机研究。将 92 例胸外科患者随机分为 EA 组和假手术组。两组患者术后均采用常规剂量的一半静脉镇痛。在 EA 组中，EA 治疗在术后连续进行了 3 日，每次 30 min 的 6 次电针治疗。与假手术组相比，EA 组患者在 2、24、48 和 72 h 的视觉模拟评分（VAS）较低，术后镇痛药消耗较少。EA 组阿片类药物相关不良反应恶心的发生率较低。EA 组第一次排气和排便的时间也较短。此外，经放射免疫法测定，EA 组胸外科术后 72 h 血浆 β - endorphin（β - EP）水平较高，酶联免疫吸附法测定血浆 5 - HT 水平较低。因此，电针适合作为胸外科术后疼痛管理的辅助治疗。

第六节　乳　腺　手　术

针刺麻醉在乳腺手术中的应用。

（一）基于术后快速康复理念针刺麻醉在乳腺癌患者围手术期的运用[203]

乳腺癌是现在中国女性最受困扰的癌症,近年发病率成呈明显上升趋势,其发病率位于女性癌症的首位,严重影响中国女性的健康和生命质量。术后快速康复(enhanced recovery after surgery, ERAS)是一种运用在围手术期的新型理念,其理念的核心思想是降低患者术中应激反应、术后的并发症发生率,缩短住院周期和减轻患者的经济负担,促进患者的术后快速康复。机体快速康复,不仅可以提高患者术后满意度和生活质量,也可以为进一步化疗做准备。可最大化利用医疗资源,有效地减轻了患者、医院和社会的负担,有非常好的应用前景。

目前,ERAS应用于胃肠道手术的安全性、有效性已得到大量证实,但用于乳腺癌手术的报道较少,其临床报道虽然不多,但已有资料证实ERAS可以在围手术期处理过程中发挥积极的作用。我们从乳腺癌手术术前、术中、术后3个部分总结,明确针刺麻醉在整个围手术期处理过程中都可发挥积极的作用。术前焦虑是手术患者围手术期最常见的心理状态。这种情绪围绕可能发生在确定手术日起直至手术开始前,这种负性的心理状态对手术的顺利进行,麻醉的诱导和维持、术后疼痛及康复等均有一定的影响。经皮穴位电刺激(transcutaneous electrical acupoint stimulation, TEAS)作为针药复合麻醉的主要手段之一,与针刺一样,均能加强患者术中管理,减少药物副作用,减少术后疼痛及并发症,加快患者的术后恢复。术后24 h内发生的恶心、呕吐,发生率平均可达到25%,部分有高危因素的患者(比如高龄、兼杂症多、消化系统问题等)发生率可达80%。术后针刺干预可提高乳腺癌患者术后生活质量、减少术后用药和术后恶心呕吐的发生率,同时可提高患者对手术的满意度,促进手术患者快速康复。

针药复合麻醉对机体各脏腑均有保护作用,并且在术中有镇静、镇痛作用。针药复合麻醉的内涵延伸了,已经不局限于术中的干预,包含了整个围手术期干预,可以明显降低患者术前焦虑水平,使手术顺利进行,减少手术应激,维持术中心脑循环稳定,并减少术后的并发症,使患者快速康复,提高患者术后满意度和生活质量。乳腺癌患者多数是手术后配合化疗,促进机体快速康复,是为接下来尽早实行化疗等全身治疗做准备。这与 ERAS 的理念一致,在临床上有一定可行性。

(二)术前针灸降低手术风险的案例研究[204]

许多患者都有术前焦虑症。焦虑常导致患者心率和血压异常,从而增加手术风险。此外,严重的焦虑可能会中断手术并导致严重的并发症。因此,有效降低术前焦虑对提高手术成功率具有重要意义。目前,心理咨询和药物干预仍是最常用的缓解焦虑的方法。然而,心理咨询存在诸多局限性,药物干预可能诱发各种副作用。因此,更有效、更安全的术前治疗,如针灸,为未来的治疗提供了一个有前景的方法。到目前为止,人们对针灸作为术前治疗的理解还很有限,而且只有少数临床研究报道了使用针灸来减轻术前焦虑。本研究评估了针灸作为治疗术前焦虑的附加疗法的重要作用。

2018 年,患者,女,72 岁,因 1 星期前发现双侧乳房肿块在曙光医院就诊。患者乳房持续不适,乳头溢液。经乳房钼靶检查,发现双侧乳房乳腺成像报告及数据系统(BI-RADS)4 级肿块,诊断为双侧乳腺癌。医生建议尽快进行手术。

在手术前,患者被带到术前等候区,并在此等待 15~30 min。在此期间,她经历了严重的焦虑,可能是由于不熟悉的环境带来的不安全感和即将手术的不安,她不停地咨询医务人员手术时间,她的脉搏高达 95 次/min,血压达到 190/98 mmHg。然而,在手术室前麻醉师检查患者的脉搏和血压分别是 75 次/min,138/85 mmHg。患者既往有高血压病史,但通过药物治疗,血压控制良好。因此,这些异常可能是由术前焦虑引起的,而升高的血压对即将进行的手术(包括麻醉和手术)构成了威胁。考虑到手术的潜在风险,手术应该被推迟。但是由于患者病情严重性,越早接受手术,预后越好。随后麻醉师紧急咨询了针灸师,针灸师认为针灸可以缓解她的术前焦虑。

首先,针灸师向患者详细解释针灸的过程和可能的效果。在获得知情同意书后,针灸师对患者进行个性化针灸治疗。使用的针为 0.25 mm×40 mm 不锈钢一次性针灸针。本研究使用的穴位选穴为印堂、百会、合谷、内关、太冲。采用 G6805 式电针仪具连接双侧合谷、内关、太冲三个穴位,采用调制连续波型,频率为 2 Hz,电流强度在允许范围内。

在上述穴位中,合谷和太冲,也就是所谓的"开四关"。这种配穴首见于《标幽赋》,其中合谷是与手阳明大肠经的原穴,太冲穴是足厥阴肝经原穴。这两个穴位的结合,在养肝血、调肝息风、安神等方面具有重要作用。头是诸阳之会,百会是全身阳气聚集之处。百会具有疏通气功、提神醒脑的功效。内关是手厥阴心包经的络穴,也是八脉交会穴之一,内关通于阴维脉,有助于平心静气。

经治疗 30 min 后,患者心率下降至 82 次/min,血压下降至 158/80 mmHg,焦虑明显缓解。在麻醉师检查后,患者被告知可以恢复计划中的手术。在整个过程中,密切监测患者的病情,在不同时间点检测脉搏、血压。患者术中病情稳定,术中冰冻组织检查显示肿瘤为恶性,手术很及时。

乳腺癌是我国女性最常见的癌症类型之一,近年发病率显著上升。乳腺癌患者术前常出现焦虑,是由对术后生活质量的担忧、疼痛、手术风险、经济负担等诸多因素引起的常见心理问题。焦虑会影响麻醉效果、术后镇痛效果和康复效果。为实现更有效的术前准备,我们为患者准备了术前等候区。但是,环境和心理因素仍然导致患者进入手术室后的压力,从而使焦虑变得更加严重。

术前针灸干预对缓解焦虑有重要作用。目前常用的穴位有百会、内关、神门。前期研究表明,针刺或穴位按压迎堂穴均可缓解术前焦虑。此外,有报道称,针药联合麻醉下,观察者的警觉性/镇静量表(Alertness/Sedation Scale)评分较对照组降低,而 Ramsay 镇静评分较高,提示针刺在镇静镇痛中具有重要作用。

在本研究中,癌症手术是紧急的,时机是关键的。大多数患者需要接受术后检查,并进一步接受适当的全身治疗,如化疗。如果推迟手术,将显著影响手术的整体满意度、治疗效果和生存率。癌症治疗是一场与时间的赛跑,在患者为尽早进行全身治疗做好准备之前,让他们尽快康复是至关重要的。虽然针灸医师不具备心理咨询的资格,但在本研究中针灸师对针灸过程和可能对患者产生的影响进行了解释。

根据中医经络、气血的理论,调气是针灸治疗的一种作用,针灸可以影响大脑的活动。此外,针灸可以影响患者的心理活动,这也是基于中医的治疗理论。加速外科康复(ERAS)的概念最初是由哥本哈根大学的 Henrik Kehlet 教授在 1997 年提出的。他的目标是通过各种优化的治疗方法来减少创伤压力,实现手术后的快速康复。循证医学的研究提示,ERAS 更安全有效,可缩短住院时间,预防复发,降低术后并发症发生率和死亡率。

此外,针刺还能维持术中体循环的稳定,预防术后并发症,加速患者康复,进一步提高患者术后满意度和生活质量。这与 ERAS 的概念是一致的,并且在未来的临床应用是可行的。

目前,有必要提出一种以中西医结合为特点的新型围手术期快速康复方法。曙光医院针刺麻醉研究所正在进行一项在手术中使用针灸的临床研究。针灸在术前、术中、术后进行了各种干预,并逐步形成了独具特色的中医术后快速康复技术,这在国内是首创。在未来的研究中,现有的团队将比较针灸和心理咨询对患者的影响。

(三) 针灸治疗能减轻术前焦虑吗? 系统回顾和荟萃分析[205]

背景:针灸治疗已显示出有效缓解术前焦虑的前景。然而,目前的随机对照试验的结论并不一致,需要进行进一步综合分析。

目的:本研究系统评价针灸治疗术前焦虑的有效性和安全性,及其证据质量。

检索策略:采用"acupuncture therapy""preoperative" and "anxiety"等关键词,检索中国知网数据库、万方数据期刊数据库、中国生物医学文献数据库、重庆维普数据库、Embase 数据库、PubMed 数据库和 Cochrane 图书馆数据库自建库至 2020 年 2 月 19 日。手动搜索会议摘要和其他参考列表。

纳入标准:纳入接受针灸治疗的焦虑患者与接受假针灸治疗的对照组进行比较的随机对照试验(RCT)。

数据提取与分析:阅读文献,使用 NoteExpress 3.2.0 软件管理文献。由两名研究人员独立筛选和提取数据,并评估纳入研究的偏倚风险。采用 RevMan 5.3 软件进行数据汇总,采用 GRADE 评价研究结果质量。

结果:共纳入 12 项研究,共 916 例患者。荟萃分析显示,与对照组相比,接受针灸治疗的 STAI - S 评分明显降低($MD = -9.07$, 95% CI [-13.19, -4.96], $P < 0.000\ 1$);VAS 评分降低($MD = -1.37$, 95% CI [-2.29, -0.45], $P = 0.003$)。而 HAMA 评分,两组间无差异($MD = -3.98$, 95% CI [-12.89, 4.92], $P = 0.38$)。GRADE 结果显示,STAI - S 为中等质量,VAS 为低质量,HAMA 为极低质量。

结论:针灸治疗可能能够减轻术前患者的焦虑,但由于样本量小,证据质量不高,其结果有待进一步验证。

第七节　腹腔镜手术

针刺麻醉在腹腔镜手术中的应用。

（一）针药复合麻醉施行腹腔镜胆囊切除术 13 例[206]

腹腔镜胆囊切除术是治疗胆囊良性疾病的首选方法,目前腹腔镜胆囊切除术的麻醉主要应用静吸复合全身麻醉,静脉丙泊酚也广泛应用,小范围内开展硬膜外麻醉及针药复合麻醉的研究。我们开展针刺复合丙泊酚静脉麻醉下腹腔镜胆囊切除手术 13 例,现报道如下。

针刺诱导前 30 min 肌内注射阿托品 0.5 mg。取双侧日月、阳陵泉、气冲三穴,针刺得气后针柄连接电针仪。持续诱导 30 min 后,静脉推注咪达唑仑 0.05 mg/kg、丙泊酚 2 mg/kg、芬太尼 2 μg/kg,麻醉起效后造成 CO_2 气腹,开始手术。术中麻醉维持用持续电针联合静脉麻醉药丙泊酚 4 mg/(kg·h),手术结束时停止静推丙泊酚。术中所有患者均未使用肌松药,不需气管插管。麻醉中严密观察心率(HR)、收缩压(SBP)、舒张压(DBP)、血氧饱和度(SPO_2)、心电图(ECG),分为 T_0(诱导前)、T_1(始切皮气腹)、T_2(气腹后 10 min)、T_3(术毕)4 个时刻监测。13 例均顺利完成手术,SPO_2 均在 98% 以上,麻醉满意率 100%。术中患者镇痛及镇静充分,肌松程度可完成手术,无皱眉及肢动,未见胆心反射症状,亦无胃液反流现象。患者术后 2～5 min 清醒,未发生烦躁、恶心呕吐等并发症。

我们认为针刺复合丙泊酚静脉麻醉用于腹腔镜胆囊切除术可以达到满意的麻醉效果。针刺复合丙泊酚静脉麻醉并没有增加芬太尼的术中用量,也没有使用任何肌松药,反而在减少了镇痛药用量的同时达到了手术的肌松要求,这在今后的研究中可进一步探讨。

（二）妇科腹腔镜手术中电针足三里对胃黏膜血气指标的影响[207]

腹腔镜手术具有手术创伤小、探查范围广、疼痛轻、恢复快、瘢痕小、住院时间短等优点,CO_2 气腹的建立为术者提供了宽阔的视野和易于操作的空间,但对患者胃肠道的生理功能产生一定的干扰,可能导致胃肠黏膜发生缺血低灌注,甚至可以引起严重的并发症。有研究表明电针针刺足三里可改善胃黏膜缺血缺氧,提高胃黏膜血流灌注,减轻胃黏膜屏障的损伤,从而起到保护胃黏膜的作用。

为探讨电针足三里在妇科腹腔镜手术中对胃黏膜血气指标的影响。我们将妇科腹腔镜手术患者 54 例,按照随机数字表法分为两组:全身麻醉组(A 组)和电针干预+全身麻醉组(B 组),气管插管后经鼻腔或口腔置入胃张力计导管,置管成功后与多功能参数监护仪的胃黏膜监测模块相连接,术中气腹压力恒定在 $11 \sim 12$ mmHg。分别于插管后气腹前(T_1)、气腹后 30 min(T_2)、60 min(T_3)、气腹结束后 30 min(T_4)测定动脉血 pH 值(pHa)、PaO_2 和 $PaCO_2$,输入计算机计算出胃黏膜 pH 值(pHi)、胃黏膜二氧化碳分压($PgCO_2$)、胃黏膜二氧化碳分压-动脉血二氧化碳分压差($Pg - aCO_2$)和胃黏膜二氧化碳分压-呼气末二氧化碳分压差($Pg - ETCO_2$)。结果发现与 T_1 时比较,两组患者在 $T_2 \sim T_4$ 时 pHi 明显下降($P < 0.01$),$PgCO_2$、$Pg - aCO_2$ 和 $Pg - ETCO_2$ 明显升高($P < 0.01$ 或 $P < 0.05$);$T_2 \sim T_4$ 时,A 组患者 pHi 明显低于 B 组($P < 0.05$),$PgCO_2$、$Pg - ETCO_2$ 和 $Pg - aCO_2$ 明显高于 B 组($P < 0.01$ 或 $P < 0.05$)。

本研究表明,电针针刺足三里穴可明显减少 pHi 的下降程度和 $PgCO_2$、$Pg - aCO_2$ 和 $Pg - ETCO_2$ 的升高程度,防止胃黏膜组织的进一步酸化,这主要是通过针刺调节胃黏膜血流量,促进组织内 CO_2 排出和减少氢离子堆积,从而对胃黏膜起到保护作用。这为妇科腹腔镜手术中开展脏器保护提供有效预防措施和理论依据,有助于进一步推广针药复合麻醉的临床应用。

第八节 碎 石 术

针刺麻醉在碎石手术中的应用。

输尿管镜下钬激光碎石术针刺麻醉验案[208]

输尿管镜术可以采用多种麻醉方式,但麻醉药物不可避免地会引起不良反应,比如恶心、呕吐、头晕,甚至呼吸抑制等,且手术完成后患者需卧床,术后尿潴留,且需禁食 6 h,不利于患者术后恢复。为此,我们通过采用针刺麻醉下行输尿管镜下钬激光碎石术的方法,探索解决麻醉并发症及节省患者费用的方法。

患者,男,56 岁。患者因"左腰部绞痛 3 日"入院。B 超示双肾结石,左侧输尿管上段扩张伴结石。平素身体尚可,无糖尿病史,有高血压史,自服珍菊降压片,控制尚可。美国麻醉师协会(ASA)分级为Ⅱ级。

麻醉师及针灸医师于术前一日对患者进行访视,向患者说明针刺麻醉手术的特点,调节患者情绪,患者表示接受,并签署知情同意书。针刺麻醉取双侧气冲、足五里、曲泉为主穴,得气后连接 G6805-A 型电针仪,频率 2 Hz,选连续波,刺激量以患者能耐受为宜。电针诱导 30 min。针刺诱导 30 min 后,输尿管膀胱开口松弛,输尿管镜顺利导入。除针刺麻醉诱导时间外,手术时间在 40 min 以内,与以往腰麻、硬膜外麻醉下手术时间无明显差异。术中密切观察患者的疼痛反应及循环系统变化。患者曾一度出现心率加快,原基础心率约为 85 次/min,手术开始 8 min 左右上升到 120 次/min,医生即刻于患者双侧内关穴下针,得气后留针观察,并每隔 2 min 行一次捻转手法,留针 10 min 左右,患者心率下降基本接近基础心率。术中患者情绪稳定。手术结束后停电针,并拔出诸针。

此患者无明显疼痛,无任何辅助镇痛、镇静药,针刺麻醉效果满意。由于没有采用腰麻或硬膜外阻滞,患者术后无恶心、呕吐、尿潴留等并发症,无须导尿,并能立即下床活动,无须卧床,且减少了住院日数。

针刺麻醉安全无副反应。手术适用范围广,患者处于清醒状态,能与医生配合。术中生理干扰小,术后恢复较快。因而,针刺麻醉手术可适用于部分有选择的输尿管结石患者,在确保手术安全的前提下,其适应证可在工作实践中不断探索和发展。

第九节 肛 肠 手 术

针刺麻醉在肛肠手术中的应用。

(一) 穴位经皮电刺激对全身麻醉肛肠手术患者镇痛麻醉效应的机制研究[209]

针刺麻醉镇痛机制一直是现代针灸学、神经生理学以及麻醉学领域的研究重点。唾液 opiorphin 蛋白（OPI）是在唾液中发现的可缓解疼痛的天然物质,唾液淀粉酶（sAA）、唾液 TNF‑α、唾液分泌型免疫球蛋白 A（SIgA）、唾液皮质醇（Cor）等是反映机体应激、免疫炎性反应状态的指标,可反映机体手术状态下神经免疫内分泌功能的变化。本试验在常规静脉麻醉肛肠手术中,观察不同穴位经皮电刺激对手术过程中机体疼痛调节及应激、免疫炎性反应状态的临床效应,探讨不同穴位经皮电刺激对肛肠手术镇痛麻醉的潜在机制。

我们将拟行肛瘘、痔疮手术患者 156 例随机分为三组,最终 146 例纳入分析。Ⅰ组 48 例,施以常规静脉全身麻醉;Ⅱ组 50 例,常规静脉全身麻醉联合穴位经皮电刺激,穴取内关、神门、上髎、次髎;Ⅲ组 48 例,常规静脉全身麻醉联合穴位经皮电刺激,穴取上髎、次髎,电刺激一直持续到手术结束。手术前 0.5 h 及手术后 1 h 内分别采集患者唾液,检测反映机体疼痛调节及神经免疫内分泌指标 OPI、SIgA、唾液淀粉酶（sAA）、皮质醇（Cor）及 TNF‑α;并对术后 1 h 疼痛程度进行观察。结果发现Ⅱ组 OPI 手术后高于手术前($P < 0.05$),Ⅱ组 OPI 组内差值明显高于Ⅰ组、Ⅲ组（均 $P < 0.05$）。Ⅰ组 SIgA 手术后高于手术前($P < 0.05$),Ⅱ组 SIgA、sAA、Cor 组内差值明显低于Ⅰ组($P < 0.05, P < 0.01$),而 TNF‑α 手术前后及其组内差值的组间比较差异均无统计学意义（均 $P > 0.05$）。Ⅱ组、Ⅲ组术后 1 h 疼痛程度明显低于Ⅰ组($P < 0.05, P < 0.01$)。

在全身麻醉肛肠手术中,穴位经皮电刺激可有效促进体内镇痛物质的释放,缓解术中应激水平,达到麻醉镇痛效应。局部取穴辅以内关、神门,整体取穴疗效优于单纯局部取穴。

（二）肛肠手术行穴位经皮刺激复合药物麻醉的抗应激及镇痛效应研究[210]

针刺麻醉对手术中患者机体的应激反应具有一定的保护作用,而针刺麻醉过程是否通过缓解应激效应来缓解疼痛及针刺的抗应激效应与麻醉镇痛效应之间的内在联系和中枢机制尚不明确,有待于进一步探讨。穴位经皮刺激较针刺更安全、方便,临床应用范围更广,患者亦容易接受。因此,本研究采用穴位经皮刺激替代针刺麻醉方法,将穴位经皮刺激复合药物麻醉方法应用于肛肠手术中,同时与单纯采用药物麻醉的患者进行对比,探讨穴位经皮刺激复合药物麻醉的抗应激与镇痛效果。

我们将 70 例肛肠疾病行肛肠手术的患者随机分为治疗组和对照组,每组 35 例。治疗组采用穴位经皮刺激复合药物麻醉,对照组采用常规药物麻醉。术后采用疼痛语言评价量表（VRS）评定患者的疼痛程度;手术前后收集患者的唾液样本,检测患者的唾液皮质醇和α淀粉酶水平。结果发现术后 2 h,治疗组患者的疼痛评分明显低于对照组($P < 0.05$);术后 24 h,两组患者的疼痛评分比较,差异无统计学意义($P > 0.05$)。手术后,对照组患者的唾液皮质醇水平有所升高($P < 0.05$),且两组患者的唾液皮质醇手术前后差值比较,差异有统计学意义($P < 0.05$)。手术前后两组患者的唾液α淀粉酶水平的组内及组间比较,差异均无统计学意义($P > 0.05$)。

穴位经皮刺激复合药物麻醉较常规药物麻醉可缓解肛肠手术患者的术后疼痛,降低患者的应激水平。疼痛与应激两者之间存在某些共同的神经中枢和神经传导通路,这可能是针刺镇痛与抗应激效应存在相关性的基础。本研究中,穴位经皮刺激内关、神门、八髎等穴可能通过干预脊髓水平的上述信号通路及下丘脑等中枢核团的神经活动,达到抗应激及镇痛的双重效果。

第十节　宫腔镜手术

针刺麻醉在宫腔镜手术中的应用。

针药复合麻醉对宫腔镜手术影响的临床研究[211]

宫腔镜手术由于疼痛不仅使患者难以接受,同时也给手术操作带来难度和风险,因此宫腔镜手术都需要麻醉。目前临床采用小剂量芬太尼可使镇痛作用增强,随着手术时间延长,追加药物则可引起患者呼吸及循环的变化。目前针刺麻醉运用于临床多种类型手术。但运用针刺麻醉进行宫腔镜的手术治疗,至今尚未见报道。近年来,曙光医院将针药复合麻醉运用于宫腔镜手术中,可有效地替代静脉麻醉,现报道如下。

为了观察针药复合麻醉对宫腔镜术影响及其安全性,我们以 93 例行宫腔镜手术的患者为研究对象,随机分为静脉麻醉(A组)、针药复合麻醉(B组)和针刺联合静脉麻醉组(C组),A组采用舒芬太尼联合丙泊酚麻醉,B组采用舒芬太尼联合针刺麻醉,C组采用舒芬太尼、丙泊酚联合针刺麻醉。B、C组选取阴廉穴、曲泉穴。观察患者术中平均动脉压(MAP)、心率(HR)及氧饱和度(SpO_2)、手术时间、术毕苏醒时间、舒芬太尼及丙泊酚用量及麻醉不良反应等,同时测量其OAA/S 评分、Ramsay 镇静评分及视觉模拟评分(visual analogue score,VAS)。结果显示,与 A、C 组比较,B 组患者处于清醒状态,OAA/S 评分明显升高($P<0.01$);Ramsay 镇静评分显著降低($P<0.01$);MAP 及 HR 升高($P<0.05$);术中 $SpO_2<85\%$ 患者例数减少($P<0.05$),术后头晕的发生率降低($P<0.05$)。与 A 组比较,C 组丙泊酚用量减少($P<0.05$)。三组患者手术时间、舒芬太尼用量、VAS 评分、术后恶心呕吐的发生率比较,差异无统计学意义($P<0.05$)。

本研究对针药复合麻醉在妇科宫腔镜术中的应用做了初步的探索,其临床效果是有推广应用价值。但仍存在样本量低,观察项目不全面,且并未涉及机制的研究。在今后的研究中,要继续扩大样本量,同时从其他角度探索针刺麻醉的机制。

第十一节　胃 切 除 术

+-+

针刺麻醉在胃切除术中的应用。

+-+

(一)ZZ-手法模仿仪在针刺麻醉胃切除术中的试用报告[212]

曙光医院自 1964 年开展针刺麻醉胃切除术临床研究以来,除重视针麻适应证、穴位处方、辅助用药、个体差异性以及外科手术操作的改进外,也很重视针刺方法的革新。起初完全承袭传统手法捻针刺激穴位进行针刺麻醉,但由于手术是一个较长时间的连续过程,这就要花费很大的人力。因此,设想应用电麻仪代替人工针刺外,再设计一台机械运动形式的仪器来模仿人工操作。在上海医疗器械研究所努力下,试制成功 ZZ-手法模仿仪(简称手法仪)。

为了探究手法仪的临床疗效,对 381 例针刺麻醉胃切除患者分为单纯手法仪组、手法仪加切口旁电针组及手法仪加电—耳针组,在针刺麻醉胃切除术中应用手法仪时,均取足三里、上巨虚两穴位为主,将以单纯应用手法仪进行针刺麻醉胃切除术的病例,与相近时间里亦取上述两穴位为主的用人工手法针刺和电麻仪进行胃切除术的病例作针刺麻醉效果比较。研究结果显示,在手法仪组163 例中,优良率 75.46%,失败率 1.23%,与针刺麻醉效果的关系,均无明显差异。另外,在这 381 例中,手法仪组、手法仪加切口旁电针组和手法仪加电耳针(或耳根)组的优良率百分比分别为 75.46%、71.03% 和 76.58%,经统计学处理无显著差异。将单纯使用手法仪针刺麻醉效果与单纯使用人工手法针刺或单纯使用电麻仪针刺麻醉效果进行比较,其优良率百分比分别为 75.46%、66.29% 和53.81%,经统计学处理,有非常显著差异。由此可见,手法仪优良率最高,失败率最低,电麻仪则与此相反,人工手法针刺介于两者之间。

ZZ-手法模仿仪成功地模仿了人工操作捻转、提插复式手法,从而保持了穴位的酸、胀、垂等良好针感。在针刺麻醉胃切除术中应用不但效果稳定,成功率高,而且比人工手法针刺、电麻仪优越,节省人力,还为针刺麻醉刺激参数研究提供新的工具,是值得引起重视的新针具。但是,持针头部不易固定,使用穴位有限,零件多杂,容易损坏,这使推广受到限制。

(二) 针刺后效应——促进机体康复作用的初步研究[213]

针刺镇痛和对抗手术中生理扰乱的调整作用,已被国内外针刺麻醉临床和实验研究所确认。但针刺效应可持续多久? 尤其是针刺的后效应对机体康复起多大作用? 没有引起应有的注意。深入研究针刺的后效应,将有助于全面地认识针刺对机体的作用和针刺的基本原理的阐明。

本文选择溃疡病胃大部切除术患者 103 例,观察术后康复过程中创伤性"手术热"的程度与持续时间、血液白细胞变化、术后伤口痛时腹直肌肌电图的变化和肠蠕动功能恢复时间等指标,了解到针刺的后效应主要表现为抗手术创伤和促进机体康复两方面的作用。研究结果显示,针刺麻醉组在术后出现的"手术热"均比药麻组低(硬膜外组、全身麻醉组),且体温恢复正常的时间也比药物麻醉组短。从"手术热"持续时间分析,针刺麻醉组平均为 3.45 日,硬膜外组为4.91 日、全身麻醉组为 6.9 日,组间差异均非常显著。术后针刺麻醉组术后 7 日内脉率始终低于药物麻醉组,与硬膜外组相比第一、第四、第六日两组差异显著。该结果提示针刺麻醉组抗手术创伤引起的生理扰乱能力比药物麻醉组强。其作用可持续到手术以后。而术后第一日针刺麻醉组脉率明显低于硬膜外组,可能系针刺后效应所致。针刺后效应与机体防卫能力有密切关系,与药物麻醉组比,硬膜外针麻术后抗感染能力明显提高。针刺镇痛的后效应来看,进入病房后患者 3 h 腹直肌肌电总量针刺麻醉组为 13.76 μV,硬膜外组为 11.27 μV,两组差异无显著性。然而 3 h 中前 1.5 h 与后 1.5 h 对比分析，前 1.5 h 针刺麻醉组肌电量明显高于硬膜外组，后 1.5 h 针刺麻醉组肌电量则低于硬膜外组，针刺麻醉组肌电前、后变化非常显著，硬膜外组前、后变化无显著性差异。从术后第一次肛门排气距手术结束的时间分析，针刺麻醉组平均 44.52 h，硬膜外组平均 56.17 h，差异非常显著。值得指出针药复合麻醉肛门排气时间也较硬膜外组提前 10.4 h，提示针刺的后效应还表现在能降低由手术引起的肠道生理功能紊乱的作用，有利于手术后机体功能的调整和促进机体的康复。

本文研究了 103 例患者用针刺麻醉、硬膜外、全身麻醉三种方法做胃大部切除手术后康复过程中，创伤性"手术热"的程度和持续时间、血液白细胞变化、脉率变化、术后腹直肌肌电图、肠道运动功能恢复时间等一系列客观指标，发现针刺麻醉组的抗"手术热"、抗术后伤口痛、抗感染及术后机体调整作用，康复能力均比药物麻醉组为强。因此认为针刺的后效应主要表现为抗手术创伤和促进机体康复两个方面，故提出针刺作用的完整概念是：针刺在治病和麻醉过程中，针刺的即时效应和后效应两者有机的结合，共同发挥着抵抗病邪、促进康复的作用，所以深入研究针刺后效应对机体的作用，将有助于针刺和针刺麻醉的基本原理的进一步阐明。

（三）针刺麻醉胃大部切除术临床总结[214]

共累积针刺麻醉胃大部切除术 1 201 例。根据全国针刺麻醉效率评定标准，成功率达 95%，其中Ⅰ级率为 16.4%。近年来又试用针药复合麻醉 97 例，均达Ⅰ级水平。针刺麻醉的成败受穴位处方、刺激方法、个体差异、手术刺激强度和辅助用药等多种因素制约。针药复合麻醉是提高针刺麻醉效果的重要途径，值得进一步探索。

（四）胃大部切除术针刺麻醉失败病例分析[215]

笔者在针刺麻醉胃大部切除术 1 198 例中，着重选取 61 例针刺麻醉失败病例加以分析，从患者年龄、穴位选择、刺激方法、辅助用药、病灶部位及其复杂程度、手术的难易程度等多个角度探析了失败的可能原因。

从患者年龄对针刺麻醉效果的影响来看，年龄较轻者均不及中、老年患者，χ_2 检验，有非常显著差异。这可能与患者的性格稳定性、意志自制力、耐痛阈值、接受手术的迫切性及合作程度等有关。所以年龄是影响针刺麻醉效果因素之一。从穴位选择对针刺麻醉效果的影响来看，对由多针多穴到少针少穴的多个分组进行 χ_2 检验，有非常显著差异。统计结果表明，取穴过多，针刺麻醉失败率较高;从取穴部位看,以取下肢穴位的处方效果较好;在取下肢穴位的不同处方比较,又以足三里、上巨虚两穴的效果较佳。可见穴位处方的选择对针刺麻醉效果亦有一定的影响。从刺激方法对针刺麻醉效果的影响看,对人工手法针刺、手法模仿仪和电麻仪的失败率进行 χ_2 检验,有非常显著差异。针感不同及连续波持续输入体内产生的电适应现象,可能是电麻仪的针刺麻醉效果不如人工手法针刺和手法模仿仪的原因。从不同辅助用药对针刺麻醉效果的影响来看,各组用药的 χ_2 检验,有非常显著差异。根据针刺麻醉原理研究进展和临床实验研究的有关报道,某些神经递质激动剂、阻断剂的应用,看来有助于提高针刺麻醉效果。此外,针刺麻醉效果还与病灶部位及复杂程度和手术操作的难易等有关。相对而言,手术难度较大、历时较长者失败病例显然居多,探查与复查时失败率亦较高。利用腹直肌肌电图作为痛和内脏牵拉反应的指标也发现游离十二指肠探查与复查肌电发放量较大。在针刺麻醉效果有限的情况下,我们认为,改进这些手术操作的方法,在进行刺激较强的手术操作前主动用药是必要的。

作为一种麻醉方法,针刺麻醉在镇痛、抗内脏牵拉反应方面,有它一定的局限性。然而,如能经术前预测、选择性格稳定、自制力较强、耐痛阈较高、病灶较为单纯的病例,采用有效的穴位处方,适当的刺激方法和辅助用药,术中各方面配合良好,在关键的手术步骤之前主动用药,则针刺麻醉不失为一种可供选择好的麻醉方法,能取得良好的效果。

第十二节　其　　他

针刺麻醉在其他领域的运用。

(一) 针刺复合麻醉对机体保护的临床及机制研究概况[216]

目前临床常用的针刺复合麻醉主要有以下 3 种:针刺加硬膜外复合麻醉;针刺复合全身麻醉(静脉或吸入);针刺加局部麻醉。针刺麻醉能减少麻醉用药及保护机体。针刺麻醉对机体的保护作用在循环系统、呼吸系统、免疫系统、神经系统、泌尿系统、内分泌系统等多个系统都有体现。

在心脏手术中,尽管采用较多的心肌保护措施,术中仍存在不同程度的循环功能紊乱和心肌缺血,维持术中循环系统的稳定是麻醉医师的重要任务之一,而利用针刺复合麻醉就可以起到这样的作用。围手术期维护组织氧供需平衡的稳定是减轻机体术后继发性损伤的有效措施,而针刺复合麻醉就可以减轻机体应激及术后呼吸系统并发症。创伤或手术后,机体的生理屏障破坏导致免疫功能失常,并发感染和脓毒血症率增高,研究证明电针可调节创伤免疫、提高抵抗力、降低感染率。针刺麻醉因患者始终保持清醒,能主动配合手术,因此在重要功能区的手术,手术者术中能随时与患者保持对话,并检测相关功能,从而避免不必要的损害,同时可以减轻或缓解手术应激反应的作用。针刺复合麻醉对肾移植患者的早期肾功能恢复也能起到一定作用。针刺对应激引起的血糖升高无明显抑制作用,但是在强烈刺激的情况下有减缓血糖上升的趋势。

上述文献肯定了针刺复合麻醉的机体保护作用,为临床运用提供了可靠证据。针刺复合麻醉,充分发挥了针刺优越性包括针刺对生理功能的保护,也弥补了针刺镇痛不全的缺憾。

(二)胃切除术中针药复合麻醉应用及实验观察[217]

1979 年开始,曙光医院在胃切除术中,以足三里,上、下巨虚为主,结合硬膜外腔内注入小剂量利多卡因局部麻醉药的方法(简称针药复合麻醉),期望提高针麻效果。结果表明这一方法既可以明显提高腹壁镇痛效果,又能使手术后患者保持与针刺麻醉一样优越性,如术后伤口疼痛较轻、手术热低、肠蠕动恢复快、白细胞总数增高、机体抵抗力增强等优点。现将实验观察报告如下。

本项目组将选取胃切除术患者 97 例,分为针药复合麻醉 25 例、针刺麻醉 36 例、硬膜外麻醉 36 例三组比较。并要求针药复合麻醉的效果达到全国针刺麻醉评级标准为优、良水平。选取足三里,上、下巨虚;用 G6805 针麻仪,输入双向尖波脉冲,空载峰值 0～50 伏,频率 100～200 次/min,诱导时间为 20 min 左右。针药复合麻醉和针刺麻醉组在术前均用盐酸哌替啶 50 mg,东莨菪碱 3 mg 肌内注射。硬膜外麻醉组则用苯巴比妥 0.1 g,阿托品 0.5 mg,肌内注射。硬膜外腔注药,均限定使用 1.5％～2％利多卡因。观察患者术中收缩压、舒张压、脉率及单位时间利多卡因用量,术后腹直肌肌电、肛门排气时间、手术热日数、脉率及白细胞总数等。结果表明,针药复合麻醉与硬膜外麻醉用药量比较 $P<0.01$,有显著差异;血压、脉率下降幅度上三组比较均有非常显著差异;针药复合麻醉在前 1.5 h 为(6.31±1.73),后 1.5 h 为(4.81±1.73),$P<0.025$,前后差异显著;

术后首次排气时间三组比较经统计学处理均有显著差异；从"手术热"持续日数均值来看，针刺麻醉和硬膜外麻醉比较，$P<0.001$，有非常显著差异。

经临床实践证明，针药复合麻醉既能提高针麻镇痛效果，又比硬膜外麻醉安全，是一种具有独特性的麻醉方法。在术后恢复上，针药复合麻醉既具有针刺麻醉优点，又比硬膜外麻醉好，有介于两者之间的特性。另外，针刺麻醉患者术后脉率稳定，肛门排气时间早，肠功能恢复快，白细胞总数增加显著，机体抵抗力增强，"手术热"持续日数短，这些都是硬膜外麻醉相形见绌的。总之，针刺麻醉除了存在"三关"外，术中血压和脉率稳定，安全度大，术后恢复快，具有一定优越性。针药复合麻醉不但弥补了针刺麻醉中存在的镇痛不全的缺点，而且还保留了针麻的安全度大、术后恢复快的优点，具有兼收针刺麻醉和硬膜外麻醉两者优点的特色，所以我们认为这一方法既可作为提高针刺麻醉效果的一个途径，又可作为危重患者的一个麻醉方法，值得进一步探索。

（三）针刺麻醉针的设计及其使用方法[218]

针刺麻醉开展半个世纪以来，针刺麻醉工作者多以不锈钢针灸针用于针刺麻醉，即接受外科手术的患者在进入手术室后，在其相关的穴位上刺入不锈钢针灸针，手术过程中针灸针直立于穴位上或将暴露在皮肤外边的部分扳倒固定于皮肤上。因此针灸针在针刺麻醉过程中存在容易影响手术操作、不便于固定或可能脱落等问题。为解决现有等问题，我们设计一种专用于针刺麻醉下开展外科手术的灸针。

该设计包括针帽、改良针灸针、胶垫和贴片。针帽下端设有斜面与胶垫固定连接，针帽下端中间有孔形凹陷部分，针帽顶端与改良针灸针的部分针柄牢固连在一起；改良针灸针包括针柄、针根和针身；胶垫位于针帽下端，部分与针帽下端固定连接，中间有孔，整体形状为类锥形，横断面为环形；贴片为中空的环形单面粘胶贴片，通过将贴片的内孔穿过针柄、针帽套，在针帽上将针刺麻醉针粘贴固定于皮肤上。

该针灸针不仅便于手术的操作，同时便于针灸针正确地固定于穴位，保证针刺镇痛的效果，同时还可减轻患者的痛苦，有利于针刺麻醉工作的开展。

（四）纳洛酮对人体针刺镇痛效应的影响——兼用信号侦察论分析[219]

近年来国内外开展了不少人体针刺镇痛的实验性研究，产生了对针刺镇痛原理的各种看法。有研究认为，针刺确有镇痛效果，而且是通过神经系统来实现的；针刺镇痛和吗啡镇痛相似。有一部分人则将临床的镇痛现象归结于对患者的安慰、鼓励、暗示和分心等心理因素。那针刺是否有镇痛作用？它究竟是毫针的作用呢，还是其他因素造成的？它是否像吗啡那样为纳洛酮所拮抗？为此我们将对人体实验性针刺镇痛现象作更细致的分析。

本实验共 10 位受试者，每人先后参加三次实验，即平卧、针刺和佯针，为使佯针暗示成功，将针刺安排在平卧和佯针之后。实验具体过程如下：受试者先静坐 10 min 再躺下，在其左前臂选取一个侧痛点，给 60 次预初电刺激训练。再过 10 min 进行第一遍电刺激测痛和辐射热测痛，以取得痛分辨力（d），报痛标准（c）和辐射热痛阈等基础值。然后，施以针刺或佯针或任其平卧，于 25 min 后进行第二遍测痛。实验结果显示在佯针条件下，痛阈无明显变化，但在针刺条件下则痛阈升高。将两组进行比较，平均差值 $P < 0.005$。此结果表明针刺具有镇痛效应。为了明确纳洛酮和针刺的关系，我们挑选针刺后微痛与痛分辨力减小的受试者给予注射纳洛酮或配药液。实验分成两组，各 9 人。一组肌内注射纳洛酮 2 ml，内含盐酸盐 0.8 mg。另一组肌内注射等量配药液，作为对照。实验程序和针刺实验相同，结果表明纳洛酮能部分地拮抗针刺镇痛的作用。另选 10 位受试者进行如下实验：第一遍测痛完毕，立即注射纳洛酮，10 min 后再次测痛。结果表明注药前后各值相比，均无明显差别，说明纳洛酮不影响正常人实验性痛。

临床针刺似乎对内脏和深部痛以及痛的情绪成分的镇痛效果更好一些，而我们的实验则是以皮肤锐痛为指标，因而观察不到显效。本研究结果表明，针感是实现镇痛的必要条件，同吗啡比较，针刺镇痛作用是弱的，因此针刺麻醉手术过程中使用适量辅助药应是可取的。纳洛酮是吗啡类药物的专一性拮抗剂，可以短时间地完全拮抗人体针刺镇痛作用，本研究发现药物本身不影响痛觉，因此推测，此药能部分地对抗针刺镇痛作用。针刺镇痛与吗啡镇痛有共同之处，但不可能是同一作用途径，其中纳洛酮所不能对抗的部分也许和吗啡受体无关。

（五）针刺对痛情绪反应影响的研究[220]

在针刺临床和针刺麻醉中，针刺作用似乎有超过 10 mg 吗啡的功效。有些实验证实针刺镇痛的效果因人而异，个别受试者效果是微弱的。这一矛盾的现象促使我们设题开展针刺对痛情绪成分的影响研究，虽有人报道不同神经刺激对于痛觉及痛情绪成分的影响，针刺经穴是否能够抑制痛的情绪反应，依然是有待解决的问题。本研究目的是研究正常人由于深部痛刺激信号而激起的情绪反应是否受针刺穴位和镇痛性药物吗啡的影响。

本文选取 38 例健康青年,全部受试者均能明确诉说自身感觉变化。采用信号刺激联合 6‰ 氯化钠注射致痛的方法,记录被试者的感觉变化,标记被试者指示牵扯性深部痛的范围,利用 nd－82 型脑电仪同时记录被试整个过程中的皮肤电和指端脉搏波变化。针刺穴位分为近节段组和远节段组,得气后连接 G6805 型电针仪,不同节段组选择不同频率。实验结果显示 38 例受试者中,有 35 例在接受高渗氯化钠注射后,随着深部痛形成和加重,心率加速,指脉波振幅变小,皮肤电反应变活跃,三者的变化与深部痛强度呈平行关系。因此实验将指脉波、心率、皮肤电为评估痛反应的重要参考指标。选择经历 3 次预先实验形成对于痛信号有明显反应的 18 例受试者,观察电针刺激穴位对痛信号所引起的生理反应指标的影响。实验结果表明,在针刺穴位影响下,原来致痛信号所引起的反应明显地减弱:① 计算 20 s 内的指脉波振幅的均值作为 100% 为对照值。然后,根据实验各阶段,指脉波振幅的增减,折合成正负百分数计算。针刺较对照条件下的指脉波在致痛及痛甚时振幅均数略有下降,但在减轻、缓解直至痛觉消失阶段,平均振幅上升(33.25±15.0)% 至(38.4±23.9)%,具有明显统计学意义。② 针刺条件下,在深部痛形成的整个过程中,针刺组的心率均值都低于对照组,明确显示了针刺对于致痛信号刺激所引起心率加快的反应,具有抑制效应。为观察致痛信号所引起的变化是否受吗啡影响,在 3 次同体对照实验中,分别观察对照针刺及注射吗啡 10 mg 后指脉波的变化情况,结果显示吗啡虽一定程度抵消了诉痛阶段的指脉波幅度的降低,比对照组升高约 13.9%,但是吗啡并没有完全取消致痛刺激所引起的变化,结果表明特异性的镇痛药物吗啡能抑制痛刺激招致的变化,而对于痛信号和痛感觉所致的情绪变化,却无明显的抑制效应,这似乎从另一侧面证实了由于致痛信号引起的指脉波的变化是一种与痛感觉分离的变化,是一种与受试者情绪有关的变化。

本实验通过研究发现:① 应用条件反射在深部痛研究中,以心率、指端脉搏波和皮肤电反应为指标,可把痛的感觉和痛的情绪反应分离开来进行研究。② 吗啡只能抑制痛感觉所招致的上述指标的变化,但对痛信号和痛感觉所招致的情绪变化却无明显的抑制效应。③ 针刺穴位能抑制痛感觉和痛情绪反应所致的心率加速、指端脉搏波振幅降低的作用。证明针刺能明显抑制痛情绪反应的功效。

(六) 针刺麻醉对细胞免疫功能和皮质醇的影响[221]

近年来,我们曾对针刺后效应——促进机体康复作用进行了研究,发现针刺麻醉组的"抗手术热"、抗术后伤口痛、抗感染及术后机体调整作用均比药物麻醉组为强。为了深入研究针刺后效应对机体的作用,选择溃疡病胃大部切除的患者,用核素技术——外周血氚化胸腺嘧啶核苷(3H－TdR)参入法和^{125}I血清皮质醇放射免疫法,观察针刺麻醉、针药复合麻醉及硬膜外麻醉的术后机体细胞免疫功能和血清皮质醇的变化。

选择男性胃大部切除术患者,分别用针刺麻醉、针药复合麻醉和硬膜外麻醉三种不同的麻醉方法进行对比观察。实验方法有三:其一为细胞免疫测定,72 h 3H－TdR 参入法按照上海第二医学院(今上海交通大学医学院)基础部核素室的方法;其二为血清皮质醇测定,血清皮质醇的测定方法根据北京化工厂生产的^{125}I血清皮质醇放射免疫法分析试剂盒的方法;最后为白细胞计数,按一般常规检查法。实验结果显示,针刺麻醉、硬膜外麻醉和针药复合麻醉手术后第一日的外周血的 72 h 3H－TdR 参入率显著地低于手术前一日外周血 72 h 3H－TdR 的参入率,而手术后第三日、第五日逐渐恢复到手术前一日的水平。而对于血清皮质醇的影响,我们观察到针刺麻醉、针药复合麻醉手术后第一日的血清皮质醇含量明显高于正常值范围,而硬膜外麻醉手术后第一日血清皮质醇含量虽高于手术前一日的含量,但统计学处理无意义。而三种不同麻醉方法对机体白细胞总数的影响主要体现在手术后第一日三组白细胞总数在正常范围内有不同程度的增加,其中针刺麻醉与硬膜外两组与术前一日相比,具有明显差异($P<0.01$),而针药复合麻醉与术前一日相比,无明显差异($P>0.05$)。

3H－TdR 参入试验是检测机体细胞免疫功能的体外方法之一,从上述结果来看,针刺麻醉、硬膜外麻醉和针药复合麻醉三组患者手术后第一日的 3H－TdR 参入率的淋巴细胞数均显著低于手术前一日,表示术后第一日患者的细胞免疫功能降低。但值得提出的是针刺麻醉与硬膜外麻醉的降低($P<0.01$)比针药复合麻醉($P<0.05$)更显著。我们认为可能与胃大部切除这一大的手术创伤造成患者的应激反应导致皮质类固醇对机体的细胞免疫功能的抑制作用有关,为此我们通过放射免疫法测定血清中皮质醇的含量,发现患者术后第一日的血清皮质醇含量均高于术前一日及术后第三日的含量,说明术后第一日细胞免疫功能降低与皮质醇升高是一致的。通过计算白细胞总数,发现三组麻醉方式术后第一日的白细胞总数均升高,其中针刺麻醉和硬膜外麻醉术后第一日与术前相比有非常显著差异($P<0.01$),而针药结合麻醉术后第一日与术前相较无明显差异($P<0.05$),这与过去报道不完全一致。

（七）针刺麻醉术前预测指标之研究[222]

针刺麻醉术前预测对了解个体差异与针刺麻醉效果的临床规律、寻找提高针刺麻醉有效方法、选择针刺麻醉适应证和阐明针刺麻醉原理均具有重要意义。目前采用预测指标繁多、方法各异，且易受主观成分及客观因素影响，因而结论往往不一，所以在条件相对稳定、方法相对统一的情况下研究一些方法简易、符合率高，受主、客观因素干扰小的预测指标仍是当前针刺麻醉临床研究工作中急需解决的课题。本文介绍我们在针刺麻醉术前综合预测研究工作中，对触觉阈、脉率两项指标的观察结果和体会。

选择针刺麻醉胃、十二指肠球部溃疡患者，按"全国针麻术前综合预测方案"规定，患者于术前 3～5 日在预测室分别记录针前静卧时，针刺双侧足三里穴捻针 1 min 时、电针诱导 15 min、起针 10 min 时四个步骤的脉率变化，并测定针刺前、后腹部切口触觉阈变化（每一步骤测定 2 次、取平均值），将上述两项指标变化均值分别与针刺麻醉效果比较。临床评级与预测结果按双盲法原则分别进行，避免主观成分影响结果（临床评级按全国标准）。结果显示在捻针 1 min 时，诱导 15 min 及起针后 10 min 三个阶段的脉率变化值分别与针前脉率相比，可见Ⅰ～Ⅱ级组和Ⅲ～Ⅳ级组均较针前变慢，还可见Ⅰ～Ⅱ级组的脉率减慢均值始终比和Ⅲ～Ⅳ级组大。我们在实验中检测到Ⅰ～Ⅱ级组脉率减慢均值在 4.5 次/min 左右，考虑到测定误差，我们试将针后脉率改变分成如下三类计算以脉率预测针刺麻醉效果的符合率：① 一类：针后脉率变慢≥4 次/min 者，其针刺麻醉效果Ⅰ～Ⅱ级者作预测完全符合，若为Ⅲ～Ⅳ级则作预测不符合；二类针后脉率增加者，其针刺麻醉效果为Ⅰ～Ⅱ级则作预测不符合，若为Ⅲ～Ⅳ级则作预测完全符合；三类针后脉率不变或减慢＜4 次/min 者，其针刺麻醉效果为Ⅱ级或Ⅲ级为基本符合，若为Ⅰ级或Ⅳ级作预测不符合。按此标准预测总符合率为 74.3％，其中Ⅰ～Ⅱ级符合率高达 92.3％，提示以针后脉率变化作预测指标是有一定参考价值的。将两组针前后触觉阈均值相比较发现，针刺Ⅰ～Ⅱ级组触觉阈略有升高趋势，无显著性差异（P＞0.05），而Ⅲ～Ⅳ级组触觉阈显著降低（P＜0.01），以上结果提示针刺麻醉效果与针后触觉阈的变化存在一定的关系，即针刺后触觉敏感者针刺麻醉效果似乎较差。我们按针后触觉阈变化分成三类与针刺麻醉效果对照，计算预测的符合率：一类：针后触觉阈升高者，其针刺麻醉效果为Ⅰ～Ⅱ级则作预测完全符合，若为Ⅲ～Ⅳ级则作预测不符合；二类：针后触觉阈降低≥2 mA 者，其针刺麻醉效果为Ⅰ～Ⅱ级则作预测不符合，若为

Ⅲ～Ⅳ级则作预测完全符合；三类：针后触觉阈不变或降低＜2 mA 者，其针刺麻醉效果Ⅱ级或Ⅲ级则作基本符合，若为Ⅰ级或Ⅳ级则作预测不符合，由此得预测总符合率为 92.1％，其中Ⅰ～Ⅱ级符合率为 87.5％，Ⅲ～Ⅳ级符合率为 95.4％。此外，我们还在测定中发现触觉阈具有比较稳定和重复性高的特点，提示以针后触觉阈变化预测针刺麻醉效果是有应用价值和值得推广的指标。

　　近年来国内针麻预测的临床研究，从不同角度以多种方法预测针刺麻醉效果，做了大量工作，探索出一些规律，为提高针刺麻醉效果提供了条件，但从多达 40 多种指标中比较和选择客观性强、符合率高、简便易行的预测指标仍需做更多的工作。本文选用的脉率和触觉阈作预测指标客观性强，稳定性高，且测定方法简易、操作方便。从本文预测符合率来看，触觉阈更比脉率要强，所以作为针刺麻醉预测的单项指标，触觉阈是值得进一步加以研究的客观指标，尤其应在其他病种的针刺麻醉手术预测中加以验证。若也具有较高的符合率，则将是有临床应用价值的预测指标。此外，我们发现在相似条件下，针刺相同穴位，针刺对Ⅰ～Ⅱ级组脉率的作用比Ⅲ～Ⅳ级组明显，除了用针刺对自主神经系统具有调整作用解释外，应考虑穴位对不同个体的相对特异性，这启示我们应对Ⅲ～Ⅳ级患者的个体差异特点加以研究，以利提高这部分患者的针刺麻醉效果。最后，我们总结发现针后Ⅰ～Ⅱ级组腹部切口处触觉以升高和不变为主，Ⅲ～Ⅳ级组大多出现触觉敏感的结果提示触觉与痛的关系密切，是否与Ⅲ～Ⅳ级组不耐痛或不易产生针刺镇痛效应有关，值得进一步研究。

参 考 文 献

［1］刘希茹,张蕴佳,沈卫东.少商穴点刺放血治疗急性扁桃体炎［J］.中国针灸,
　　2019,31(12):1126.

［2］钮海同,俞锡铮.徐长卿穴位注射治疗老慢支 50 例疗效总结［J］.上海针灸
　　杂志,1988(2):6+8.

［3］崔光卫,邵洁,刘闯,等.针刺郄门穴改善冠脉慢血流现象 28 例即时效应观
　　察［J］.中国针灸,2020,40(1):41－42.

［4］俞锡铮,苏丽敏.穴位注射配合针刺治疗风湿性心脏病 423 例［J］.上海中医
　　药杂志,1990(11):1－2.

［5］张弢,袁波,张治军,等.天突穴针刺联合西药治疗咽喉反流性疾病的临床观
　　察［J］.上海中医药杂志,2017,51(10):55－58.

［6］王世惠.针灸治疗慢性泄泻 20 例［J］.上海针灸杂志,1987(4):14.

［7］蔡蔚,马文,员孙卉,等.以劳宫穴按摩涌泉穴对失眠患者睡眠质量的影响
　　［J］.护理研究,2013,27(4):1017.

［8］董珺,丁佳燕,张燕燕,等.针刺治疗痰热内扰型失眠的临床研究［J］.世界睡
　　眠医学杂志,2020,7(4):606－608.

［9］董珺,王月花,张燕燕,等.百会穴放血治疗失眠引起的抑郁症的临床观察
　　［J］.光明中医,2020,35(4):543－545.

［10］沈卫东,支惠萍,李静,等.针灸治疗多发梗塞性痴呆的临床初步研究［J］.上
　　　海中医药大学学报,2000,14(1):30－32.

［11］王月花,王艳,周雪,等.秦氏"头八针"为主针药结合治疗阿尔茨海默病的
　　　临床观察［J］.上海中医药杂志,2020,54(1):69－73.

［12］沈卫东,孔敏,张瑞雪.针药结合治疗对缺血性中风患者 SOD、MDA 影响的
　　　临床研究［J］.上海中医药大学学报,2005,20(121):36－37.

［13］葛林宝,翟佩玉,俞锡铮,等.针刺及针药结合治疗中风疗效分析与比较［J］.针灸临床杂志,2000,16(1)：13－14.

［14］陈爱文,高垣,王观涛,等.早期针刺干预对卒中后抑郁的影响：随机对照研究［J］.中国针灸,2018,38(11)：1141－1144.

［15］童秋瑜,李一婧,马文,等.针刺治疗中风后焦虑障碍30例临床研究［J］.江苏中医药,2017,49(4)：62－63.

［16］马文,崔花顺,王波,等.基于正交试验设计针刺干预中风患肢肌张力增高的临床研究［J］.上海针灸杂志,2017,36(5)：519－524.

［17］王文礼,张伟,经蕾,等.针刺、推拿与超声波治疗脑梗死后上肢运动功能障碍的正交优选研究［J］.上海针灸杂志,2015,34(5)：396－399.

［18］沈卫东,陈莲芳,葛林宝,等.针刺对缺血性中风肢体功能和智能恢复的影响［J］.上海针灸杂志,2007,41(12)：5－8.

［19］葛林宝,李国安,沈卫东,等.眼针治疗中风瘫痪、高血压的临床观察［J］.上海针灸杂志,2000,19(9)：13－14.

［20］葛林宝,李国安,沈卫东,等.眼针电刺激治疗中风瘫痪、高血压77例临床观察［J］.甘肃中医,2000,44(3)：44－45.

［21］周媛,李亚娟,沈卫东."耳八针"治疗感音神经性耳聋临床观察［J］.上海针灸杂志,2018,37(8)：914－917.

［22］王佳,沈卫东.头针、舌针联合康复训练治疗脑卒中后吞咽障碍疗效研究［J］.陕西中医,2019,40(12)：1774－1777.

［23］Huang YQ,Ma W,Shen WD. Efficacy evaluation of acupuncture plus rehabilitation training for post-stroke deglutition disorders of Qi-deficiency blood stasis pattern[J]. Journal of Acupuncture and Tuina Science,2020,18(5)：367－373.

［24］张兆伟,马文,王莹,等.针刺治疗肾精亏损型耳鸣患者失眠及焦虑疗效观察［J］.上海针灸杂志,2018,37(6)：626－629.

［25］张兆伟,马文,王莹,等.基于耳鸣匹配法观察针刺治疗肾精亏损型耳鸣的临床研究［J］.上海针灸杂志,2018,37(1)：65－68.

［26］汤峥冬,崔花顺,沈卫东.针刺联合补阳还五汤治疗难治性面瘫的临床效果和安全性［J］.中国医药导报,2018,15(18)：127－130.

［27］赵创,刘志丹,李晓燕,等.贝尔氏面瘫急性期低频电针介入对疗效的影响

[J].中国医药导报,2018,34(3):8-14.

[28] 刘和满,马文,沈卫东.揿针疗法治疗周围性面神经麻痹30例临床观察 [J].江苏中医药,2012,44(3):56-58.

[29] 葛林宝,陈莲芳,沈卫东.穴位低频电脉冲治疗周围性面神经麻痹30例 [J].江苏中医药,2004,8(31):6979.

[30] 康莉娣,沈卫东.针灸结合推拿治疗面神经麻痹的临床观察[J].上海针灸杂志,2001,20(1):25-26.

[31] Liu ZD, He JB, Guo SS, et al. Effects of electroacupuncture therapy for Bell's palsy from acute stage: study protocol for a randomized controlled trial[J].TRILS, 2015, 16:378.

[32] 王世惠,王宏亮.针灸治疗周围性面神经麻痹141例[J].上海针灸杂志, 1996(5):22-23.

[33] Cai W, Mueller C, Shetty H, et al. Predictors of mortality in people with late-life depression: A retrospective cohort study[J]. Journal of Affective Disorders, 2020, 266.

[34] Cai W, Mueller C, Shetty H, et al. Predictors of cerebrovascular event reoccurrence in patients with depression: a retrospective cohort study [J]. BMJ Open, 2020, 10(1): e031927.

[35] Cai W, Ma W, Chen AW, et al. Effects of electroacupuncture therapy for depression: study protocol for a multi-centered, randomized controlled trial[J]. Medicine, 2020, 99(38): e22380.

[36] 陆欣玲,李瑞玲,沈卫东.针刺治疗高尿酸血症的临床效果[J].中国医药导报,2017,14(25):102-105.

[37] 周利劼,李婕,马文,等.无痛穴位埋线治疗单纯性肥胖的临床研究[J].世界中医药,2017,12(7):1645-1647.

[38] 陈妮,沈卫东.针刺对气阴两虚型糖尿病周围神经病变患者的临床观察 [J].辽宁中医杂志,2012,39(12):2476-2480.

[39] 段娜,奚鸿昌,黄煊,等.温针灸合三色敷药治疗膝骨关节炎疗效观察[J].上海针灸杂志,2015,34(8):781-783.

[40] 王文礼,张伟,王佳,等.针刺配合中药熏蒸治疗膝骨关节炎疗效分析[J].上海针灸杂志,2014,33(2):165-167.

[41] 王文礼,张伟,经蕾,等.针刺配合中药熏蒸治疗膝骨关节炎 56 例[J].上海针灸杂志,2011,30(5):334－335.

[42] 葛京化,侯宝兴,沈卫东,等.金乌骨通胶囊治疗骨性关节炎临床观察[J].上海中医药杂志,2004(9):38－39.

[43] 王波,刘希茹,胡智海,等.杨氏絮刺拔罐法治疗膝骨关节炎:多中心随机对照研究[J].中国针灸,2016,36(2):113－118.

[44] 张虚之,黄太浩,孙爱军,等.杨氏絮刺拔罐法治疗膝骨关节炎疗效观察[J].上海针灸杂志,2013,32(9):753－754.

[45] 李湘龄,陈晓韵,金娜来,等.针刺与氦氖激光治疗膝骨关节炎的临床对比研究[J].上海针灸杂志,2012,31(11):829－830.

[46] Wu YJ, Zhu GF, Xu J. Clinical observation on Yi Jin Jing (Sinew-transforming Qigong Exercises) plus Tuina on the neck for stiff neck [J]. Journal of Acupuncture and Tuina Science, 2020, 18(5):374－378.

[47] 经蕾,张伟,王文礼,等.杨氏絮刺火罐联合电针治疗风寒痹阻型退行性腰椎管狭窄症的临床随机对照研究[J].上海中医药杂志,2019,53(4):54－56＋70.

[48] 王文礼,张伟,经蕾,等.絮刺火罐结合电针对退行性腰椎管狭窄症步行能力的影响[J].世界中西医结合杂志,2018,13(2):207－209＋216.

[49] 王文礼,张伟,沈卫东.杨氏絮刺火罐配合电针治疗腰椎管狭窄症 48 例[J].中医外治杂志,2016,25(2):39－40.

[50] 王佳,徐盛元,张伟,等.针刺配合活化器整脊技术治疗腰椎小关节紊乱疗效观察[J].上海针灸杂志,2017,36(1):90－93.

[51] 华夏,沈卫东,王建伟.电针配合点穴推拿治疗腰椎间盘突出症疼痛的临床随机对照研究[J].上海中医药杂志,2014,48(11):59－61.

[52] 马燕文,张蓉,程方,等.踝三针配合中药熏洗治疗腰椎间盘突出症根性痛临床评价[J].上海针灸杂志,2013,32(10):850－851.

[53] 王莹,沈卫东,王文礼."项八针"治疗神经根型颈椎病患者生存质量的评价[J].辽宁中医杂志,2014,41(6):1254－1256.

[54] 王莹,沈卫东,王文礼,等."项八针"治疗神经根型颈椎病颈痛疗效观察[J].上海针灸杂志,2014,33(5):442－444.

[55] 王莹,沈卫东,王文礼,等.用简化 McGill 量表评定"项八针"对神经根型颈

椎病疼痛的影响[J].针灸临床杂志,2014,30(1):7-10.

[56] 宋直昇,沈卫东.不同灸量温针治疗风寒型颈椎病的临床观察[J].上海中医药大学学报,2013,27(4):46-49.

[57] 沈卫东,石瑛,王文礼.刀扎放血拔罐治疗痹痛型颈椎病疗效观察[J].上海针灸杂志,2008(7):33-34.

[58] 李菁,马文,沈卫东."项八针"治疗神经根型颈椎病的正交优选方案研究[J].浙江中医杂志,2019,54(12):908-910.

[59] 金娜来,王波,李国安.杨氏絮刺拔罐疗法治疗颈型颈椎病的临床观察[J].上海中医药杂志,2014,48(8):59-60+63.

[60] 叶强,周国林,张洪度,等.用肌电图研究著名针灸专家杨永璇治疗颈椎病的经验[J].上海中医药杂志,1981(10):12-14.

[61] 叶毅君,谢育修,严天玮,等.搔针拔罐法与传统絮刺拔罐法治疗颈型颈椎病:随机对照研究[J].中国针灸,2020(12):1299-1303.

[62] Wang WL, Zhang W, Jing L, et al. Treatment of 47 cases of shoulder periarthritis with acupuncture and Tuina[J]. Journal of Acupuncture and Tuina Science, 2010, 8(2): 130-132.

[63] 沈卫东.针灸治疗慢性非细菌性前列腺炎临床观察[J].上海中医药杂志,2000(5):32-33.

[64] 王偲婧,刘希茹,王波,等.辨证针刺治疗不孕症临床随机对照研究[J].上海中医药杂志,2014,48(12):56-58.

[65] 李嘉,杨红,钱麟,等.针药结合治疗多囊卵巢综合征不孕[J].中医学报,2020(35):149-151.

[66] 王波,李国安,沈卫东,等.针药并用对改善男性不育患者精液质量的影响[J].上海针灸杂志,2008(8):7-9.

[67] Wang B, Li G, Shen W, et al. Therapeutic efficacy observation on combined acupuncture and herbal formula for male sterility[J]. Journal of Acupuncture & Tuina Science, 2011, 9(4): 211-214.

[68] 竺炯,郭胜,赖永贤,等.麦粒灸治疗急性期带状疱疹40例疗效观察[J].上海针灸杂志,2003(4):10-11.

[69] 萧华文,沈卫东.针刺防治混合痔剥扎术后疼痛临床研究[J].中医学报,2015,30(9):1365-1367.

［70］萧华文,沈卫东.电针八髎穴治疗肛肠术后疼痛和术后恢复的疗效观察
　　　［J］.四川中医,2015,33(3):159－161.

［71］刘希茹,蓝悦,杨园园,等."四穴八针"针刺法治疗子宫肌瘤的临床观察
　　　［J］.上海中医药杂志,2019,53(1):73－75.

［72］李国安.针刺治疗子宫肌瘤的疗效观察［J］.上海针灸杂志,1999(5):23－
　　　24.

［73］刘希茹,张蕴佳,王波,等.以地机为主穴针刺治疗原发性痛经30例［J］.上
　　　海中医药杂志,2011,45(9):58－59.

［74］李国安,俞吟.针刺治疗女性更年期综合征的临床研究［J］.上海针灸杂志,
　　　2002(3):6－8.

［75］高垣,沈卫东.经皮穴位电刺激足三里穴对儿童注意力的影响［J］.上海中医
　　　药大学学报,2015,29(2):40－43.

［76］项立敏,李祖剑,王宏亮.TCD观察头皮针疗法对脑瘫患儿脑部血流动力学
　　　的影响［J］.针刺研究,1996(4):7－9.

［77］项立敏,朱凤仙,杜丽娜.头皮针结合关刺、恢刺、毛刺治疗脑瘫32例［J］.上
　　　海针灸杂志,1997(1):13－14.

［78］苏丽敏,项立敏.头皮针结合水针治疗小儿脑瘫48例［J］.上海针灸杂志,
　　　1998(4):28－29.

［79］程蓉岐,雷宝莲,何峥,等.头针疗法对脑瘫患儿脑血流影响的TCD检测
　　　［J］.上海中医药杂志,1998(8):34－36.

［80］项立敏,严骅.头针治疗小儿脑性瘫痪［J］.上海针灸杂志,1993(4):150.

［81］彭杰,王文海,周荣耀,等.针药并用治疗中重度癌性疼痛的临床研究［J］.上
　　　海针灸杂志,2012,31(4):236－238.

［82］刘猛,沈卫东,程少丹.针刺治疗对大肠癌化疗患者骨髓抑制及生存质量的
　　　影响［J］.上海中医药大学学报,2018,32(2):23－26.

［83］刘猛,沈卫东,程少丹.针刺治疗对大肠癌化疗患者胃肠道毒副反应的疗效
　　　［J］.上海中医药大学学报,2017,31(4):38－42.

［84］詹松华,谭文莉,马文,等.头颅柔性线圈在功能性磁共振成像中的应用
　　　［J］.中国医学工程,2018,26(12):1－5.

［85］曹康泽,王波,陈剑妹,等.艾灸大骨空穴治疗霰粒肿临床观察［J］.上海针灸
　　　杂志,2011,30(6):397－398.

[86] 康泰隆,周国林,康燕萍."巨刺""缪刺"的临床实验研究[C]//中国中医科学院针灸研究所.世界针灸学会联合会成立暨第一届世界针灸学术大会论文摘要选编,1987:2.

[87] 孙曙华,康泰隆.针刺太阳、头维对颅内血供的即刻效应[J].上海中医药杂志,1993(8):20-21.

[88] 田涛,项立敏.针刺治疗视神经萎缩的临床研究[J].上海针灸杂志,1998(2):5-6.

[89] 项立敏,严骅.输刺睛明、球后治疗视神经萎缩[J].上海针灸杂志,1993(1):14-15.

[90] 翁恩琪,周绍慈,叶强,等.关于 Kellgren 实验性深部痛模型若干性质的研究[J].上海师范大学学报(自然科学版),1980(4):101-107.

[91] 周绍慈,怀明德,翁恩琪,等.胃大部切除患者耳壳痛觉敏感点变化规律的研究[J].华东师范大学学报(自然科学版),1979(1):87-95.

[92] Wang K, Ju Z, Chen C, et al. Cardioprotective effect of electroacupuncture in cardiopulmonary bypass through apelin/APJ signaling[J]. Life Sci, 2020 (242): 117208.

[93] Ma W, Li Z, Lu Z, et al. Protective effects of acupuncture in cardiopulmonary bypass-induced lung injury in rats[J]. Inflammation, 2017, 40(4): 1275-1284.

[94] Dhar R, Zhang L, Li Y, et al. Electroacupuncture ameliorates cardiopulmonary bypass induced apoptosis in lung via ROS/Nrf2/NLRP3 inflammasome pathway[J]. Life Science, 2019(238): 116962.

[95] 万钰茜,陈梁,沈卫东.针刺对 Y123F 雄性肥胖小鼠糖脂代谢及瘦素的影响[J].上海针灸杂志,2016,35(2):214-217.

[96] 蔡娟,马文,王观涛,等.基于 Shh-Gli1 信号通路探讨电针对中风后抑郁大鼠海马神经元凋亡的保护作用[J].中华中医药杂志,2019,34(9):4282-4286.

[97] 蔡娟,马文,王观涛,等.针刺对脑卒中后抑郁大鼠血清丙二醛、超氧化物歧化酶、谷胱甘肽表达的影响[J].吉林中医药,2019,39(5):642-645.

[98] 蔡娟,马文,王观涛,等.电针对脑卒中后抑郁大鼠血清白介素-1β、白介素-6 和肿瘤坏死因子-α 表达的影响[J].中西医结合心脑血管病杂志,2019,17(22):3515-3518.

［99］ Cai W，Ma W，Wang GT，et al. Antidepressant，anti-inflammatory，and antioxidant effects of electroacupuncture through sonic hedgehog-signaling pathway in a rat model of poststroke depression［J］. Neuropsychiatr Dis Treat，2019(15)：1403－1411.

［100］Zhang K，Liu R，Gao Y，et al. Electroacupuncture relieves LPS-induced depression-like behaviour in rats through IDO－mediated tryptophan-degrading pathway［J］. Neuropsychiatr Dis Treat，2020 (16)：2257－2266.

［101］李祖剑,张戬,马晓苋,等.脑卒中患者T淋巴细胞亚群及神经元特异性烯醇化酶变化与临床的关系［J］.浙江中西医结合杂志,2001(9)：9－11.

［102］沈卫东,金磊,李鼎.针灸对拟痴呆大鼠记忆功能及皮层胆碱能系统的影响［J］.中国中西医结合杂志,2001(S1)：40－42.

［103］童秋瑜,沈卫东,王剑.电针对于焦虑大鼠模型HPA功能水平变化的影响［J］.中国医药导报,2021(1)：4－8.

［104］沈卫东,李鼎,方军.针灸对拟痴呆大鼠记忆功能的影响［J］.上海针灸杂志,2000(4)：36－37.

［105］刘志丹,林玉芳,陈春兰,等.穴位敷贴治疗与烫伤所致水86疱内液体蛋白质组学差异研究［J］.辽宁中医药大学学报,2017,19(7)：139－143.

［106］陆欣玲,李瑞玲,嵇瑛,等.针刺对慢性高眼压后兔模型视网膜细胞凋亡及ERK1和MAPK9的影响［J］.上海中医药大学学报,2017,31(3)：75－80.

［107］陆欣玲,杨扬,俞莹,等.针刺对慢性高眼压后兔模型NGF－TrkA及AKT的影响［J］.上海中医药杂志,2016,50(7)：83－87.

［108］林玉芳,韩薇,陈爱文,等.Opiorphin在肛肠手术模型大鼠针刺镇痛调节效应中的作用［J］.浙江中医药大学学报,2017,41(6)：518－522＋530.

［109］陆欣玲,杨烁慧,宣腾,等.基于fMRI的合谷穴功能特异性研究［J］.上海中医药大学学报,2013,27(3)：63－65＋81.

［110］崔光卫,马文,张堃,等.放血疗法对奥沙利铂所致周围神经毒性的缓解作用［J］.上海中医药杂志,2020,54(S1)：156－158.

［111］项立敏,朱凤仙,马颖,等.针刺胃俞、足三里抗急性应激性损害的实验研究［J］.针刺研究,1993(1)：53－57.

［112］戴永桢,周绍慈,孙心德,等.人工胃溃疡对形成家兔耳壳低电阻点的影响

[J].上海师范大学学报(自然科学版),1980(4):108－114.

[113] 殷慧镇,周绍慈,尤国芬,等.颈交感神经对耳壳低电阻点形成影响的研究[J].上海师范大学学报(自然科学版),1980(4):115－119.

[114] Li Y，Sun YX，Zhang CL，et al. Moxibustion alleviates injury in a rat focal segmental glomerulosclerosis model[J]. Evidence-based Complementary and Alternative Medicine，eCAM,2017.

[115] 王艳,周雪,王月花,等.逆针灸防治肺系统外感病证研究进展[J].上海中医药杂志,2017,51(S1):246－248.

[116] 张晋,孔霞,沈卫东,等.基于数据挖掘的古代文献中冠心病治疗经穴运用规律研究[J].针刺研究,2018,43(12):801－805.

[117] 谢丽丽,沈卫东.肠道生物钟调节宿主代谢功能的相关性研究进展[J].广西医学,2018,40(22):2717－2720.

[118] 陈文婷,傅国强,沈卫东,等.电针足三里对胃黏膜保护机制的研究进展[J].辽宁中医杂志,2015,42(3):658－661.

[119] 王波,李国安.针灸治疗呃逆的临床探析[J].医学信息(上旬刊),2011,24(2):679－680.

[120] 谢丽丽,高垣,童秋瑜,等.穴位埋线治疗单纯性肥胖的 Meta 分析[J].上海中医药杂志,2017,51(S1):34－38.

[121] 林玉芳,韩薇,李寅,等.中医药对胰岛素抵抗相关信号通路影响的研究进展[J].上海中医药大学学报,2015,29(5):98－101.

[122] 童秋瑜,李嘉,王观涛,等.针刺抗焦虑作用的研究进展[J].中医药导报,2018,24(7):109－112.

[123] 高垣,童秋瑜,李嘉,等.足三里穴对认知功能影响的研究进展[J].上海中医药杂志,2017,51(S1):235－237.

[124] 李晓燕,刘志丹,梁薇,等.面神经功能评价方法研究进展[J].辽宁中医药大学学报,2015,17(10):87－90.

[125] 蔡娲,马文,童秋瑜,等.针灸治疗卒中后情感障碍的中西医机制研究进展[J].中西医结合心脑血管病杂志,2018,16(7):874－876.

[126] 孔敏,沈卫东.卒中后的神经内分泌功能失调[J].国外医学(脑血管疾病分册),2004(10):757－760.

[127] Lin YF，Liu ZD，Ma W，et al. Hazards of insomnia and the effects of

acuneuncture treatment on insomnia[J]. Journal of Integrative Medicine, 2016, 14(3): 174 - 186.

[128] 刘志丹,宋宣慧,唐艺丹,等.对影响针灸治疗面瘫疗效若干环节问题的分析[J].针灸临床杂志,2016,32(2): 88 - 93.

[129] 樊文朝,陈支援,崔晓,等.刺络拔罐疗法防治中风高危因素的应用概况[J].中国民间疗法,2020,28(4): 115 - 117.

[130] Wa C, Robert S, Christoph M, et al. Poststroke depression and risk of stroke recurrence and mortality: protocol of a meta-analysis and systematic review[J]. BMJ Open, 2018, 8(12): e026316.

[131] Wa C, Christoph M, Li YJ, et al. Post stroke depression and risk of stroke recurrence and mortality: A systematic review and meta-analysis [J]. Ageing Research Reviews, 2019(50): 102 - 109.

[132] Liu R, Zhang K, Tong QY, et al. Acupuncture for post-stroke depression: a systematic review and meta-analysis[J]. BMC Complement Med Ther, 2021, 21(1): 109.

[133] 胡轩宙,李国安,王波,等.针灸推拿治疗中风后肌张力增高的研究进展[J].上海针灸杂志,2011,30(2): 137 - 140.

[134] 周雪,王月花,王艳,等.针灸干预阿尔茨海默病的机制研究进展[J].上海针灸杂志,2019,38(2): 229 - 233.

[135] 曹月龙,庞坚,王翔,等.骨关节炎的中药治疗现状[J].中国临床康复,2006(35): 130 - 134.

[136] 石印玉,石瑛,詹红生,等.中医药防治骨质疏松症的优势与不足[J].上海中医药大学学报,2006(2): 1 - 3.

[137] 王佳,沈卫东.中医针刺及相关技术治疗神经根型颈椎病的临床研究概述[J].临床医药文献电子杂志,2020,7(54): 197 - 198.

[138] 童秋瑜,高垣,谢丽丽,等.针灸结合生物反馈训练在产后压力性尿失禁患者中的临床运用进展[J].上海中医药杂志,2017,51(S1): 282 - 284.

[139] 万钰茜,陈梁,沈卫东.中医治疗弱精子症研究进展[J].中国民族民间医药,2015,24(3): 34 - 35.

[140] Yang H, Li J, Zhou YC, et al. Research progress on acupuncture-moxibustion in treatment of refractory infertility[J]. World Journal of

Acupuncture-Moxibustion，2020，30(2)：125 - 129.

[141] 马文,陈培芳,沈卫东.针刺对手术所致免疫抑制的调节作用[J].中华中医药杂志,2012,27(9)：2369 - 2373.

[142] 李嘉,沈卫东,杨红,等.子宫内膜容受性低下的针灸治疗现状[J].时珍国医国药,2018,29(9)：2234 - 2236.

[143] 李嘉,马文,童秋瑜,等.卵巢储备功能评估的研究进展[J].安徽医学,2018,39(1)：116 - 119.

[144] 朱怡,沈卫东.针灸与西药治疗多囊卵巢综合征疗效比较的 Meta 分析[J].中医学报,2014,29(11)：1649 - 1652.

[145] 王波,刘希茹,孙爱军,等.李国安针灸治疗子宫肌瘤经验[J].上海中医药杂志,2012,46(8)：31 - 33.

[146] 陈爱文,李亚娟,马文,等.基于中医传承辅助平台的针刺治疗癌痛选穴规律数据挖掘研究[J].上海中医药杂志,2017,51(6)：16 - 20.

[147] 蔡娲,沈卫东,马文.癌痛的中西医外治法现状分析与展望[J].现代中西医结合杂志,2017,26(30)：3414 - 3417.

[148] 蔡娲,沈卫东.针灸治疗原发性肝癌疼痛的临床研究进展[J].针灸临床杂志,2017,33(7)：76 - 79.

[149] Cai W, Shen WD. Anti-apoptotic mechanisms of acupuncture in neurological diseases：A review[J]. The American Journal of Chinese Medicine，2018：1 - 21.

[150] 张晋,沈卫东,许晓跃,等.基于文献研究的穴位按压疗法力度相关参数聚类分析[J].中国医药导报,2019,16(19)：124 - 128.

[151] 龚鹏,关鑫,魏江磊,等.中医民间诊疗技术挖掘整理保护状况——基于专家调查问卷的分析[J].医学与哲学(A),2012,33(7)：69 - 71.

[152] 蔡娲,沈卫东.中医针灸在捷克的发展现状和展望[J].中医药导报,2017,23(22)：1 - 3.

[153] 叶毅君,王波,马文,等.经络腧穴学教学难点问题分析[J].中医药导报,2019,25(6)：136 - 138.

[154] 倪静敏,沈卫东,马文.针刺在快速康复外科中的应用研究进展[J].河北中医,2020,42(6)：948 - 951.

[155] 马文.传承百年的"杨氏针灸"[N].健康报,2020 - 09 - 18(008).

［156］樊文朝,王文礼,马文,等.杨氏絮刺火罐疗法在临床上的运用现状［J］.中
医外治杂志,2020,29(4)：70－72.

［157］王宏亮,项立敏.针灸治疗儿童缺氧缺血性脑病近况［J］.辽宁中医杂志,
1997(9)：46－47.

［158］樊文朝,沈卫东.沈氏"项八针"从阳论治颈椎病理论浅析［J］.陕西中医,
2019,40(2)：253－256.

［159］孔敏,沈卫东."天牖五部"治疗中风失语刍议［J］.上海针灸杂志,2004(4)：
36－37.

［160］沈卫东.针灸治疗老年痴呆的经络理论基础初探［J］.辽宁中医学院学报,
2001(1)：10－11.

［161］李亚娟,马文,喻益峰,等.《内经》"骨强筋弱"浅析及其临床运用［J］.陕西
中医,2017,38(8)：1120－1121.

［162］沈思佳,沈卫东.金津、玉液归经考辨［J］.上海针灸杂志,2018,37(10)：
1212－1213.

［163］刘希茹,王波,沈卫东,等.《伤寒论》针刺穴位浅析［J］.上海中医药杂志,
2016,50(10)：39－41.

［164］林玉芳,沈卫东,陆欣玲,等.《内经》对针刺深浅的论述［J］.上海针灸杂志,
2015,34(7)：682－685.

［165］蔡娲,沈卫东,马文.基于《黄帝内经》论人迎寸口脉诊法的针灸临床意义
［J］.中医药导报,2018,24(14)：41－43.

［166］俞大雄,徐明光.从针灸歌赋看"对应疗法"的意义［J］.上海针灸杂志,2018
(9)：1084－1087.

［167］王波,杨华元,刘希茹,等.艾灸泻法"疾吹其火"的光辐射生物效应初探
［J］.江苏中医药,2015,47(7)：65－67.

［168］林玉芳,沈卫东.三伏贴理论源流及现代运用探析［J］.江苏中医药,2015,
47(9)：10－12.

［169］王文礼,樊文朝,葛林宝,等.杨氏絮刺火罐疗法源流考［J］.中医外治杂志,
2021,30(1)：82－84.

［170］陈爱文,周媛,蔡娲,等.突发性耳聋案［J］.中国针灸,2019,39(2)：207.

［171］王莹,沈卫东.针药结合治疗顽固性耳鸣［J］.长春中医药大学学报,2014,
30(1)：94－95.

[172] 童秋瑜,李嘉,孙钧竹,等.运用长龙灸治疗脊髓炎验案 1 则[J].中医药导报,2018,24(21)：104 - 105.

[173] 蔡娲,沈卫东.针刺"乳五穴"治疗乳癖验案 1 则[J].湖南中医杂志,2018,34(3)：103 - 104.

[174] 陈爱文,沈卫东.夜磨牙症案[J].中国针灸,2016,36(12)：1256.

[175] 刘希茹,王波,张蕴佳,等.奔豚气案[J].中国针灸,2015,35(S1)：77 - 78.

[176] 童秋瑜,马文,沈卫东,等.沈氏经验穴"消渴针"治疗 2 型糖尿病验案[J].时珍国医国药,2014,25(12)：3045.

[177] 邹双燕,沈卫东.针刺阳经治疗小儿脑严重缺氧后遗症 1 例[J].上海针灸杂志,2012,31(6)：403.

[178] 李嘉,李一婧,杨红,等.针药结合在辅助生殖中的运用验案 1 则[J].湖南中医杂志,2020,36(5)：92 - 94.

[179] 翟亚慧,沈卫东.单味白术治疗跟骨骨刺 1 则[J].中国民间疗法,2020,28(19)：100 - 101.

[180] 王世惠,王宏亮.穴位注射在临床中的应用[J].上海中医药杂志,1997,16(5)：24 - 25.

[181] 朱怡,张翮,陈妮,等.针药复合麻醉下行脑幕上浅部病变切除术 1 例报告[J].江苏中医药,2013,45(4)：48 - 49.

[182] 童秋瑜,马文,沈卫东.针刺麻醉在鼻部手术中的运用及探讨[J].中国针灸,2012,32(5)：448 - 450.

[183] 童秋瑜,马文,沈卫东,等.针刺复合麻醉在功能性鼻内窥镜术中的镇痛作用[J].中国针灸,2012,32(9)：815 - 818.

[184] 陈梁,曹彦俊,李涛,等.针刺复合颈丛麻醉在甲状腺手术中应用的 Meta 分析[J].上海针灸杂志,2016,35(2)：235 - 240.

[185] 童秋瑜,马文,沈卫东.针药复合麻醉在甲状腺手术中的运用[J].辽宁中医杂志,2012,39(2)：334 - 336.

[186] 王永强,马文,樊文朝,等.不同频率电针对甲状腺手术针药复合麻醉的麻醉效果影响[J].上海中医药杂志,2012,46(10)：10 - 12.

[187] 马文,童秋瑜,沈卫东.针刺麻醉下超声引导甲状腺囊肿射频消融术 1 例[J].江苏中医药,2011,43(4)：64 - 65.

[188] 童秋瑜,马文,高垣,等.针刺复合麻醉下行甲状腺癌手术 1 例[J].中医药

导报,2020,26(3):121-122.

[189] 项立敏,吴传德,李传琪,等.甲状腺针麻手术 482 例总结[J].针刺研究,1980:106-109.

[190] 周嘉,沈卫东,李国安,等.针刺复合麻醉下重度肺动脉瓣狭窄切开成形术[J].中国针灸,2007(3):203-204.

[191] 樊文朝,马文,赵创,等.不同频率电针在针药复合麻醉中对肺切除患者心功能的影响[J].上海针灸杂志,2012,31(9):625-627.

[192] 樊文朝,马文,赵创,等.针药复合麻醉中不同频率电针对肺切除患者免疫功能的影响[J].中国针灸,2012,32(8):715-719.

[193] 员孙卉,樊文朝,马文,等.针药复合麻醉中不同方法对肺切除患者 NK 细胞活性的影响[J].陕西中医,2012,33(5):590-592.

[194] 马文,朱余明,周红,等.针药复合麻醉中不同频率电针对肺切除患者应激反应的保护作用[J].中国针灸,2011,31(11):1020-1024.

[195] 傅国强,周嘉,童秋瑜,等.针药复合麻醉在肺切除术中抗应激作用的临床研究[J].针刺研究,2011,36(5):361-365.

[196] 张翮,沈卫东.不同脉冲电流频率的针药复合麻醉对肺切除患者转氨酶的影响[J].江苏中医药,2012,44(8):48-49.

[197] 张翮,沈卫东.不同脉冲电流频率针药复合麻醉对肺切除患者肝功能保护的影响[J].辽宁中医药大学学报,2012,14(8):64-67.

[198] Ma W, Zhu YM, Zhou H, et al. Protecting action of acupuncture-drug compound anesthesia with different frequency electroacupuncture on stress reaction in patients of pneumonectomy [J]. World Journal of Acupuncture — Moxibustion, 2012, 22(3).

[199] Shen WD, Zhou J, Li GA, et al. Pulmonary valvulotomy and valvuloplasty under drug assisted acupuncture anesthesia[J]. Journal of Acupuncture and Tuina Science, 2007, 5(1):61-62.

[200] 池浩,周文雄,吴瑶瑶,等.针药复合麻醉下心脏瓣膜置换手术 80 例报道[J].针刺研究,2014,39(1):1-6.

[201] Zhuo J, Chi H, Cheng TO, et al. Acupuncture anesthesia for open heart surgery in contemporary China[J]. International Journal of Cardiology, 2011, 150(1):12-16.

[202] Chen T，Wang K，Xu JJ，et al. Electroacupuncture reduces postoperative pain and analgesic consumption in patients undergoing thoracic surgery：A randomized study[J]. Evidence-based Complementary and Alternative Medicine，2016：2126416.

[203] 童秋瑜,雍玥,蔡娟,等.基于术后快速康复理念针刺麻醉在乳腺癌患者围手术期的运用[J].中医药导报,2019,25(5)：101－102＋107.

[204] Tong Q，Lu X，Gao Y. A case study on preoperative acupuncture in reducing the risk of operation[J]. Altern Ther Health Med，2020，26(6)：48－51.

[205] Tong QY，Liu R，Zhang K，et al. Can acupuncture therapy reduce preoperative anxiety? A systematic review and meta-analysis[J]. J Integr Med，2021，19(1)：20－28.

[206] 王文礼,童秋瑜,付国强,等.针药复合麻醉施行腹腔镜胆囊切除术13例[J].上海针灸杂志,2011,30(6)：412－413.

[207] 陈文婷,傅国强,王兰,等.妇科腹腔镜手术中电针足三里对胃黏膜血气指标的影响[J].临床麻醉学杂志,2014,30(8)：781－784.

[208] 童秋瑜,赵建华,袁岚,等.输尿管镜下钬激光碎石术针刺麻醉验案[J].上海针灸杂志,2010,29(2)：69－70.

[209] 林玉芳,杨巍,李亚娟,等.穴位经皮电刺激对全麻肛肠手术患者镇痛麻醉效应的机制研究[J].中国针灸,2017,37(7)：747－752.

[210] 林玉芳,李寅,万钰茜,等.肛肠手术行穴位经皮刺激复合药物麻醉的抗应激及镇痛效应研究[J].上海中医药大学学报,2015,29(4)：30－33.

[211] 杨红,殷岫绮,李国安,等.针药复合麻醉对宫腔镜手术影响的临床研究[J].中国中西医结合杂志,2014,34(7)：804－807.

[212] 叶强,项立敏,杨蓁,等.ZZ－手法模仿仪在381例针麻胃切除术中的试用报告[J].上海针灸杂志,1985(1)：4－6.

[213] 杨蓁,朱凤仙,吴传德,等.针刺后效应——促进机体康复作用的初步研究[J].针刺研究,1981(3)：181－187.

[214] 项立敏,上官步荣,朱湛明,等.针麻胃大部切除术1201例临床总结[J].针刺研究,1991(Z1)：273－274.

[215] 项立敏,李传祺,吴传德,等.胃大部切除术针麻失败病例分析[J].针刺研

究,1985(4):241-245.

[216] 童秋瑜,沈卫东.针刺复合麻醉对机体保护的临床及机理研究概况[J].辽宁中医杂志,2011,38(3):557-560.

[217] 项立敏,吴传德,李传琪,等.胃切除术中针药复合麻醉应用及实验观察[J].针刺研究,1982(2):108-114.

[218] 樊文朝,马文,沈卫东.针刺麻醉针的设计及其使用方法[J].上海中医药杂志,2014,48(12):7-8+41.

[219] 江振裕,叶强,沈幼棠,等.纳洛酮对人体针刺镇痛效应的影响——兼用信号侦察论分析[J].动物学报,1978(1):1-10.

[220] 叶强,翁恩琪,周绍慈,等.针刺对痛情绪反应影响的研究[J].中国针灸,1982(1):36-40.

[221] 丁秀娟,睢久红,施加林,等.针刺麻醉对细胞免疫功能和皮质醇的影响[J].上海针灸杂志,1984(3):26-27.

[222] 杨蓁,朱凤仙,项立敏.针刺麻醉术前预测指标之研究[J].针刺研究,1981(8):175-180.